口蓋裂治療における言語臨床家の役割	第1章
口蓋裂の言語臨床に必要な基礎知識	第2章
口蓋裂言語	第3章
口蓋裂言語の評価	第4章
口蓋裂言語と治療	第5章
乳児期の言語臨床	第6章
幼児期の言語臨床	第7章
学童期の言語臨床	第8章
思春期（中学生，高校生）・成人期の言語臨床	第9章
口蓋裂に他の問題を併せもつ症例	第10章
口蓋裂の言語臨床における今後の課題	第11章
付録1　日本語の音 付録2　口蓋裂に関する書籍・雑誌	付録

口蓋裂の言語臨床
第3版

編集
岡崎 恵子　馬込ことばの相談室・前昭和大学講師
加藤 正子　前愛知淑徳大学医療福祉学部教授・前昭和大学講師
北野 市子　前静岡県立こども病院診療支援部主幹

医学書院

執筆(執筆順)

岡崎　恵子	馬込ことばの相談室・前昭和大学講師
加藤　正子	前愛知淑徳大学医療福祉学部教授・前昭和大学講師
佐藤亜紀子	帝京平成大学健康メディカル学部言語聴覚学科講師
木村　智江	昭和大学病院リハビリテーションセンター技術主査
北野　市子	前静岡県立こども病院診療支援部主幹
三浦　真弓	前熊本機能病院総合リハビリテーション部言語聴覚療法課課長
出世富久子	昭和大学藤が丘リハビリテーション病院リハビリテーションセンター
西山　千寿	伊豆医療福祉センターリハビリテーション科
淺野　ふみ	昭和大学藤が丘リハビリテーション病院リハビリテーションセンター
平井　沢子	元上智大学言語聴覚研究センター准教授
淺野　和海	慶應義塾大学病院耳鼻咽喉科言語室

口蓋裂の言語臨床

発　行	1997年 1月15日　第1版第1刷
	2003年 4月 1日　第1版第5刷
	2005年 3月15日　第2版第1刷
	2009年11月15日　第2版第6刷
	2011年 3月15日　第3版第1刷Ⓒ
	2022年 8月15日　第3版第7刷

編　者　岡崎恵子・加藤正子・北野市子
発行者　株式会社　医学書院
　　　　代表取締役　金原　俊
　　　　〒113-8719　東京都文京区本郷1-28-23
　　　　電話　03-3817-5600(社内案内)

印刷・製本　真興社

本書の複製権・翻訳権・上映権・譲渡権・貸与権・公衆送信権(送信可能化権を含む)は株式会社医学書院が保有します.

ISBN978-4-260-01239-3

本書を無断で複製する行為(複写,スキャン,デジタルデータ化など)は,「私的使用のための複製」など著作権法上の限られた例外を除き禁じられています.大学,病院,診療所,企業などにおいて,業務上使用する目的(診療,研究活動を含む)で上記の行為を行うことは,その使用範囲が内部的であっても,私的使用には該当せず,違法です.また私的使用に該当する場合であっても,代行業者等の第三者に依頼して上記の行為を行うことは違法となります.

JCOPY 〈出版者著作権管理機構　委託出版物〉
本書の無断複製は著作権法上での例外を除き禁じられています.複製される場合は,そのつど事前に,出版者著作権管理機構(電話 03-5244-5088, FAX 03-5244-5089, info@jcopy.or.jp)の許諾を得てください.

第3版のはしがき

　1987年に『口蓋裂の言語臨床』の初版を，2005年に第2版を出版しましたが，この間，口唇裂，口蓋裂の医療面は，手術法の新たな開発や選択の変化があり，歯科領域，なかでも歯科矯正治療に新たな展開がみられています．一方，口蓋裂の言語臨床の領域においても，医療面の進歩への対応や，発達障害を併せもつ口蓋裂児・者への対応が必要になってきました．特に，言語臨床の領域では，2007年に日本コミュニケーション障害学会口蓋裂言語委員会による『口蓋裂言語検査』が出版され，口蓋裂言語に共通した評価を行う基盤ができました．

　こうした事情から，今回，版を改め，『口蓋裂の言語臨床』改訂第3版を出版することにしました．執筆者にも口蓋裂の言語臨床に携わっている新進の言語聴覚士を加え，本書の内容に大幅な改訂を加えました．

　本書の構成は，以下の通りです．
　第 1 章　口蓋裂治療における言語臨床家の役割
　第 2 章　口蓋裂の言語臨床に必要な基礎知識
　第 3 章　口蓋裂言語
　第 4 章　口蓋裂言語の評価
　第 5 章　口蓋裂言語と治療
　第 6 章　乳児期の言語臨床
　第 7 章　幼児期の言語臨床
　第 8 章　学童期の言語臨床
　第 9 章　思春期（中学生，高校生）・成人期の言語臨床
　第 10 章　口蓋裂に他の問題を併せもつ症例
　　　　1　知的障害
　　　　2　発達障害
　　　　　　A　広汎性発達障害
　　　　　　B　注意欠陥／多動性障害
　　　　　　C　発達性読み書き障害
　　　　3　難聴
　　　　4　吃音
　　　　5　症候群症例
　第 11 章　口蓋裂の言語臨床における今後の課題

第3版のはしがき

　わが国において，この10数年の間に，口唇裂口蓋裂の治療はチーム医療で行うという共通認識が確立してきました．最近の調査によると，口唇裂・口蓋裂チームを標榜する医療機関は300を超え，20年前には50余のチームであったことからみると，その変貌には著しいものがあります．したがって，言語聴覚士にとって，現時点で得られる知識や技術を駆使し，チームの中で活躍することが重要となっています．一方，口蓋裂は，長期のケアを要する疾患であることから，医療機関の中でのケアにとどまらず，子どもの成長に伴って，また，合併する疾患によって，療育施設や学校で言語聴覚士や教師，臨床心理士など多くの方々が口蓋裂の言語臨床に携わっています．

　すべての口唇裂・口蓋裂の方々が等しく，十分なケアが受けられるように，現段階での医療面の治療や言語臨床の内容を本書に盛り込みました．言語聴覚士だけではなく，口唇裂・口蓋裂の臨床に携わる医師や歯科医師，臨床心理士や教師の方々，また，将来，その仕事に携わる学生の方々に本書をお読みいただき，活用していただければ，編者として大きな喜びです．

　本書の執筆に当たっては，昭和大学唇裂口蓋裂診療班に所属する各科の先生方のご指導，ご協力を頂きました．特に，形成外科の大久保文雄教授には，医療面についてのご教示や図の作成など多大なご指導を賜り，また，矯正歯科の佐藤友紀先生にも多くのご教示を頂きました．上智大学理工学部荒井隆行教授，千葉県こども病院形成外科宇田川晃一部長，あいがせ矯正歯科鮎瀬節子先生，ひらかわ矯正歯科平川崇先生，その他，関連する領域の先生方から資料の提供やご教示をいただきました．また，言語臨床に携わっている言語聴覚士の方々から多くのご示唆を頂戴しました．これら諸先生に感謝申し上げます．

　さらに，口唇裂・口蓋裂の患者の方々やそのご家族の皆様にも感謝申し上げたいと存じます．私どもは，日々の患者の皆様やご家族とのかかわりの中で，たくさんのことを学び，そのことが本書の根幹を成していると考えております．

　最後に，本書の出版にご尽力いただきました医学書院医学書籍編集部の中根冬貴氏，制作部の板橋俊雄氏に感謝申し上げます．

平成23年初春

編者　岡崎恵子・加藤正子・北野市子

初版のはしがき

　1983年に医学書院から『口蓋裂の言語治療』が出版されて13年が経過し，その間に口蓋裂の治療や研究は大きく進歩しました．5年ほど前から大幅な改訂を考えてきましたが，『口蓋裂の言語治療』の執筆の中心であった福迫陽子先生が亡くなられるという思いがけない出来事があり，その実現が不可能になってしまいました．そのため，今回新たな企画として『口蓋裂の言語臨床』を出版する運びとなりました．

　言語臨床を効果的に進めるにはまず正確な評価が必要であり，その評価に基づいて治療を行わなければなりません．そこで本書の内容は評価と治療の二つを大きな柱としました．また，口蓋裂の治療は口蓋裂児の誕生から成人に至るまで継続して行われるものであることから，乳児・幼児・学童・成人というようにひとりの患者の成長にともなって，どのような評価と治療が必要であるかを明らかにすることを意図しました．このように本書は口蓋裂の評価と治療という二つの柱を横軸に，口蓋裂児の誕生から成人までを縦軸として構成されているのが特徴です．

　口蓋裂はその疾患の性質から医学・教育・福祉など多くの領域の専門家によって治療されるものですが，本書は言語臨床の立場から言語臨床家として何をなすべきかということを中心にして執筆しました．したがって，口蓋裂の一貫した治療という流れの中では言語の領域に偏った内容となっていますので，関連領域についてはそれぞれの成書を参考にしていただきたいと思います．

　このような考えから本書の内容は以下のような構成となっています．

　　1章　口蓋裂治療における言語臨床家の役割
　　2章　言語臨床家に必要な基礎知識
　　3章　口蓋裂言語
　　4章　口蓋裂の言語臨床における評価
　　5章　口蓋裂の言語臨床における治療
　　6章　乳児期の言語臨床
　　7章　幼児期の言語臨床
　　8章　学童期の言語臨床
　　9章　思春期・成人期の言語臨床
　　10章　特別な問題を持つ症例
　　11章　口蓋裂言語臨床の課題

本書を執筆するにあたっては昭和大学医学部形成外科学教室　鬼塚卓彌名誉教授，保阪善昭教授，金沢医科大学耳鼻咽喉科学教室　山下公一教授，金沢医科大学形成外科学教室　塚田卓夫教授には著者らの長年の臨床を支えていただき，多大な御援助を賜ったことを深く感謝申し上げます．さらに鬼塚卓彌先生ならびに山下公一先生には序文をいただき，本書に花を添えていただいたことは著者らの大きな喜びです．著者らが所属した昭和大学医学部形成外科学教室ならびに金沢医科大学耳鼻咽喉科教室の先生がた，また金沢医科大学形成外科学教室の先生がたに御援助，御助言をいただいたことを感謝します．とくに昭和大学形成外科の大久保文雄講師には医療に関する項の校閲ならびに図の作成などたいへんな御協力をいただきましたことを心より感謝申し上げます．また，昭和大学医学部耳鼻咽喉科学教室，昭和大学歯学部歯科矯正学教室，同小児歯科学教室，昭和大学病院医療福祉相談室の先生がたにも御教示をいただき，写真の提供を受けたことを感謝します．さらに船山美奈子先生ならびに東京大学耳鼻咽喉科学教室の阿部雅子先生には本書の内容に関して多くの示唆をいただき，昭和大学藤が丘リハビリテーション病院言語室の今富摂子氏には音響分析に関して御協力を得たことを感謝します．

　最後に，本書の出版に関してたいへんお世話になった医学書院の中川芳郎氏，阪本稔氏に心からの謝意を表します．

　本書が口蓋裂の言語臨床に携わる方たちのお役に立つことを切に願っております．

1996年12月

岡崎恵子・相野田紀子・加藤正子

目次

第1章　口蓋裂治療における言語臨床家の役割　　1
岡崎恵子

1 チームアプローチによる口蓋裂の治療 —— 1
A. 口蓋裂のチームアプローチとは …… 1
B. わが国における口蓋裂のチームアプローチ …… 1

2 口蓋裂治療における言語臨床家の役割 —— 2
A. 正常な言語の獲得 …… 3
B. 心理面のケア …… 4
C. チームのメンバーとしての言語臨床家の役割 …… 4
　1. チームメンバーとの情報交換 …… 4
　　a) 術者／b) 小児科医／c) 耳鼻咽喉科医／d) 歯科医
　2. コーディネーターとしての役割 …… 5
D. 他施設との連携 …… 5
E. 患者や家族との連携 …… 6

第2章　口蓋裂の言語臨床に必要な基礎知識　　9
岡崎恵子

1 発声発語器官の概略 —— 9
A. 鼻・鼻腔 …… 9
B. 口腔 …… 9
C. 咽頭 …… 11
D. 喉頭 …… 11

2 発生 —— 11
A. 正常な口唇・口蓋の発生 …… 11
B. 口唇裂・口蓋裂の発生 …… 12
C. 口唇裂・口蓋裂発生の成因 …… 12

3 口唇裂・口蓋裂のタイプ —— 13
A. 口唇（顎）裂 …… 13
B. 口蓋裂 …… 13
　1. 軟口蓋裂 …… 13
　2. 硬軟口蓋裂 …… 13
　3. 片側口唇口蓋裂 …… 13
　4. 両側口唇口蓋裂 …… 14
　5. 粘膜下口蓋裂 …… 14
C. 先天性鼻咽腔閉鎖不全症 …… 14

- 4 口唇裂・口蓋裂の発生頻度 ——— 16
- 5 合併症 ——— 17
- 6 鼻咽腔閉鎖機能 ——— 18
    - A. 鼻咽腔閉鎖機能とは ……… 18
    - B. 鼻咽腔閉鎖機能に関与する筋肉 ……… 19
    - C. パッサーバン隆起 ……… 19
- 7 手術 ——— 20
    - A. 口唇形成術 ……… 20
    - B. 口蓋形成術 ……… 20
        1. 粘膜骨膜弁法 ……… 20
        2. 粘膜弁法 ……… 21
        3. Furlow 法 ……… 21
        4. 二段階法 ……… 21
    - C. 顎裂部に対する骨移植 ……… 22
- 8 耳鼻科領域の問題 ——— 22
- 9 歯科領域の問題 ——— 24
- 10 心理・社会的問題 ——— 25
- 11 社会資源の活用 ——— 26

第3章 口蓋裂言語　31

岡崎恵子

- 1 口蓋裂言語とは ——— 31
- 2 言語発達 ——— 31
- 3 構音発達 ——— 32
- 4 声の問題 ——— 33
    - A. 共鳴の障害 ……… 33
        1. 開鼻声 ……… 33
        2. 閉鼻声 ……… 34
        3. 混合性鼻声 ……… 34
    - B. 嗄声 ……… 34
- 5 構音障害 ——— 34
    - A. 構音障害の分類 ……… 34
    - B. 本書における構音障害の分類 ……… 35

C. 構音障害の内容 ………………………………………………………… 36
　1. 鼻咽腔閉鎖機能不全と関連が大きい構音障害 …………………… 36
　　　a) 呼気鼻漏出による子音の歪み／b) 声門破裂音／
　　　c) 咽（喉）頭摩擦音・破擦音／d) 咽（喉）頭破裂音
　2. 鼻咽腔閉鎖機能不全と関連が小さい構音障害 …………………… 40
　　　a) 口蓋化構音／b) 側音化構音／c) 鼻咽腔構音
D. 構音障害別の発現頻度 ………………………………………………… 46

第4章　口蓋裂言語の評価　51
加藤正子・岡崎恵子

1 基本事項 ── 51
A. 裂型の判定 ……………………………………………………………… 51
B. 治療歴 …………………………………………………………………… 51

2 口腔・顔面の形態と機能の評価 ── 51
A. 鼻 ………………………………………………………………………… 53
B. 口唇 ……………………………………………………………………… 53
C. 舌 ………………………………………………………………………… 53
D. 硬口蓋 …………………………………………………………………… 53
E. 軟口蓋 …………………………………………………………………… 55
F. 咽頭 ……………………………………………………………………… 55
G. 喉頭 ……………………………………………………………………… 55
H. 歯（歯槽） ……………………………………………………………… 56

3 鼻咽腔閉鎖機能の評価 ── 56
A. 音声言語の評価 ………………………………………………………… 57
　1. 開鼻声 …………………………………………………………………… 57
　2. 呼気鼻漏出による子音の歪み ………………………………………… 57
B. ブローイング検査 ……………………………………………………… 59
　1. ソフトブローイング検査 ……………………………………………… 59
　2. ハードブローイング検査 ……………………………………………… 60
C. 口腔視診 ………………………………………………………………… 60
D. 機器による検査 ………………………………………………………… 60
　1. X線検査・セファログラム（頭部X線規格写真） ………………… 60
　2. 内視鏡検査・鼻咽腔ファイバースコピー …………………………… 62
　3. ナゾメーター …………………………………………………………… 63
E. 鼻咽腔閉鎖機能の総合評価と処遇 …………………………………… 65

4 言語の評価 ── 66
A. 言語発達の評価 ………………………………………………………… 66
B. 声・プロソディの評価 ………………………………………………… 66
C. 構音の評価 ……………………………………………………………… 67
　1. 構音検査 ………………………………………………………………… 67
　2. 音韻／構音発達 ………………………………………………………… 69
　3. 構音に関連する他の要因の評価 ……………………………………… 69

D．機器による構音の評価 ································· 69
　　　E．構音障害（いわゆる異常構音）の評価 ····················· 70
　　　　1．呼気鼻漏出による子音の歪み ························· 70
　　　　2．声門破裂音 ······································· 70
　　　　3．咽（喉）頭摩擦音・破擦音 ····························· 71
　　　　4．咽（喉）頭破裂音 ··································· 71
　　　　5．口蓋化構音 ······································· 71
　　　　6．側音化構音 ······································· 71
　　　　7．鼻咽腔構音 ······································· 71

　5 耳鼻科領域に関する評価 ─────────────── 72

　6 心理・社会面の評価 ─────────────── 72

第5章　口蓋裂言語と治療　75
加藤正子

　1 医学的治療 ─────────────── 75
　　　A．術前顎矯正 ·· 75
　　　　　a）ホッツ床／b）鼻歯槽矯正装置
　　　B．口唇裂の初回手術 ······································ 76
　　　C．口蓋裂の初回手術 ······································ 77
　　　　1．口蓋裂の初回手術法 ································· 77
　　　　2．口蓋裂初回手術後の言語成績 ························· 77
　　　D．口蓋裂の二次手術 ······································ 78
　　　　1．鼻咽腔閉鎖機能不全の治療 ··························· 78
　　　　　　a）re-pushback法／b）咽頭弁形成術
　　　　2．瘻孔閉鎖術 ······································· 81
　　　E．顎裂部の骨移植 ·· 81
　　　F．顎矯正術 ·· 82
　　　　1．骨切り術と骨延長術 ································· 82
　　　G．保存的治療 ·· 83
　　　　1．補綴的発音補助装置 ································· 83
　　　　　　a）バルブ型スピーチエイド／b）軟口蓋挙上装置（パラタルリフト）
　　　　2．瘻孔閉鎖床 ······································· 84

　2 言語治療 ─────────────── 84
　　　A．鼻咽腔閉鎖不全の言語治療について ······················· 84
　　　　1．筋機能訓練 ······································· 85
　　　　2．バイオフィードバック法 ····························· 85
　　　　3．構音訓練 ··· 85
　　　　　　a）ソフトブローイングによる呼気操作から導入／
　　　　　　b）低舌母音から高舌母音へ／c）単音から導入／d）音環境に配慮
　　　B．構音障害の治療 ·· 86
　　　　1．構音訓練法 ······································· 87
　　　　　　a）聴覚訓練法（耳の訓練）／b）音の産生訓練（伝統的訓練）

2．系統的構音訓練 ··· 88
　　　　a）訓練音の選択／b）構音訓練の形式・頻度・開始年齢／
　　　　c）構音訓練の段階
　　3．総合的な構音アプローチ ··· 91
　　4．構音障害別の訓練 ··· 92
　　　　a）声門破裂音／b）口蓋化構音／c）側音化構音／d）鼻咽腔構音

第6章　乳児期の言語臨床　　　　101
佐藤亜紀子・加藤正子

1 評価 ———————————————————————————— 101
A．乳児期の評価の特徴と留意点 ··· 101
B．生育歴 ··· 101
　　　　a）妊娠・出産歴／b）生育歴／c）既往歴／d）現病歴／e）家族歴
C．哺乳・離乳 ··· 102
　　1．正常な哺乳行動 ··· 102
　　2．口蓋裂児の哺乳行動 ··· 103
　　3．離乳食 ··· 103
D．発達 ··· 104
　　1．発声発語 ··· 104
　　2．乳児の発達検査 ··· 105
E．聴こえの評価 ··· 105
　　1．口蓋裂乳児の滲出性中耳炎 ······································· 105
　　2．新生児・乳児の聴力検査 ··· 106
　　　　a）新生児聴覚スクリーニング検査／b）その他の聴力検査
F．親の心理・養育態度 ··· 107

2 治療 ———————————————————————————— 108
A．乳児期の治療の特徴と留意点 ··· 108
B．哺乳・離乳指導 ··· 108
　　1．哺乳 ··· 108
　　　　a）哺乳方法・哺乳瓶の選択／b）哺乳量・哺乳時間／c）乳汁の種類／d）姿勢／
　　　　e）排気（げっぷ）／f）口蓋床／g）合併症のある乳児の哺乳
　　2．離乳食の指導 ··· 111
C．発達援助 ··· 112
　　1．全体の発達 ··· 112
　　2．発声行動の促進 ··· 112
　　3．聴こえの管理 ··· 113
　　　　a）滲出性中耳炎／b）聴覚活用
D．家族への心理的支援 ··· 113
　　1．心理的支援の内容 ··· 113
　　2．出生前に診断された家族への支援 ································· 114

第7章　幼児期の言語臨床　　　119

木村智江

1 評価 ─── 119

- A．幼児期の評価の特徴と留意点 ─── 119
- B．言語管理 ─── 120
- C．口腔・顔面の形態と機能の評価 ─── 121
- D．鼻咽腔閉鎖機能の評価 ─── 121
    1. 口腔視診 ─── 121
    2. ブローイング検査 ─── 122
    3. 音声言語の評価 ─── 122
    4. X線検査 ─── 122
    5. 内視鏡検査 ─── 122
- E．言語の評価 ─── 123
    1. 言語発達の評価 ─── 123
    2. 声の評価 ─── 123
    3. 構音の評価 ─── 123
        a) 構音／音韻発達の評価／b) 構音障害の評価
- F．歯科領域の評価 ─── 126
- G．耳鼻咽喉科領域の評価 ─── 126
- H．心理・社会面の評価 ─── 126

2 治療 ─── 127

- A．幼児期の治療の特徴と留意点 ─── 127
- B．言語管理の実際 ─── 127
    1. 摂食 ─── 127
    2. 鼻咽腔閉鎖機能 ─── 127
    3. 声・構音 ─── 128
    4. 舌運動 ─── 128
- C．構音訓練 ─── 128
    1. 就学前に構音がほぼ正常となった症例 ─── 129
    2. 就学後も構音障害が残存した症例 ─── 129
    3. 粘膜下口蓋裂の診断が遅れた症例 ─── 130
- D．重複障害児に対するケア ─── 131

第8章　学童期の言語臨床　　　133

北野市子

1 評価 ─── 133

2 治療 ─── 133

- A．構音障害 ─── 133
    1. 学童期の構音治療（指導） ─── 133
    2. 地域の言語訓練 ─── 134

　　　　3. 発達障害と構音障害 ··· 135
　　　　4. 読み書き障害 ·· 135
　　　　5. 歯科矯正と構音 ·· 136
　　B. 歯科矯正と構音 ··· 136
　　C. 鼻咽腔閉鎖機能 ··· 137
　　D. 心理的問題 ··· 139
　　　　1. 治療に対する抵抗と不安 ··· 139
　　　　2. 告知 ·· 139
　　　　3. いじめの問題 ·· 139

第9章　思春期（中学生，高校生）・成人期の言語臨床　　141
三浦真弓

1 評価 ──────────────────────── 141
　　A. 思春期・成人期における評価の特徴と留意点 ···················· 141
　　B. 鼻咽腔閉鎖機能の評価 ··· 142
　　C. 言語面の評価 ··· 142
　　D. 心理・社会面の評価 ··· 143

2 治療 ──────────────────────── 143
　　A. 思春期・成人期の治療の特徴と留意点 ······························ 143
　　B. 鼻咽腔閉鎖機能不全の治療 ·· 144
　　C. 顎の治療 ·· 144
　　D. 構音訓練 ·· 146
　　E. 心理面のケア ··· 148
　　F. 社会的資源の利用 ·· 149

第10章　口蓋裂に他の問題を併せもつ症例　　151

　　　　はじめに ··· 出世富久子　151

1 知的障害 ─────────────────────── 出世富久子　152
　　A. 知的障害の合併率 ·· 152
　　B. 知的障害を伴う口蓋裂児に対する評価と臨床 ··················· 152
　　C. 知的障害を合併する口蓋裂児に対する治療方針 ················ 153

2 発達障害 ─────────────────────── 154
　　A. 広汎性発達障害（PDD） ··· 出世富久子　154
　　　　1. 口蓋裂との合併率 ··· 154
　　　　2. PDDを伴う口蓋裂児に対する評価と臨床 ···················· 154
　　B. 注意欠陥／多動性障害 ··· 西山千寿　157
　　C. 発達性読み書き障害 ·· 北野市子　159

3 難聴 ──────────────────────── 北野市子　162

4 吃音 — 淺野ふみ 164

5 症候群症例 — 166
- A. ロバン・シークエンス — 木村智江 166
  - 1. ロバン・シークエンスの障害 — 167
  - 2. ロバン・シークエンスの言語 — 167
- B. 第一第二鰓弓症候群 — 淺野ふみ 169
- C. トリーチャー・コリンズ症候群 — 平井沢子 171
- D. 22q11.2欠失症候群 — 北野市子 174
- E. プラダー-ウィリー症候群 — 北野市子 175
- F. カブキ症候群 — 北野市子 177
- G. CHARGE症候群（チャージ症候群） — 浅野和海 178

第11章　口蓋裂の言語臨床における今後の課題　181
北野市子

1 チームアプローチの充実 — 181
- A. チームアプローチの形態と課題 — 181
- B. 患者・家族の参加 — 181

2 医学的技術の展開と言語臨床との整合性 — 182

3 医学的分野での新たな責務 — 182

4 言語評価 — 183
- A. 鼻咽腔閉鎖機能の判定 — 183
- B. 軽度不全例の判定 — 183
- C. 手術の適否判定 — 183

5 言語治療 — 184
- A. 構音訓練の開始と終了 — 184
- B. 明らかな裂を伴わない症例への対応 — 185
- C. 知的障害，発達障害を伴う症例への対応 — 185

6 国際化への対応 — 185

7 言語臨床分野での研究および長期データの集積と後継者の育成 — 186

付録1：日本語の音 — 加藤正子 189
付録2：口蓋裂に関する書籍・雑誌 — 岡崎恵子 191
索引 — 195

第1章 口蓋裂治療における言語臨床家の役割

1. チームアプローチによる口蓋裂の治療

　口唇裂・口蓋裂は先天性の口腔顔面の形態異常であり，出生と同時に，また，最近では胎児診断の進歩により出生前から口蓋裂児とその家族に対する援助が必要になってきている。口唇裂・口蓋裂は，口腔顔面の形態異常から派生する。さらに口蓋裂は言語障害，耳鼻疾患，歯列咬合の異常などさまざまな側面の障害を伴うことから，多岐にわたる専門家がチームを組んで治療に関わらなければならない疾患のひとつであることは周知の事実である。

A 口蓋裂のチームアプローチとは

　口蓋裂のチームアプローチに関しては，すでに1960年代よりその必要性が指摘されていた（Spriestersbachら 1968）。その後，Morris（1978, 1990），Schneiderら（1980）もチームアプローチを提唱し，チームに必要な構成メンバーとして，術者，歯科医，Speech-Language Pathologist（SLP）に加えて小児科，耳鼻科，臨床心理，看護，遺伝相談，放射線科など多様な専門家を挙げている。1996年にAmerican Cleft Palate-Craniofacial Association（ACPA）のTeam Standard Committeeが，口蓋裂チーム（Cleft Palate Team；CPT）と頭蓋顔面チーム（Craniofacial Team；CFT）について調査し，チームの基準を発表している。口蓋裂チームは主として口唇裂・口蓋裂の手術を行い，頭蓋顔面チームは口唇裂・口蓋裂以外の先天性の頭蓋顔面奇形や症候群の治療を行う。両チームはともに，カンファレンスの回数，新患数や経過観察の患者数，共通カルテの採用，チームメンバーの構成，1人の術者が行う手術件数などについて細かな基準があり，これらの基準を満たす場合に，初めてチームとして認められるとしている。調査対象とした296チームの約2/5の施設は，口蓋裂チームと頭蓋顔面チームの両者を備えていた（Stauss ら 1998）。口蓋裂領域での有力な学術誌である *The Cleft Palate Journal* が，1989年に *The Cleft Palate-Craniofacial Journal* と改称されていることを考え合わせても，口蓋裂の治療の進展と同時に対象の広がりを示していると言えよう。

B わが国における口蓋裂のチームアプローチ

　1997年に日本音声言語医学会・口蓋裂言語小委員会が行った調査では，チームを標榜する施設は58あったが，チームメンバーは，術者，矯正歯科医，言語治療士以外の専門家の参加は少なく，活動の実態も明確ではなかった（岡崎ら 1989）。その後，医療施設によって多少の差はあるものの口蓋裂治療のチームアプローチは，徐々に確立されつつある（保阪ら 2002，井川ら 2002，金子ら 2002，真田ら 2002，岡ら 2002，近藤ら 2005）。2008年には，日本口蓋裂学会が，学会として初めて口唇裂・口蓋裂の診療に携わる全国324の医療機関に対してアンケート調査を行い，「口唇裂・口蓋裂の治療プラン─全国111診療チームにおけ

る現況」(日本口蓋裂学会 2008)として調査結果を報告している。チームメンバーも術者, 言語聴覚士, 矯正歯科医に加えて小児科医, 耳鼻咽喉科医, 麻酔科医, 小児歯科医, 補綴歯科医, ソーシャルワーカー, 看護師, 歯科衛生士などそれぞれの側面に対応して多岐にわたる専門家が参加するようになっている。頭蓋顎顔面チームを標榜する施設は少ないが, 口蓋裂チームの中で, 口唇裂や口蓋裂の手術に加えて, 顎裂部の骨移植, 上下顎の骨延長や骨切り, 頭蓋顔面の異常に対する手術などが積極的に施行されるようになった(平野ら 2002)。

このようにチームが扱う疾患の内容が広がる一方, 超音波による胎児の画像診断検査の進歩によって口唇裂・口蓋裂児の出生前診断が可能になったことから, 家族に対する術前からの援助が必要となり(江口ら 2002), 一方, 成人患者の心理面のサポートや就職, 結婚に関する支援の必要性もあり, 時間軸上の広がりもみられるようになった。したがって, 従来のメンバーに加えて, 脳神経外科医, 眼科医, 産科医, 臨床心理士, 遺伝カウンセラーなど症例に応じて多彩な専門家の参加が必要になってきている。

わが国でも, 口唇裂・口蓋裂の治療はチームで, というコンセンサスは得られつつあるが, チームアプローチの内容は施設によってさまざまであり, チームで行うカンファレンスの内容や, 頻度については十分に明らかにされているとはいえない。金子ら(2002)は, 治療水準が低く向上心に欠けるメンバーの集まりでは良い治療結果は得られないと述べているのは, まさに正鵠を得た指摘であり, 今後は, チームに参加するメンバーやカンファレンスなどについての基準を作成し, よりレベルアップしたチームに育てていく必要がある。

口唇裂・口蓋裂治療のチームアプローチを進めて行くためには, 治療内容の進歩に注意を払いながら, チームに参加するメンバーやその仕事内容に関して基準を作成する必要がある。チームに参加する多彩なメンバーがどのように協力態勢を組んで有機的に活動を進めるかについては, 第11章で今後の課題として取り上げる。

2. 口蓋裂治療における言語臨床家の役割

わが国では, 1997年に国家資格として言語聴覚士法が制定された。言語聴覚士(Speech-Language-Hearing Therapist;ST)は, コミュニケーション全体を視野に入れつつ, 言語生活に関する能力, すなわち,「話す」「聞く」「読む」「書く」「摂食・嚥下」など機能的な側面にアプローチをする専門職である。これらの言語機能は脳機能(中枢)から発語器官(末梢)に至る精緻な活動によって, 話しことば(スピーチ speech)と言語概念(language)を生み出している。口蓋裂は, 声と構音を主体とする話しことばを産生する器官の障害であるが, 後に述べるように言語機能にも関連する多様な問題を呈する疾患である。したがって, 口蓋裂の言語臨床は, 手術機関に所属する言語聴覚士が中心になるが, 手術機関以外の医療施設や福祉施設の言語聴覚士, 小・中学校に設置されている言語通級指導教室(ことばの教室)の教師, 臨床心理や療育の専門家など, さまざまな人々が口蓋裂児・者の言語臨床に携わっている。したがって, 本書では, 口蓋裂に関する言語領域の専門家という意味で, 言語臨床家という用語を使用するが, 言語聴覚士またはSTと記述する場合もある。

口蓋裂は前述したように, スピーチを産生する口腔器官の障害であるが, スピーチを含めた言語全般を扱うことが必要であり, 言語臨床家が関わらなければならない重要な疾患のひとつである。さらに, 出生時からの障害であるため, 子どもが良好なコミュニケーション能力を獲得するために, スピーチはもちろんのこと, 言語発達を含めた精神・運動全体の発達の管理が必要であり, したがって, 言語のすべての面にかかわる言語臨床家の役割はきわめて重要である。先に述べたACPAの基準では, 口蓋裂チームに所属するSLPは, チームのカンファレンスに出席し, 口

蓋裂患者の診断と治療ができる教育を受け，口蓋裂に関する臨床経験があること，機器を使用して鼻咽腔閉鎖機能の評価ができることなどを挙げている（Straussら 1998）。Sidman（1995）は，チームのレベル，特に SLP の質が高くないと，チームによる診断や治療によって患者に害を与えることもあると警告している。言語臨床家が行う仕事の内容については他の章で詳細に扱うので，ここでは筆者が考えているチームの中で果たすべき言語臨床家の役割について述べる。

A 正常な言語の獲得

　言語臨床家の第 1 の役割は口蓋裂児・者や家族などに直接働きかけて患者に正常な言語，特に正常なスピーチを獲得させることである。患者に対する働きかけの内容は，患者の年齢によって異なるが，基本的には良好な言語発達，鼻咽腔閉鎖機能と構音の獲得を図り，正常言語を習得させることである。

　ことばの発達における前言語期（prelinguistic stage）の重要性から言っても（加藤 1995），言語臨床家は口蓋裂児の誕生直後から患児やその家族と関わることが望ましい。現在のように胎児期にすでに口蓋裂児の診断を受けている家族に対しては，産科医や術者とともに言語臨床家も家族に関わることが望ましい（斉藤ら 2008）。口蓋裂児の誕生によって生じる家族の不安（中新ら 2002, Peterson-Falzone ら 2006）に対して言語臨床家として今後どのように口蓋裂児と関わっていくのか，また，家族に対してどのような支援をしていくのかを具体的に伝えることによって，家族の不安を少しでも解消するように心掛ける。哺乳困難がある乳児に対しては小児科医，看護師と協力して哺乳指導をすることも必要である（第6章参照）。

　言語臨床家は，患児の成長とともに精神・運動機能の発達過程，言語発達，構音や鼻咽腔閉鎖機能の経過を見て，そのつど必要な指導・援助を行っていく。これらを言語管理（clinical management of speech and language）と称する（岡崎 1989, 峪ら 1993）。言語管理の過程で，鼻咽腔閉鎖機能不全の疑いがあるときには精査し，治療方針について医師と話し合い，必要なら口蓋の再手術を検討する。構音障害を認めた場合は，必要に応じて構音訓練を計画する。また，顎顔面の成長

部門	出生前	新生児・乳児期	幼児期	学童期	思春期・成人期
産科	胎児診断と指導				
手術部門	家族指導・援助	口唇手術，口蓋手術	口唇鼻修正 口蓋の二次手術	顎裂部の骨移植 上下顎の骨延長	上下顎の骨切り
言語部門	家族指導・援助	精神・運動発達の評価 ────── 　　　　　　　鼻咽腔閉鎖機能の評価 ────── 　　　　　　　言語発達・構音の評価・訓練 ────── 家族・患者への指導・援助 ────── 聴こえの管理 ──────			
小児科		哺乳指導 発育の評価・指導・治療			
耳鼻咽喉科		耳鼻疾患の治療，聴こえの管理 ──────			
小児歯科 矯正歯科 補綴歯科		歯の管理，齲歯の治療 術前矯正	歯列・咬合の管理，矯正治療 ──────		義歯・インプラント
看護部門		哺乳指導，外来・病棟でのケア ──────			
福祉部門		社会資源（育成・更生医療）の情報提供，患者家族の支援			

図 1-1　口唇裂口蓋裂の治療の流れ

や歯の矯正・補綴に伴って，鼻咽腔閉鎖機能や構音が変化する可能性もあるので，少なくとも青年期まで経過観察をする（図1-1）。最終的に患者が正常なスピーチを獲得し，社会の中で十分にコミュニケーションを行うことができるように支援する。これが口蓋裂の治療における言語臨床家の最も重要な役割である。

B 心理面のケア

　初回面接に始まって，その後，口唇裂や口蓋裂の手術を経験する家族に対して心理的な支援が必要である。また，患児の成長に伴って子ども自身に対する心理面の援助が必要になってくる。幼稚園，小学校，中学校，高校など子どもの社会が広がるにつれて，ことばの障害がある場合はもちろんのこと，ことばに問題がなくても，容貌，友人関係，進学，就職などで悩んだり（三浦 1995），いじめにあったりすることがある（9章参照）。それぞれの環境の中で，家族や教師，臨床心理の専門家など，問題に応じて対応するが，乳児の時から継続して患児や家族に接して，子どもの状態を把握し，家族の悩みに耳を傾けている言語臨床家が，子どもの心理面の支援をしたり，関係者と連絡をとることが必要である。特に，知的障害や行動面の問題など発達障害を併せもつ児や，さまざまな症候群の口蓋裂児を抱えた家族の悩みは深い（第10章参照）。言語臨床家が積極的にこうした家族の支援をするとともに，自分の能力や立場に応じて，チームのメンバーや外部の相談機関へ紹介をすることを怠ってはならない。

C チームのメンバーとしての言語臨床家の役割

　言語臨床家は，口蓋裂の手術を行う施設に所属するか否かにかかわらず，口蓋裂チームの一員として，口蓋裂児・者の言語治療に携わることが多い。口蓋裂のチームメンバーとしての言語臨床家の役割は2つある。1つはチームを構成するメンバーに言語に関連した情報を伝える情報提供者としての役割であり，もう1つはチームが円滑に活動できるように援助するコーディネーターとしての役割である。

1．チームメンバーとの情報交換

　言語に関する情報の提供は言語臨床家から行うが，同時に，他の専門家から情報の提供を受ける。正式なカンファレンスの場で行うこともあるが，ある特定の患者について，直接，担当者と情報のやりとりをすることもある。
　以下に，主なメンバーとの情報交換の内容について述べる。

a）術者

　口蓋裂の手術の目的は，口蓋の再建によって良好な鼻咽腔閉鎖機能の獲得を図り，正常なスピーチの習得を可能にする基盤を作ることである。したがって，術者に対して鼻咽腔閉鎖機能や構音の評価の結果を伝えることは言語臨床家の重要な役割であり，術者はその情報に基づいて手術方法や手術時期を検討する。初回手術後の鼻咽腔閉鎖機能が良好な経過をたどらない場合，言語臨床家は聴覚判定に機器による検査を加えて，できるだけ正確な評価を行い，鼻咽腔閉鎖機能不全に対してどのような治療方針をとるのが患者にとって最良の治療結果をもたらすかを術者とともに検討する。Dixon-Woodら（1991）は，医師が言語臨床家の勧告に従った治療を行ったほうが，良好な言語成績が得られたと報告している。
　このように個々の患者の情報を伝えるだけではなく，その施設で扱った患者全体の言語成績をまとめて術者に伝えることも必要であり，それが手術成績の改善につながっていく。口蓋裂の手術をいつ頃，どんな方法で行っていくのが口蓋裂患者の最良の治療につながるかを検討するために，国内の他の施設，さらには世界各国の施設の言語成績との比較の必要性が示唆されている（WHO 2002）。そのためには言語評価に関して共通の認識をもつことが必要で，2004年5月にNational

Institutes of Health の主催で口蓋裂のスピーチのパラメータについてのカンファレンスが各国の代表者によって開かれた。各言語の音韻体系の違いや，すでに使用されているパラメータの違いなど統一した言語評価を結実させるのは困難ではあるが，その方向へ向かっての努力が始まったところであり，今後の発展が期待される（藤原ら 2003, 藤原 2004）。

b）小児科医

口蓋裂児には，他の障害を併せもつ重複障害が多い（大原ら 1992, 藤村ら 2007）ので，小児科医から情報を提供してもらうことが必要であるが，言語臨床の中でみられる行動面や発達の経過を言語臨床家が小児科医に伝えることは患児の診断や治療に有効である。特に，広汎性発達障害など（北野ら 1991, Broder ら 1998）言語臨床家からの情報は，小児科医の診断にとって重要である。

c）耳鼻咽喉科医

口蓋裂患者は耳管機能障害（Bluestoneら 1975, 田坂 1989）と副鼻腔炎や耳管開口部付近の汚染による炎症に関連して滲出性中耳炎の発現率が高く，特に乳幼児期においては 60〜80％という高率な発現がみられる（三邊 1986, 矢部 1989）。滲出性中耳炎に伴う聴力低下をもつ口蓋裂児が多いことから，児の言語発達の状態や臨床の場での子どもの反応についての情報を耳鼻科医に提供する。施設によっては，言語聴覚士が聴力検査や補聴器の適合を行うので，耳鼻科医との連携が重要である（第10章「難聴を伴う症例」参照）。

d）歯科医

口蓋裂に関わる歯科の領域としては，小児歯科，矯正歯科，口腔外科，補綴歯科，保存科など口蓋裂児の成長に応じて関わってくる歯科医との連携が必要である。歯の欠損，歯列不正，咬合異常などスピーチに関連する問題が多いので，経過に応じて各科の歯科医と連携を取っていく。特に，言語の立場から，顎矯正の装置による構音への影響や，瘻孔閉鎖床，スピーチエイドなど補綴物の適用については，歯科医との十分な連携が必要である。

2. コーディネーターとしての役割

チームが有機的にその機能を果たしていくにはコーディネーターが必要であり，術者がリーダーとしてコーディネーターを兼ねる場合が多いが，長期にわたる口蓋裂の治療の始めから終わりまで患者に関わり，患者や家族との対話が多い言語臨床家がその役割を担うのは自然であり，かつ有効であると考える。言語臨床家はコーディネーターとしてチームの融和を図り，チーム医療が円滑にいくようにする。一方，常に患者の立場に立って患者とチームメンバーとの意思疎通を図る手助けを行うのは，コミュニケーションの専門家である言語臨床家の役割である。優れたコーディネーターになるには，患者や家族のみならずチームのメンバーからも信頼されなければならない。そのためには言語臨床家としての資質を高めるとともに，口蓋裂治療のすべての領域についての知識をもつようにしなければならない。

D　他施設との連携

口蓋裂児は手術施設に所属する言語臨床家が経過観察や必要な訓練を行うのが原則であるが，遠距離や通学などのために手術施設への通院が困難な場合は，居住地の近隣にある医療機関や療育施設の言語臨床家や小・中学校のことばの教室などへ訓練を依頼することが多い。近年，個人情報の保護を目的に，医療機関から外部への情報伝達は，地域医療連携室を通じて行われる傾向が強まっている。したがって，外部への窓口となるこうした部署の担当者にも口蓋裂診療の特性が理解されるように働きかけるとともに，訓練の詳細などについてはできるだけ依頼先の言語臨床家に直接伝達することが望ましい。その場合は，紹介先の事情を勘案し，受け入れ可能な場合は，積極的に情報を提供し，継続して連携をとることが必要で

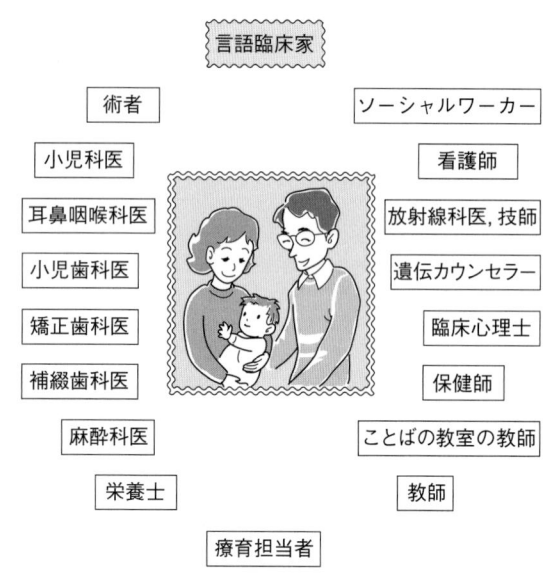

図1-2 口蓋裂治療チームのメンバー

ある。また，子どもの成長に応じて小・中学校に設置されている言語障害通級指導学級（ことばの教室）の教師や，学級の担任教師，支援学級や支援学校の教師などさまざまな人たちと連携をとり，口蓋裂児の健全な発育を支援していくことが必要である。口蓋裂児が学校や社会の中でどのように成長していき，どんな問題があるかについては第8章の「学童期」，第9章の「思春期・成人期」で扱う。

E 患者や家族との連携

これまで述べてきた専門家相互の連係の重要性と同時にチームの中に患児・者ならびにその家族を含めていくという考えが大切である（Pannbackerら 1993）（図1-2）。わが国においても，患者の家族の会は，かつて，口蓋裂の歯科矯正の保険診療の適用について国の関係機関と交渉を行い，その実現に力を発揮した経緯がある。患者・家族の会は当事者の交流によって相互に支え合うというセルフヘルプグループの理念で活動が行われている。また，講演会の主催や関連学会，研究会への出席を通じて口唇裂・口蓋裂についての知識の獲得に努めている。言語臨床家も，患者や家族のこうした動きに対し，その訴えに耳を傾け，言語に関する情報の提供や，医療側への橋渡しなどを含め，積極的に患者やその家族の援助を行っていくことが必要である。

口唇裂・口蓋裂の治療は児の誕生に始まって思春期から成人まで長い道程である。言語臨床家は患者や家族と手を取り合ってその道程を歩んでいくことが望まれる。

• 文献

1) Bluestone CD, Beery QC, Cantekin EL, et al (1975): Eustachian tube ventilatory function in relation to cleft palate. *Ann Otol Rhinol Laryngol* 84：333-339.
2) Broder HL, Richman LC, Matheson PB (1998): Learning disability, school achievement, and grade retention among children with cleft — a two-center study. *Cleft Palate Craniofac J* 35：127-131.
3) Dixon-Wood VL, Williams WN, Seagle MB (1991): Team acceptance of specific recommendations for the treatment of VPI as provided by speech pathologists. *Cleft Palate Craniofac J* 28：285-289.
4) 江口智明，高戸毅，引地尚子他（2002）：口唇列，口蓋裂治療における出生前から唇裂初回手術までのチーム医療 形成外科 45：125-130.
5) 藤村大樹，門松香一，土佐泰祥，他（2007）：口唇口蓋裂における合併異常の統計学的考察. 日頭頸顔蓋会誌 23：203-210.
6) 藤原百合，相野田紀子（2003）：口蓋裂言語の評価に関する一考察―国際的流れの中で―. 日口蓋誌 28：277-279.
7) 藤原百合（2004）：口蓋裂言語の国際的評価基準に関するNIDCD（NIH）ワークショップに参加して. 日口蓋誌 29：325-327.
8) 平野秋喜，鈴木裕之（2002）：口唇裂，口蓋裂患者の顎骨切り術施行におけるチーム医療―形成外科と矯正歯科の立場より―. 形成外科 45：223-280.
9) 保阪善昭，佐藤兼重，大久保文雄，他（2002）：昭和大学口唇裂・口蓋裂診療班における特徴と問題点. 形成外科 45：205-212.
10) 井川浩晴，川嶋邦裕，堤田新，他（2002）：北海道大学医学部附属病院における口唇裂・口蓋裂のチーム医療：その歴史と成果. 形成外科 45：105-116.
11) 加藤正子，岡崎恵子（1995）：口蓋裂乳児の言語指

導. 音声言語医学 36：298-305.
12) 金子剛, 中嶋龍夫, 曽根清昭, 他 (2002)：慶應義塾大学病院における口唇裂・口蓋裂のチーム医療. 形成外科 45：131-140.
13) 近藤昭二, 杠俊介, 栗原三郎, 他 (2005)：非都市部における口唇裂口蓋裂チームアプローチの体制作り. 日口蓋誌 30：29-34.
14) 北野市子, 朴修三, 加藤光剛, 他 (1991)：当院における精神運動発達遅滞をともなった口蓋裂児の治療方針. 日口蓋誌 16：31-36.
15) 三浦真弓 (1995)：アンケートによる思春期口唇裂口蓋裂患者の心理. 日口蓋誌 20：159-171.
16) Morris H (1990)：Delivery of care. (In) McWilliams BJ (ed)：Cleft Palate Speech, 2nd ed, BC Decker, Philadelphia, pp47-54.
17) Morris H, Jakobi P, Harrington DO (1978)：Objectives and criteria for the management of cleft lip and palate and the delivery of management services. Cleft Palate J 15：1-5.
18) 中新美保子, 篠原ひとみ, 津島ひろ江, 他 (2002)：口唇裂口蓋裂児を持つ母親の産科入院中の状況. 日口蓋誌：269-278.
19) 西原一秀, 三村保, 野副悦郎, 他 (2001)：鹿児島大学付属病院におけるチームアプローチによる口唇口蓋裂一貫治療の現況―第二口腔外科にて一次治療を行った症例の検討―. 日口蓋誌 26：355-367.
20) 日本口蓋裂学会 (2008)：口唇裂・口蓋裂の治療プラン―全国111診療チームにおける現況―. 日本口蓋裂学会. 1-111.
21) 岡博昭, 山本真弓, 森口隆彦, 他 (2002)：川崎医科大学付属病院における口唇裂口蓋裂のチームアプローチ. 形成外科 45：213-221.
22) 岡崎恵子 (1989)：口蓋裂の言語管理. 日口蓋誌 14：217-222.
23) 岡崎恵子, 相野田紀子, 大平章子, 他 (1989)：口蓋裂患者の臨床に関する実態調査―言語の立場から―. 音声言語医学 30：277-284.
24) 大原鐘敏, 吉川厚重, 宇佐見泰徳, 他 (1992)：当院での口唇口蓋裂患者の合併奇形について―過去11年間における統計―. 日口蓋誌 17：148-154.
25) 大久保文雄, 編 (2016)：こどもの口唇裂・口蓋裂の治療とケア. メディカ出版.
26) 真田武彦, 山田敦, 今井啓道, 他 (2002)：東北大学で行っている口唇裂・口蓋裂患者へのチームアプローチ. 形成外科 45：117-123.
27) Pannbacker M, Lass NJ, Scheuerle JF, et al (1992)：Survey of services and practices of cleft palate-craniofacial teams. Cleft Palate Craniofac J 29：164-167.
28) Peterson-Falzone SJ, Hardin-Jones MA, Karnell MP (2001)：Multi-anomaly cleft disorders. (In) McWilliams BJ (ed)：Cleft Palate Speech, 3rd ed, BC Decker, Philadelphia, pp31-68.
29) Peterson-Falzone SJ, Trost-Cardamone Karnell, Hardin-Jones (2006)：The Clinician's Guide to Treating Cleft Palate Speech, Mosby 105-123.
30) 峪道代, 西尾順太郎, 北村龍二, 他 (1993)：大阪府立保健総合医療センターにおける口蓋裂児の言語管理と初回口蓋形成術後の言語成績. 日口蓋誌 18：241-250.
31) 斉藤吉人 (2008)：先天異常告知後の支援について. 音声言語医学 49：196-201.
32) 三邊武幸, 岡本途也, 河村直子, 他 (1986)：口蓋裂の中耳疾患 (滲出性中耳炎). 臨床耳科 13：226-227.
33) Schneider E, Shprintzen RJ (1980)：A survey of speech pathologists：current trends in the diagnosis and management of velopharyngeal insufficiency. Cleft Palate J 17：249-253.
34) Sideman JD (1995)：The team approach to cleft and craniofacial disorders― The down side. Cleft Palate Craniofac J 32：362.
35) Spriestersbach DC (1968)：Some professional implications. (In) Spriestersbach DC, Sherman D：Cleft Palate and Communication, pp269-279.
36) Strauss RP, The American Cleft Palate-Craniofacial Association (ACPA) Team Standards Committee (1998)：Cleft palate and craniofacial teams in the United States and Canada― a national survey of team organization and standards of care―. Cleft Palate Craniofac J 35：473-480.
37) 田坂康之 (1989)：口蓋裂例の中耳疾患と耳管の病態. 耳鼻臨床 82：1155-1167.
38) WHO (2002)：Global strategies to reduce the health-care burden of craniofacial anomalies― report of WHO meetings on international collaborative research on craniofacial anomalies. 5-13.
39) 矢部利江, 阿部雅子, 澤島政行 (1989)：口蓋裂及び先天性鼻咽腔閉鎖不全患者における滲出性中耳炎：臨床的観察. 日耳鼻 92：1012-1022.

第2章 口蓋裂の言語臨床に必要な基礎知識

口蓋裂の言語臨床を進めていくうえで言語臨床家にとって必要な基礎知識について述べる。

1. 発声発語器官の概略

A 鼻・鼻腔

外鼻は鼻根，鼻背，鼻尖，鼻翼，鼻橋から成り立っている（図2-1）。鼻腔は鼻中隔（nasal septum）によって左右に分けられており，鼻中隔は鼻中隔軟骨，篩骨垂直板および鋤骨で構成されている。鼻腔の左右外側壁からそれぞれ3つの細長い隆起，すなわち上鼻甲介，中鼻甲介，下鼻甲介があり，それぞれの甲介の下に上鼻道，中鼻道，下鼻道がある（図2-2）。鼻中隔の後端から上咽頭に通じる部分を後鼻孔という。

B 口腔

口唇は上唇と下唇とから成り，上唇は赤唇から鼻唇溝まで，下唇はオトガイ唇溝までを含めている。上唇の中央部の赤唇と白唇の境界は弓形になっており，天使の持つ弓に似ていることからキューピッド弓（Cupid's bow）と称する。上唇の正中部分には縦に溝があり人中という。口唇は皮膚と粘膜およびその間にある顔面神経に支配されるいくつかの筋肉で構成されているが，主たるものは口輪筋（orbicularis oris muscle）である。

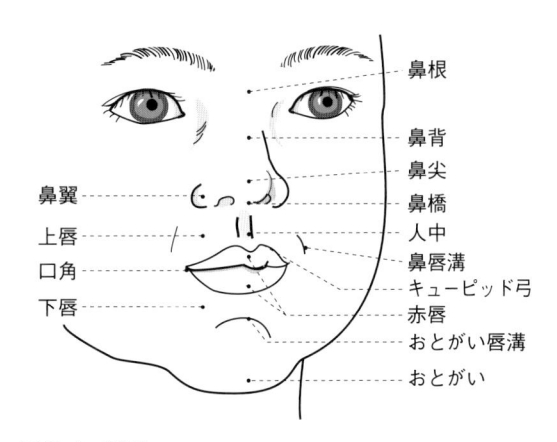

図2-1 顔面

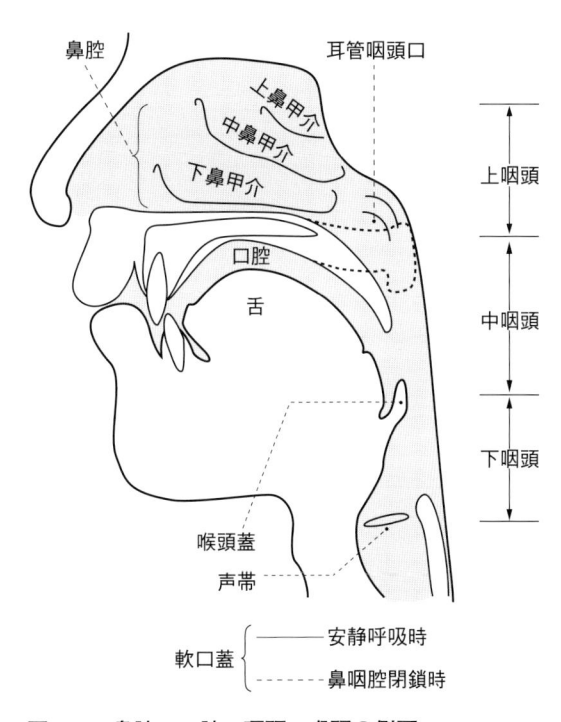

図2-2 鼻腔・口腔・咽頭・喉頭の側面

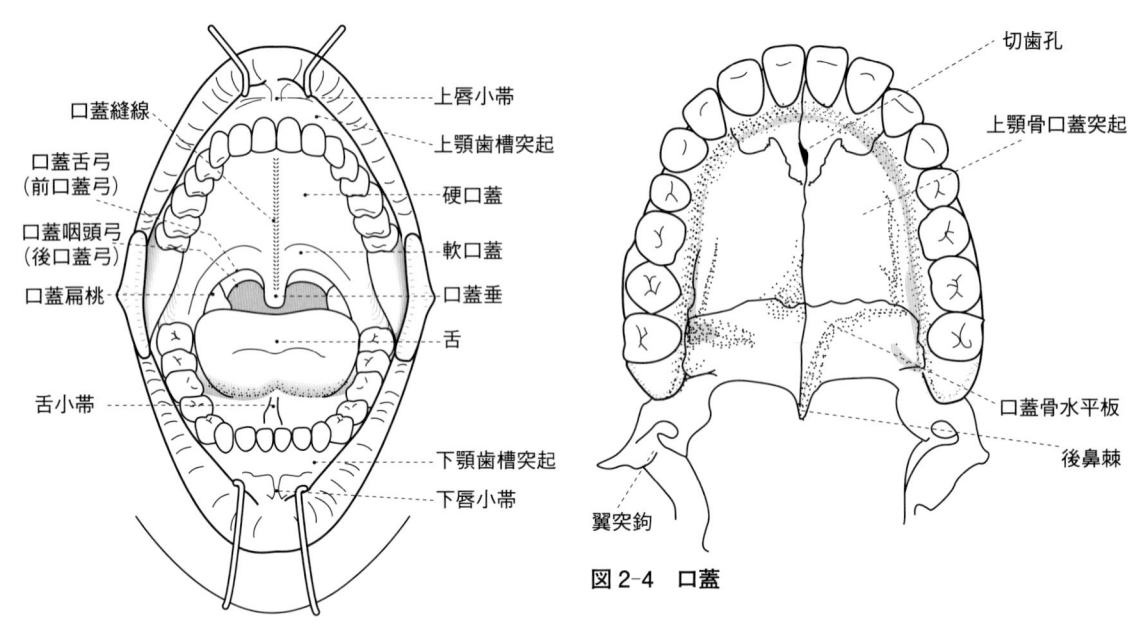

図 2-3 口腔

図 2-4 口蓋

　口唇の内側には上下の歯槽突起（alveolar process）があり，口唇と歯槽突起は口腔前庭で隔てられている。上顎には上唇小帯，下顎には下唇小帯がある（図2-3）。
　歯槽突起から歯が萌出し，歯列を形成している。歯牙の数は乳歯列期は上下で20本，永久歯列期は32本である。成人になっても第3大臼歯（いわゆる親知らず）は未萌出に終わることがあり，この場合は28本となる。
　上顎歯槽突起の内側は口蓋と呼ばれ，前方の骨がある部分が硬口蓋（hard palate），後方の筋肉の部分が軟口蓋（soft palate）である。硬口蓋は前方が上顎骨口蓋突起，後方が口蓋骨水平板から成り，口蓋骨水平板の後端に突起があり，後鼻棘（posterior nasal spine；PNS）という。硬口蓋前方の正中部には切歯孔（incisive foramen）と呼ばれる小さな孔があり，前頭蓋底から出て鼻中隔を経て口蓋に至る動脈と神経が通っている（図2-4）。また，硬口蓋後方の両側には大口蓋孔（foramen palatinum majus）があり，硬口蓋の血行や知覚を支配する大口蓋動脈，大口蓋神経が出ている。

　軟口蓋は口蓋帆張筋（tensor veli palatini muscle），口蓋帆挙筋（levator veli palatini muscle），口蓋咽頭筋（palatopharyngeal muscle），口蓋舌筋（palatoglossal muscle），口蓋垂筋（uvular muscle）から成るが，詳しくは第2章-6「鼻咽腔閉鎖機能」の項（18頁）で述べる。硬口蓋から軟口蓋の中央には口蓋縫線が見られ，後端に口蓋垂（uvula）がある。口蓋垂の両側にカーブを作っているのが口蓋弓であり，前方を前口蓋弓（口蓋舌弓），後方を後口蓋弓（口蓋咽頭弓）といい，その間に口蓋扁桃（faucial tonsil）がある（図2-3）。口蓋扁桃肥大の程度はマッケンジーによる3段階方式で記述されることが多く，前口蓋弓よりわずかに突き出ている肥大をⅠ度，正中で両側の口蓋扁桃が接するほどの肥大をⅢ度，その中間をⅡ度としている。
　舌は内舌筋（上縦舌筋，下縦舌筋，横舌筋，垂直舌筋）と外舌筋（オトガイ舌筋，舌骨舌筋，茎突舌筋）から成り，舌下神経の支配を受けてさまざまな運動を行う。舌の裏面と下顎歯槽突起を結ぶ粘膜ひだが舌小帯である。舌小帯が短く，舌先の挙上や突き出しが妨げられる場合，舌小帯短縮症（ankyloglossia）という。

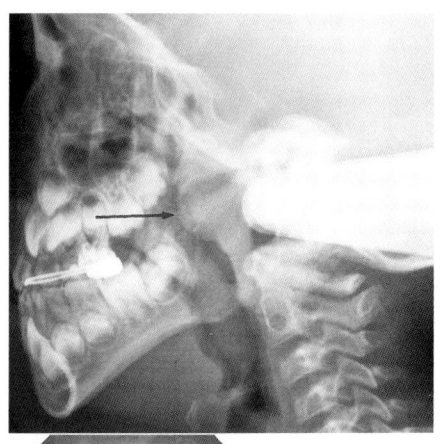

図2-5 アデノイド肥大
a：側方セファログラム
b：内視鏡写真

C 咽頭

咽頭は上咽頭（nasopharynx），中咽頭（oropharynx），下咽頭（laryngopharynx）に三分される（図2-2）。

上咽頭は鼻腔後端の後鼻孔に続いて，下端は硬口蓋の後端の高さまでで，気道の一部を形成している。鼻咽頭（鼻咽腔）とも呼ばれ鼻咽腔閉鎖が行われる部分である。上咽頭は左右にある耳管を通ってそれぞれ中耳腔へ連結する。上咽頭の後壁の粘膜下に咽頭扁桃（アデノイド）というリンパ組織があり，増殖して異常に隆起した状態をアデノイド肥大と呼んでいる（図2-5a・b）。

中咽頭は，上咽頭に続いて気道を形成し，口蓋扁桃や舌扁桃（舌根部にある扁桃組織）がある。下端は喉頭蓋谷で，下咽頭に続く。

下咽頭は舌根位から輪状軟骨下縁までを指す。

D 喉頭

舌根の下方には喉頭蓋があり，嚥下時には喉頭が挙上することによって，喉頭蓋が倒れ，気管を塞いで食物が気管に入るのを防いでいる。喉頭蓋の下方には，甲状軟骨，輪状軟骨，披裂軟骨に囲まれて声帯がある。発声時には左右の声帯縁が正中で接して声門閉鎖が行われ，呼気圧によって声帯が振動する。こうして作られる振動音を喉頭原音という（図2-2）。

2. 発生

A 正常な口唇・口蓋の発生

口唇系組織は胎生4〜7週の間に，口蓋系組織は胎生7〜12週に形成されるとされており，両者は切歯孔（incisive foramen）が境となっている。発生学上，前者を第1次口蓋（primary palate），後者を第2次口蓋（secondary palate）と呼んでいる。

第1次口蓋の発生は胎生3〜4週ごろに始まる。まず，胎児の頭部にあたる部分に将来，口になる口窩（fossa oris）が形成され，口窩の両側ならびに下方表面に左右1対ずつ計6対の鰓弓と呼ばれる隆起ができる。口窩の上方には前額鼻突起（frontonasal process），下方には下顎突起（mandibular process）がある。次いで，前頭鼻突起の下方左右に将来鼻孔になる鼻窩（nasal fossa）が形成され，その内側は内側鼻突起（medial nasal process），外側は外側鼻突起（lateral nasal process）と呼ばれる。その後，胎生6〜7週に左右の鼻隆起と上顎突起が癒合して上顎の顎間部が形成され，そこから人中や顎の中間部が発生する（図2-6）。

第2次口蓋は胎生6週ごろ，左右の上顎突起の深部からの口蓋突起の発生に始まる。口蓋棚は将

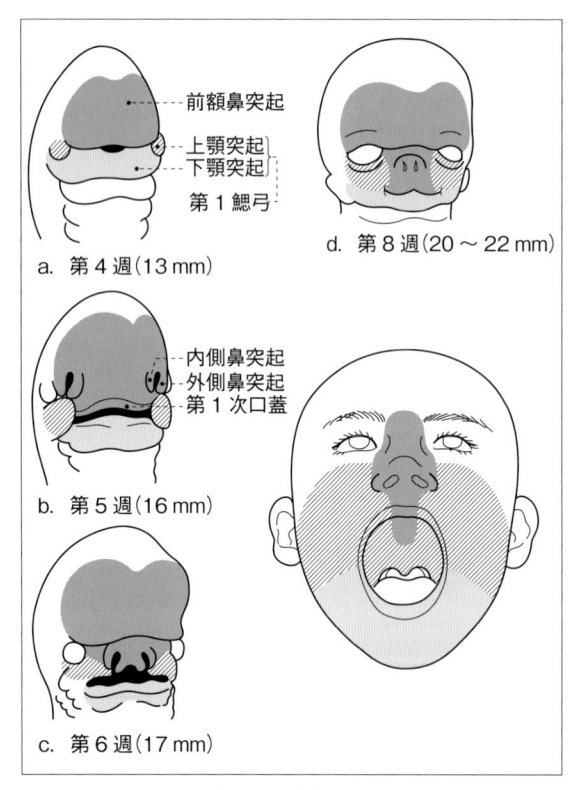

図2-6 口唇・口蓋の発生(1)

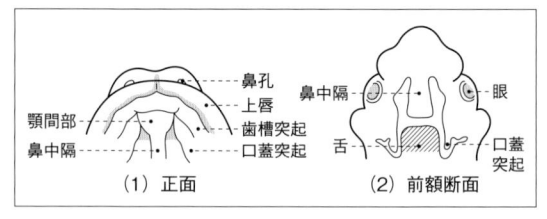

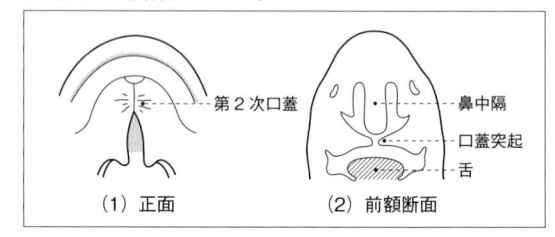

図2-7 口唇・口蓋の発生(2)

来口蓋となる部分で，始めは舌の両側を斜め下方に進むが，7週を過ぎると，心臓部の下降に伴い，後方から前方に向かって舌の上面に上がってくる。8〜9週ごろには両側の口蓋棚が接着し，硬口蓋の前方部を形成し，次いで切歯孔から口蓋垂に向かって癒合する。左右の口蓋棚は正中で癒合する前に，内側鼻突起から後下方に成長してきた第1次口蓋と癒合し，さらに下方に成長してきた鼻中隔とも癒合する（図2-7）。

B 口唇裂・口蓋裂の発生

　口唇裂は胎生4〜7週ごろに形成される口唇系組織の形成に異常が生じたために起こるとされており，その原因としては組織融合不全説と中胚葉欠損説がある。前者は内側鼻突起，外側鼻突起，両上顎突起の融合の過程に異常があり，融合されないままの状態になるという説である。後者は上口唇を形成する中央，左右の3か所の中胚葉塊が欠損または不足するためにその位置に披裂を生じるという説である。

　口蓋裂は胎生7〜12週のころに形成される口蓋系の形成に異常が生じたために起こるもので，両口蓋棚と中間顎ならびに鼻中隔の融合不全により生じるとされている。

C 口唇裂・口蓋裂発生の成因

　口唇裂・口蓋裂の発生は，多くの遺伝子が関連し合い発現する多因子遺伝子異常による遺伝的要因と環境要因の相互作用によるとされている（和田ら 2005，森口ら 2008）。大部分は近親に同疾患を含まない。しかし，近親における再発率が8〜18％と高く，血縁が遠くなるにつれて罹患率が低くなることから遺伝要因も否定できない（須永 1983，Peterson-Falzoneら 2001）。現在，WHO（世界保健機関）の頭蓋顔面奇形に関する国際共同研究の委員会では，資料を収集し，遺伝要因と環境要因との関連を分析し，将来的には予防につなげようという試みがなされつつある（WHO 2002）。

3. 口唇裂・口蓋裂のタイプ

　口唇裂・口蓋裂の分類法はいくつかあり統一されていない(Veau 1931, Olin 1960, 和田ら 2005, 鬼塚 2008)。
　KernahanとStark(1958)は，口唇系と口蓋系の組織が切歯孔を境にして別個に発生することに基づいて分類した。彼らの分類は第4回国際形成外科学会(1967年)によって改変された。さらにアメリカ口蓋裂学会が行っている分類(Harkinsら 1962, Whitakerら 1981)もある。
　本書では日本口蓋裂学会の分類に基づいた。

A　口唇(顎)裂
cleft lip and/or alveolus

　口唇または口唇と歯槽に裂があるもの。両側性と片側性があり，裂の程度もごくわずかな不全裂から，鼻孔にまで及んでいる完全裂まである(図2-8)。まれには正中唇裂がある(清水ら 2005)(図2-9)。全前脳胞症を伴う偽の正中唇裂は生存率が低いとされていたが，近年は，積極的に手術が行われ，全身管理が行き届くようになり，長期に生存する症例が多くなった。したがって，言語臨床の立場から，知的障害を主体とする発達の遅れへの対応が必要になってきている。

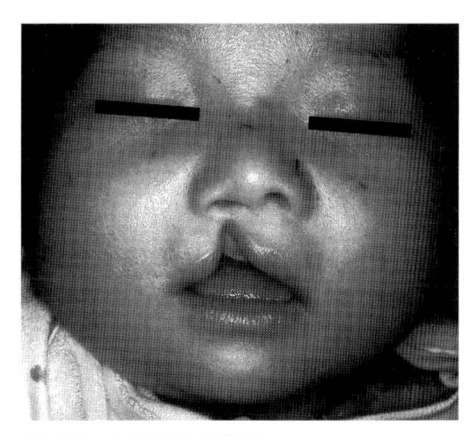

図2-8　右側口唇(顎)裂

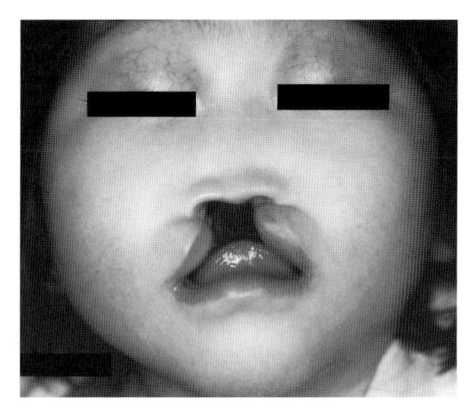

図2-9　偽の正中唇裂
(千葉県こども病院　宇田川晃一氏提供)

B　口蓋裂

1. 軟口蓋裂　*cleft of the soft palate*

　軟口蓋のみに裂があるものであるが，口蓋骨後端の欠損を伴う場合が多い(図2-10a)。

2. 硬軟口蓋裂
cleft of the hard and soft palate

　切歯孔後方の硬口蓋と軟口蓋に裂があるもの。硬口蓋の裂の程度はさまざまであり，U字型の幅が広い裂もある(図2-10b, 2-11)。

3. 片側口唇口蓋裂
unilateral cleft lip, alveolus and palate

　口唇，歯槽，硬口蓋，軟口蓋に連続して裂があるもの。口唇の裂の程度は不全から完全裂までさまざまである。口唇，歯槽，硬口蓋の前方部は片側の裂で，切歯孔より後方は正中に裂がある(図2-10c, 2-12)。

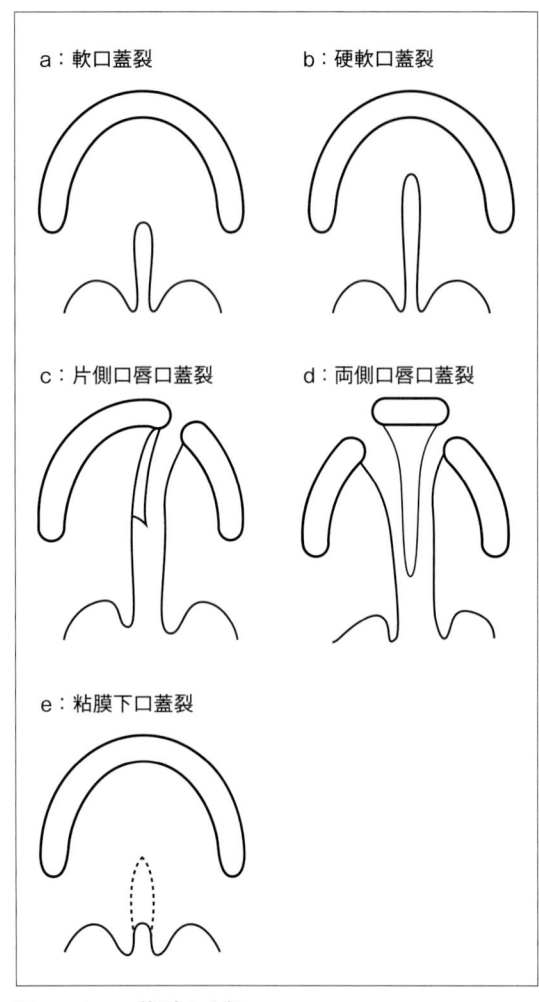

a：軟口蓋裂
b：硬軟口蓋裂
c：片側口唇口蓋裂
d：両側口唇口蓋裂
e：粘膜下口蓋裂

図 2-10　口蓋裂の分類

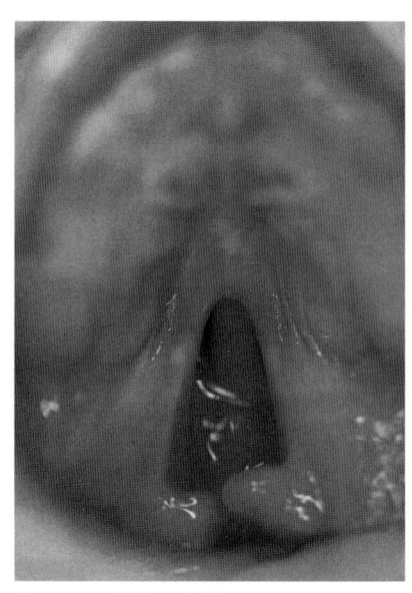

図 2-11　硬軟口蓋裂

nan 1957)。セファログラムでの計測では軟口蓋の長さがやや短い，咽頭腔がやや深い，軟口蓋の厚さが薄いといった症状を示す症例が多い。鼻咽腔閉鎖機能は良好から不全までさまざまで，口蓋の手術を行っても，鼻咽腔閉鎖機能不全が残存する症例もあれば，口蓋の手術を必要としない症例もある（Tsukada ら 1982，岡崎ら 1985b，朴ら 1992，新垣ら 2006，砂川ら 2008）（図 2-14a, b）。

C 先天性鼻咽腔閉鎖不全症
congenital velopharyngeal incompetence or insufficiency；CVPI

　軟口蓋に裂はないが鼻咽腔閉鎖機能不全を示す症例に対して，わが国では，先天性鼻咽腔閉鎖不全症という名称を使用している（一色 1988，岡崎ら 1989）。一方，Peterson-Falzone らは，口蓋裂がないにもかかわらず先天的に鼻咽腔閉鎖機能不全を示す症例に対し Non-Cleft VPI という名称を使用しているが，これらには，鼻咽腔閉鎖機能に関連する形態的，機能的障害に加えて，学習の誤りを含めている（Peterson-Falzone 2006）。
　Kaplan（1974）は形態的な異常として短口蓋（short palate）と深咽頭（deep pharynx），運動の異常として軟口蓋不全麻痺（palatal paresis）を挙

4. 両側口唇口蓋裂
bilateral cleft lip, alveolus and palate

　片側口唇口蓋裂と同様に口唇から軟口蓋まで連続して裂があるが，口唇，歯槽，硬口蓋の前方部の裂が両側である（図 2-10d，2-13）。

5. 粘膜下口蓋裂
submucous cleft palate；SMCP

　口蓋垂裂，軟口蓋における筋肉の離断と走行異常，口蓋骨後端の V 字型欠損が認められ，Calnan の三徴候と呼ばれている（Roux 1825，Cal-

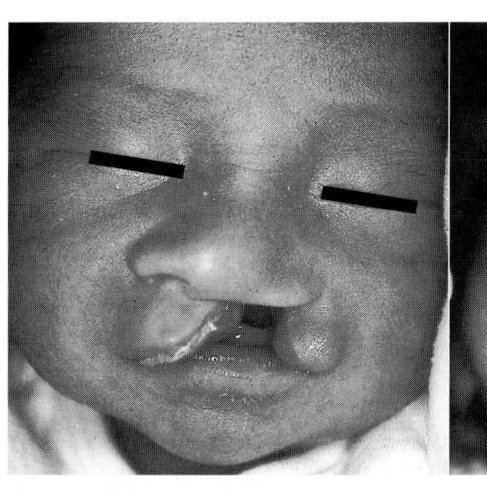

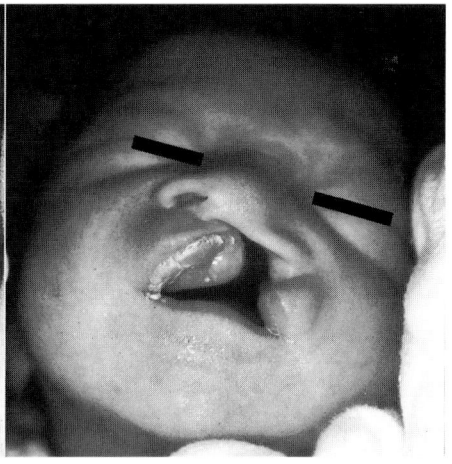

3. 口唇裂・口蓋裂のタイプ　15

図 2-12　片側口唇口蓋裂
a：正面
b：下方

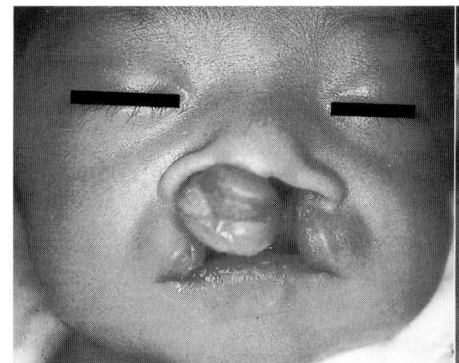

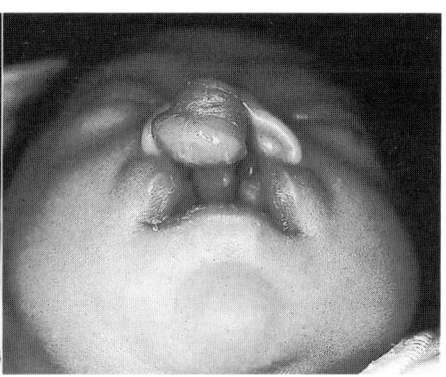

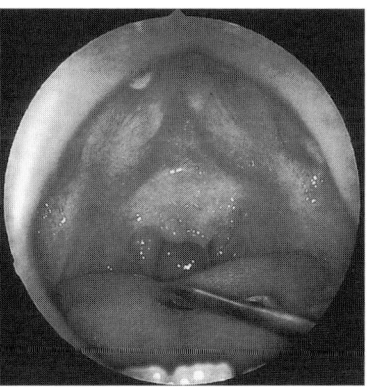

図 2-13　両側口唇口蓋裂 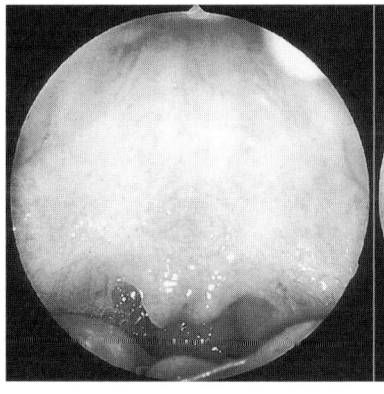
a：正面
b：下方

図 2-14　粘膜下口蓋裂
a：安静時
b：発声時

表 2-1 健常児と先天性鼻咽腔閉鎖不全症児の口蓋形態
—セファログラムの計測による比較

年齢	硬口蓋の長さ 健常児	CVPI児	軟口蓋の長さ 健常児	CVPI児	咽頭腔の深さ 健常児	CVPI児
3～5歳	42.9	42.6	24.1	24.9	18.0	23.9
6～8歳	45.7	45.8	28.0	25.8	21.8	25.4
9～11歳	46.9	48.2	27.8	26.2	24.1	27.2

CVPI症（先天性鼻咽腔閉鎖不全症） 単位は cm
〔岡崎恵子,他（1989）：口蓋裂，粘膜下口蓋裂以外の先天性鼻咽腔閉鎖不全症より改変〕

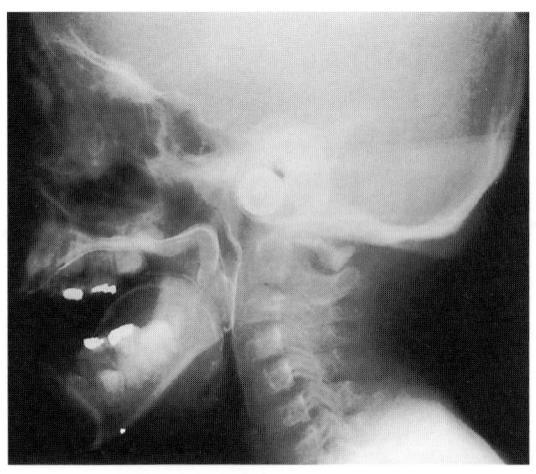

図 2-15 先天性鼻咽腔閉鎖不全症
「ア」発声時の側面セファログラム（咽頭腔が深い症例）

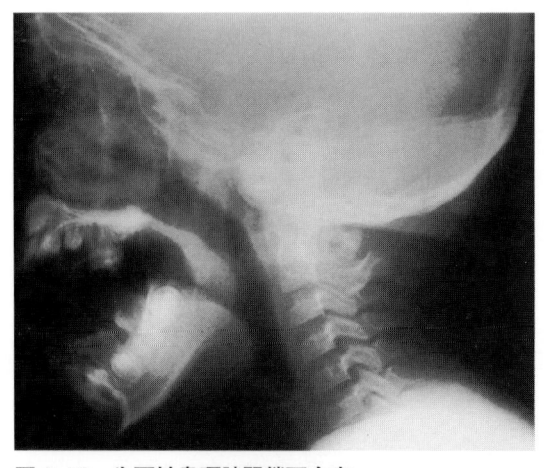

図 2-16 先天性鼻咽腔閉鎖不全症
「ア」発声時の側面セファログラム（軟口蓋の動きが悪い症例）

げている。筆者らの調査では，先天性鼻咽腔閉鎖不全症と診断した症例は，軟口蓋の長さや動き，咽頭腔の深さを健常児の平均値と比較すると，咽頭腔が深く，軟口蓋の動きが悪い症例が多かった（表 2-1，図 2-15, 16）（岡崎ら 1989）。今井らも先天性鼻咽腔閉鎖不全症と診断した症例はセファログラムの計測上，同様の所見がみられたことを報告している（今井ら 1988）。

Peterson-Falzone（2006）らは，不十分な口蓋の組織，神経学的な原因に加えて，学習の誤りを挙げており，鬼塚は器質的，生理学的な異常がないにもかかわらず鼻咽腔閉鎖不全を示す症例を偽鼻咽腔閉鎖不全症（pseudohypernasality）と命名している（鬼塚 2008）。

4. 口唇裂・口蓋裂の発生頻度

口唇裂・口蓋裂の発生頻度は先天性の形態異常の中では最も高く，人種や統計の取り方によってばらつきはあるが，500～1,800 人に 1 人，わが国は約 500 人に 1 人（約 0.2％）と記述されている（鬼塚 1982，西条 2005，森口ら 2008）。

裂型によって発生頻度に差があり，1942 年に Fogh-Andersen は口唇裂のみが 25％，口唇口蓋裂が 50％，口蓋裂単独が 25％と報告している（McWilliams 1990）。その後の Jensen（1988）の報告では口唇裂のみ 33.5％，口唇口蓋裂 39.1％，口蓋裂単独 27.4％としている。2002 年度の WHO の報告では，口唇裂および口唇裂・口蓋裂の発現は 1 万人当たり 5.8～16.7 人，日本は 15.1 人，口蓋裂単独は 1.4～9.7 人，日本は 4.6 人としている。調査対象は 30 カ国で，すべての国を網羅しているわけではないが，人種により唇裂・蓋裂の発生頻度に差がみられる。日本は，口唇裂および口唇裂・口蓋裂の発生頻度がやや高く，口蓋裂単独は平均値を下回っている（WHO 2002）。

男女比は全体では男性が多く，裂型別に見ると口唇裂は口蓋裂を伴うか否かにかかわらず男性

表2-2a 裂型別の発現頻度

裂型	口唇(顎)裂(%)	口唇裂・口蓋裂(%)	口蓋裂(%)	粘膜下口蓋裂(%)	合計(%)
症例数	451 (34.1)	450 (34.0)	289 (21.8)	133 (10.1)	1,323
男性	253 (56.1)	285 (63.3)	103 (35.6)	60 (45.1)	701
女性	198 (43.9)	165 (36.7)	186 (64.3)	73 (54.9)	622
男女比(M/F)	1.27	1.72	0.55	0.82	

表2-2b 裂側の発現頻度

裂側	口唇(顎)裂(%)	口唇裂・口蓋裂(%)	合計(%)
症例数	451	450	901
左側	274 (60.8)	223 (49.6)	497 (55.2)
右側	131 (29.0)	92 (20.4)	92 (24.8)
両側	46 (10.2)	135 (30.0)	181 (20.0)

昭和大学形成外科(1993〜2005)
〔上田拓文, 他(2006):口唇口蓋裂の裂型と性別に関する統計学的研究より改変〕

表2-3a 口唇裂口蓋裂に合併する先天異常の発現頻度

裂型	先天異常合併者数	合併率(%)
口唇(顎)裂	68	11.4
口唇裂・口蓋裂	146	23.3
口蓋裂*	196	37.5
全体	410	23.5

*粘膜下口蓋裂を含む

表2-3b 先天異常の内容

	症例数	発現頻度(%)
心疾患	125	30.5
耳介異常	64	15.6
ロバン・シークエンス	59	14.4
四肢異常	48	11.7
鼠径ヘルニア	24	5.9
その他	90	21.9

昭和大学形成外科(1989〜2005)
〔藤村大樹, 他(2007):口唇・口蓋裂における合併先天異常の統計学的考察より改変〕

多く, 口蓋裂単独は女性に多い。口唇裂, 口唇口蓋裂ともに両側に比較して片側が多く, 片側では右側に比べて左側が多いといわれている(Jensen 1988, Hagbergら 1998)。

昭和大学形成外科において最近の13年間に扱った口唇口蓋裂の初診患者1,323例について裂型をみると, 口唇(顎)裂34.1%, 口蓋裂21.8%, 口唇口蓋裂34.0%, 粘膜下口蓋裂10.1%であった(表2-2a)。男女比は口唇裂, 口唇口蓋裂で男性の比率が高く, 口蓋裂単独および粘膜下口蓋裂で女性の比率が高かった。また, 裂側別の発現頻度は口唇裂, 口唇口蓋裂ともに左側が多く, 全体の約半数を占めており(表2-2b), これまでの報告とほぼ一致した結果を示していた(上田ら 2006)。

5. 合併症

口唇裂・口蓋裂に他の先天異常が合併する比率は比較的高いと報告されている(大原ら 1992, 門松ら 2000, 小原ら 2008)。藤村ら(2007)の報告によると, 昭和大学形成外科の初診患者1,745例のうち, 先天異常を合併する症例は, 410例で23.5%という高い値を示していた。裂型別では口蓋裂(粘膜下口蓋裂を含む)37.5%, ついで口唇口蓋裂23.3%, 唇(顎)裂11.4%であり(表2-3a), 口蓋裂や粘膜下口蓋裂例に先天異常の合併率が高く, 他施設の報告と一致していた(小野ら 1992, 西尾 2001)。合併する先天異常の中で最も多かったのは心疾患, ついで耳介異常, ロバン・シークエンス(Robin sequence), 四肢異常であり(表2-3b), 心疾患が最も多いという結果は, 従来の報告と一致していた(大原ら 1992)。先天性の心

疾患は，心・内臓の異常（24.6％）で心室中隔欠損症，心房中隔欠損症，ファロー四徴症などである。症候群は，ロバン・シークエンスのほかに，ダウン症候群，第一第二鰓弓症候群（First and Second Branchial Arch syndrome），22q11.2欠失症（22q11.2 Deletion syndrome），トリーチャー・コリンズ症候群（Treacher Collins syndrome），カブキ症候群（Kabuki Make up syndrome）などであった（第10章参照）。

　形態の先天異常に加えて口蓋裂に知的障害を伴う症例の比率が高い。昭和大学病院ならびに昭和大学藤が丘リハビリテーション病院で初回手術を行った1,628例のうち，学齢に達した子どもについての調査では，知的障害の支援学級または支援学校に在籍している子どもは1,628例中199例（12.2％）であった。全学齢児童についての調査報告（文部科学省 2003）では，知的障害支援学級または支援学級に在籍する児童は全体の0.8％であるのと比較すると，口蓋裂児における知的障害の比率は高いといえよう（第10章「知的障害」参照）。

　さらに最近は，広汎性発達障害，注意欠陥/多動性障害，発達性読み書き障害，などことばの習得に関与する障害が口蓋裂児においても見られ，言語臨床の場で取り組んで行かなければならない重要な問題になってきている。詳しくは第8章「学童期の言語臨床」ならびに第10章「口蓋裂に他の問題を併せもつ症例」の項で述べるが，このような障害を併せもつ口蓋裂児に対しては，病院での狭い意味での言語臨床から，療育センターや学校での言語臨床へと領域が広がっている。

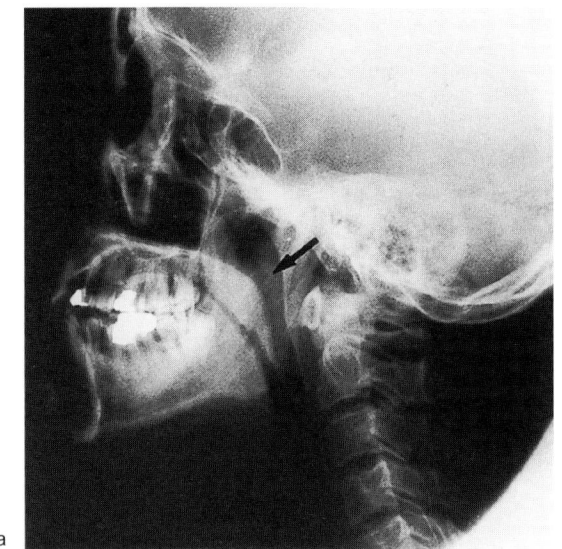

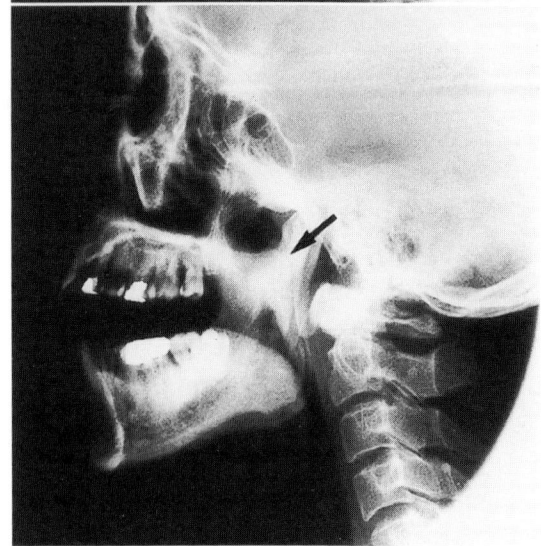

図2-17　鼻咽腔閉鎖機能
a：安静時
b：発声時

6. 鼻咽腔閉鎖機能
velopharyngeal or nasopharyngeal closure function

A　鼻咽腔閉鎖機能とは

　安静呼吸時には軟口蓋と咽頭の筋肉が弛緩して軟口蓋が下がり，鼻腔と口腔が一体化した状態で肺からの呼気は喉頭，咽頭を経て鼻腔から排出される。一方，食物を飲み込むときや，吹くとき，語音を産生するときには軟口蓋が後上方に挙上して咽頭後壁に接し，口腔と鼻腔は分離される。この機能を鼻咽腔閉鎖機能と呼んでいる（図2-17a, b）。口蓋裂言語の臨床を行う場合に考慮しなければならない最も重要な機能である。

B 鼻咽腔閉鎖機能に関与する筋肉

鼻咽腔閉鎖機能は主として口蓋帆挙筋(levator veli palatini muscle), 口蓋咽頭筋(palatopharyngeal muscle), 上咽頭収縮筋(superior pharyngeal constrictor muscle)の3つの筋肉が括約筋として働くことによって得られるが, なかでも口蓋帆挙筋の働きが最も重要である。口蓋帆挙筋は側頭骨の錐体部や耳管軟骨の下面から出る円柱状の筋肉で, 前下内方に広がり軟口蓋正中部で左右が合流している。口蓋帆挙筋の収縮によって軟口蓋は上方に引き上げられる。口蓋咽頭筋は口蓋腱膜の上面より起こり, 後外下方に走り, 先に述べた口蓋咽頭弓を形成する(図2-18, 19)。口蓋咽頭筋の収縮によって軟口蓋は後下方に引き下げられる。したがって, 口蓋帆挙筋と口蓋咽頭筋の運動のベクトルの方向, すなわち軟口蓋を後上方に引き上げることになる。上咽頭収縮筋は咽頭の上部の側壁から後壁にかけて咽頭を囲んでいる筋肉で, この筋の収縮によって咽頭腔が狭められる。

C パッサーバン隆起
Passavant's ridge

発話時に咽頭壁に水平方向にみられる索状の隆起で(図2-20), 1800年代にパッサーバンが明らかにしたことからこの名称が付いた。鼻咽腔閉鎖機能不全を代償すると考えられていたが, その後の研究で健常者にもみられることや, 鼻咽腔閉鎖機能不全があっても9.5〜50％の出現であることから(Calnan 1984, Massengellら 1969, Skolnick 1989), 必ずしも鼻咽腔閉鎖機能不全の代償運動ではないとされている。隆起の位置や高さは症例によって異なり(Glaserら 1979), 音によっても異なる(Honjoら 1975)。一般に軟口蓋と咽頭後壁の閉鎖位置よりもやや低い位置に出現することが多いが, 症例によっては鼻咽腔閉鎖に役立つ位置に出現することがある(Kawano 1987, Skolnick 1989)。

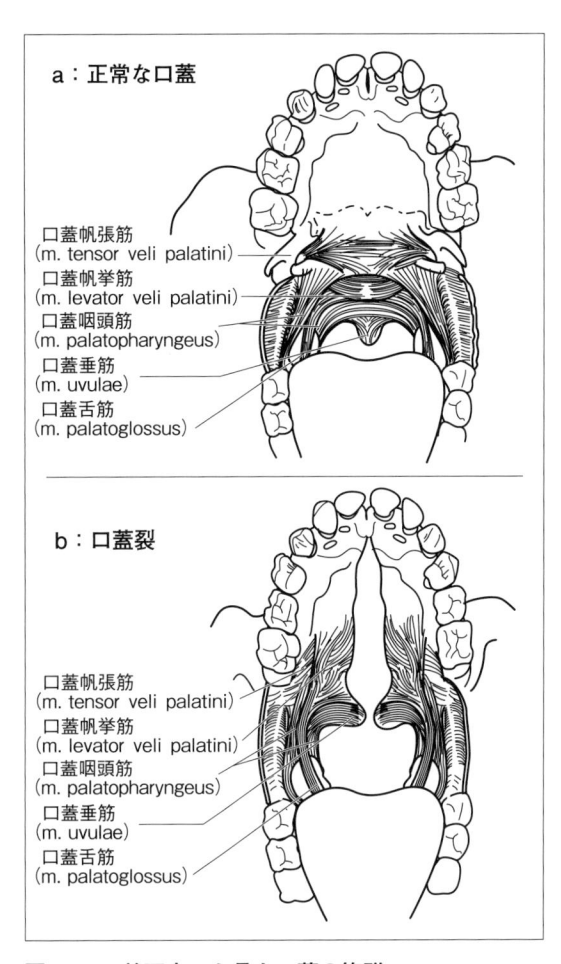

図2-18 前下方から見た口蓋の筋群
〔Bluestone CD, et al(1996)〕

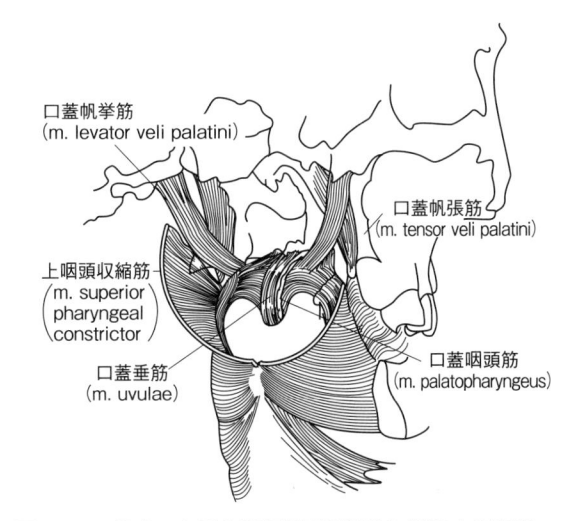

図2-19 後方から見た鼻咽腔閉鎖機能に関連する筋群
〔Bluestone CD, et al(1996)〕

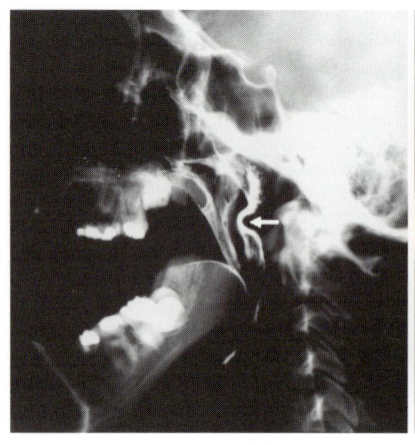

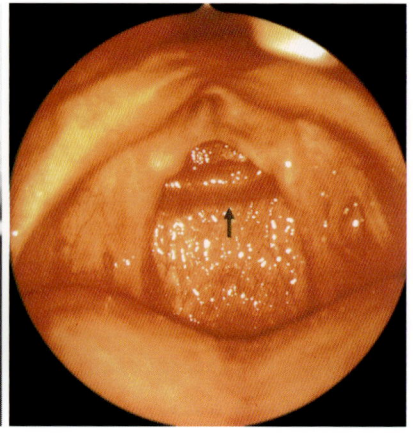

図2-20　パッサーバン隆起
a：セファログラムの所見
b：口腔内の所見

7. 手術

A　口唇形成術

　口唇裂は生後ほぼ3か月，体重が約6kgで手術を行う。両側口唇裂で口唇裂手術を同時に行う場合は生後3か月で，2回に分ける場合は最初は3か月，2回目を6～7か月で行うことが多い。術前顎矯正を行う場合にはその効果をみてから行うため，手術時期が若干遅れる傾向がある。手術法はTennison-Randall法やMillard法がある。これらを基本としているが，単一の手術法で生じる欠点を補うためにそれらに改変を加えたものとして鬼塚法，丹下法などがある（森口 2008，鬼塚 2008）。口唇裂の手術の目的は口唇の正常な形態と機能の獲得にある。初回手術によって良好な形態が得られない場合や成長に伴って変形をきたしたときには修正手術を行う。

B　口蓋形成術

　口蓋の形成は鼻咽腔閉鎖機能の修復が主たる目的である。すなわち，十分な長さと可動性をもつ軟口蓋の再建により，嚥下や語音の産生に必要な機能の獲得を図ることである。鼻咽腔閉鎖機能については第3章で述べる。

　手術法は19世紀よりさまざまな方法が試みられてきたが（赤川 1980），現在行われている主な手術法は，いわゆるpushback法の粘膜骨膜弁法（mucoperiosteal pushback法），粘膜弁法（mucosal pushback法）に加えて，Furlow法（double opposing Z-plasty）などである（大久保ら 1998）。これらはいずれも口蓋を1回の手術で再建する方法であるが，その他に口唇と口蓋を同時に行う一期的同時手術法（岡崎 1991，小林ら 2003）や口蓋の手術を2回に分けて行う二段階法（two-stage palatoplasty）がある（神成ら 1994）（図2-21）。最近の調査によると，粘膜骨膜弁法が主流であるが，一部の施設では，症例によって粘膜弁法によるpushbackやFurlow法を選択しており，二段階法を行っている施設は約1割程度である（日本口蓋裂学会 2008）。

1．粘膜骨膜弁法

　pushback法の1つで，裂型によって硬口蓋部での切開線は異なるが，いずれにしても硬口蓋前方部から骨膜下に皮弁を起こし，口蓋の後方へ移動し，軟口蓋の筋肉の走行を整えて縫合する（図

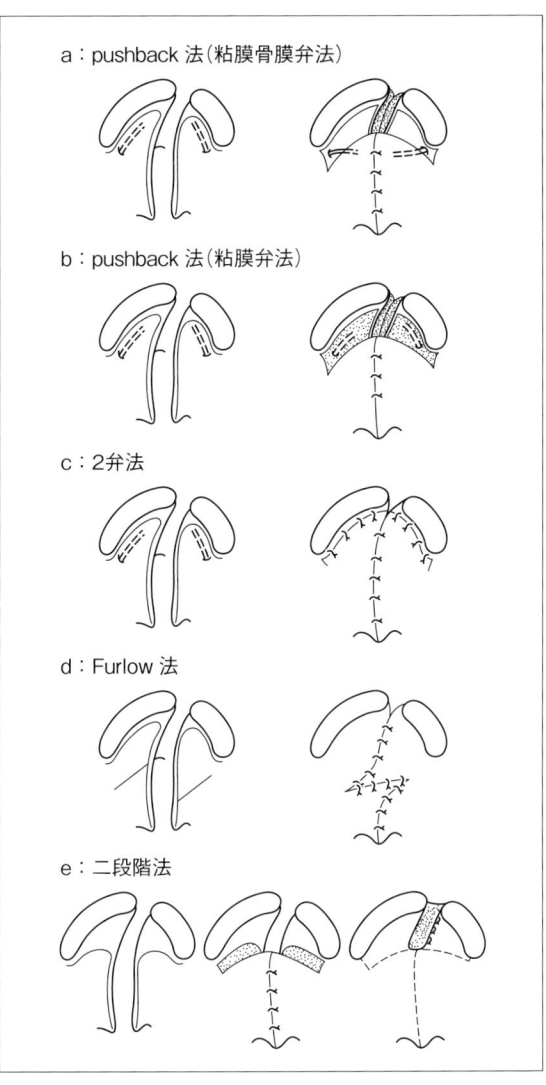

図2-21 手術法
a：pushback法（粘膜骨膜弁法）
b：pushback法（粘膜弁法）
c：2弁法
d：Furlow法
e：二段階法

2-21 a）。最も一般的に行われている方法で，口蓋を十分に延長できるので鼻咽腔閉鎖機能の成績は良好な症例が多いが，顎発育や口蓋瘻孔の残存に関する問題を示す症例がある（岡ら 2003）。昭和大学形成外科の調査では，本法による術後の鼻咽腔閉鎖機能は良好例が多く，片側口唇口蓋裂で，鼻咽腔閉鎖機能良好例は88％であったと報告されている（佐藤ら 2009）。

2．粘膜弁法

粘膜骨膜弁法と同様にpushback法の1つであるが，骨膜上で皮弁を起こし，大口蓋神経血管束を硬口蓋側に温存する方法で（図2-21 b），その他の点は粘膜骨膜弁法に準じる（上石 1979）。口蓋の後方移動も十分でき，硬口蓋に対する手術侵襲も比較的少ないことから，鼻咽腔閉鎖機能と顎発育の両面で良好な結果が得られた（鈴木ら 1989）という報告もあるが，手術手技が難しいこと，ごく軽度の開鼻声を生ずる症例があることなど，問題点もある。

3．2弁法 *twi-flap palatoplasty*

本法は，Bardach（1967）によって考案された手術法で，粘膜骨膜弁を挙上するが，pushbackを行わないで裂閉鎖を行う。

4．Furlow法

1986年にFurlowが発表した方法（Furlow 1986）で，口蓋側と鼻腔側に逆向きのZ形成を行うことによって口蓋の延長と筋肉再建の両方を図る方法である（図2-21 c）。鼻咽腔閉鎖機能，顎発育ともに良好な結果が得られた（高戸ら 1990，井上ら 1995，木村ら 2000）と報告されており，広く行われるようになってきているが，裂型による差や長期の顎発育の経過など，今後さらに資料を蓄積して検討する必要がある。

5．二段階法

軟口蓋のみをPerkoによるWidmaier変法（粘膜弁法；Perko 1979）により閉鎖し，6歳ごろに硬口蓋を閉鎖する（図2-21 d）。チューリッヒ方式と呼ばれる方法（Hotz 1969・1978）では，出生直後から硬口蓋にHotz床と呼ばれる閉鎖床を装着して顎の誘導を行う。この手術法は，硬口蓋の手術年齢を遅らせることによって顎発育への手術侵襲をできるだけ少なくすることを目的としている。鼻咽腔閉鎖機能は粘膜骨膜弁法と比較してやや悪く（和田ら 1992，磯野 2001），声門破裂音の発現頻度が高いという報告もあり（今井ら

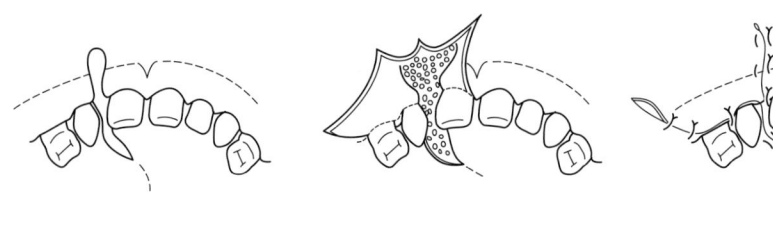

1. 歯肉，硬口蓋に切開線をデザインする
2. 歯肉粘膜骨膜弁を挙上し移植のためのポケットをつくる
3. 海綿骨細片を充填し，縫合する

図2-22　顎裂部への骨移植

2001），硬口蓋の閉鎖を1歳半で行う早期二段階法の場合は一段階法と比較して，特に構音に差がなかったと報告している（峪ら 2007）。一方，顎発育は他の手術法と比較して良好であるとされている（大橋ら 1995）。口蓋閉鎖床の装用，口腔衛生管理など出生直後からのきめ細かなケアを要するので，患者側の協力が必要である。

　口蓋裂の手術時期は出生直後から12～13歳までさまざまであるが，二段階法以外は，一般には1歳～1歳半の時期に行うことが多い。手術方法にもよるが，スピーチの面からは早期のほうが良好な成績が得られる（岡崎ら 1991・1992，Marrinanら 1989）が，一方，顎発育の面からは，ある程度，顎が成長してからのほうがよいとされている。現在，2弁法，Furlow法が増加傾向にある。

C　顎裂部に対する骨移植

　口唇裂・口蓋裂に顎裂を伴う場合は顎裂に対して骨移植を行うことが多い。骨移植の目的は顎裂部に隣接する犬歯や側切歯の誘導，歯列や咬合の改善，口唇鼻の形態改善などである。現在は，顎裂部の骨移植は，口唇裂・口蓋裂の一貫した治療体系の中に組み込まれている。本手術の方法は，基本的には裂縁の粘膜骨膜弁を起こして，顎堤部分に閉鎖腔を作成し，欠損部に骨移植を行う（図2-22）。移植骨は患者自身の腸骨や下顎骨などから採取した海綿骨の細片を使用する方法が広く行われている。両側に顎裂がある場合は，2回に分けて手術を行うこともある。

　骨移植は混合歯列期の8～10歳（学童期）に行う施設が多いが（飯野ら 1994，幸地 2000，2008），最近は5～6歳，すなわち，裂部上顎中切歯の萌出する前に行う施設が20％程度あると報告されている（日本口蓋裂学会 2008）。骨移植の時期が7歳以上に比べ，7歳以下の症例の結果がよかったという報告もあり（真田ら 2003），今後の資料の集積が必要である。いずれにしても，歯牙の発育の状態を見ながら，矯正歯科医，形成外科医，口腔外科医の緊密な連携のもとに骨移植の時期を決めるべきである。また，骨移植の術後は顎裂部に十分な骨架橋が得られているかどうかを確認する必要がある（大久保ら 2001）。

8. 耳鼻科領域の問題

　口蓋裂患者では滲出性中耳炎（otitis media with effusion；OME）の発現率が高く（矢部ら 1989，中村ら 1996），乳幼児期においては40～80％の発現がみられる（図2-23）。特に口蓋裂の術直後は罹患率が高いが，学童期になると減少してくる（三邊ら 1986）。何らかの原因で耳管が狭窄を起こすと，中耳腔の空気は中耳腔の粘膜に吸収されて陰圧となり，鼓膜が陥凹したり，中耳壁から流出した滲出液が鼓室内に貯留することが滲出性中耳炎の原因であるとされている（後藤ら 1983）。

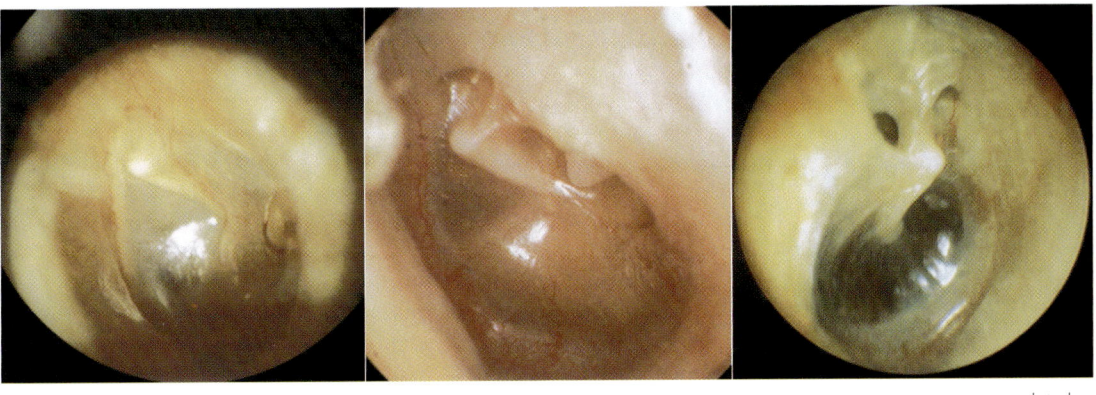

図2-23 鼓膜
a：正常な左鼓膜
b：左鼓膜。5歳・女児。鼓室には滲出液があり前上部に空胞が見える。鼓膜後上部は繰り返す滲出性中耳炎によって薄くなって内陥しキヌタ骨長脚先端が突出している。弛緩部も内陥している。
c：右鼓膜。8歳・女児。鼓室には暗褐色の貯留液がみられ，鼓膜弛緩部には強い内陥がある。
　この症例では弛緩部から鼓膜内陥が深く進行して真珠腫を形成していた。
（金沢医科大学耳鼻咽喉科学教室・山下公一名誉教授 提供）

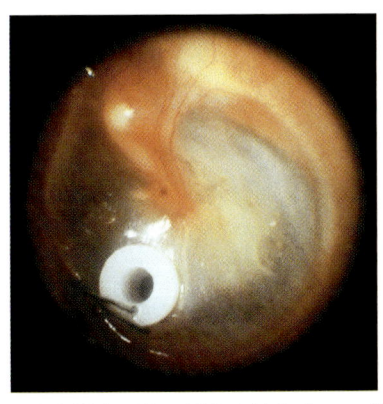

図2-24 滲出性中耳炎に対する鼓室チューブ留置
（昭和大学医学部耳鼻咽喉科学教室 提供）

一方，耳管狭窄が原因ではなく，耳管咽頭口の異常運動，すなわち通常は閉鎖していなければならない耳管が開放傾向にあることが原因であるという説もある（田坂 1989）。

滲出性中耳炎の聴力レベルは軽度から中等度である（岡崎ら 1980）。治療は耳管通気，鼓膜切開，鼓室チューブ留置による耳管機能の改善と薬物，鼻咽頭処置，アデノイド切除による上気道炎の処置がある。かつては乳児期から積極的に鼓室へのチューブ挿入（図2-24）を行ったが，現在では，どのような治療法をとるかは症例の病態，年齢などによって選択するということになっている（本庄 1999，山田ら 2014）。

聴力の低下が言語発達に関連するかどうかは一致した見解は得られていないが，特に初期の言語習得期における滲出性中耳炎の反復罹患は言語発達に影響するといわれている（Bishopら 1986，Frielら 1990，Paulら 1993，加藤ら 1995）。また，感音難聴の発現頻度も非口蓋裂に比較してやや高い。

口蓋裂患者には鼻中隔彎曲症や下鼻甲介肥大を高率に伴う。片側口唇口蓋裂では鼻中隔彎曲症がほとんどの症例にみられ，一般に鼻腔前部では非裂側に，鼻腔中後部では裂側に偏位している（山下 1992）。また，副鼻腔炎の頻度も高く，これが中耳疾患の原因の1つとなっている。鼻中隔彎曲は副鼻腔疾患の原因とはいえないが，鼻中隔彎曲，下鼻甲介肥大，副鼻腔疾患があると鼻腔抵抗が高くなり，鼻呼吸の妨げとなる（石川ら 1986）。鼻呼吸は生理学的にきわめて重要な機能であるにもかかわらず，患者からの訴えが少ないこともあって，医師や言語臨床家の注意がおろそかになることに対して，啓蒙啓発の必要性が強調されている（山下 1992）。

9. 歯科領域の問題

　口唇裂・口蓋裂では乳児期より歯裂弓の異常があり，片側口唇口蓋裂では前歯部および臼歯部に反対咬合を呈するものが圧倒的に多い。また，両側口唇口蓋裂では臼歯部のみに反対咬合がみられるものが40％程度ある（佐藤 1987）。歯の異常としては先天性欠如歯，過剰歯，埋伏歯などがある。乳歯列期では乳側切歯，永久歯列期では側切歯の欠如が最も多く，いずれも裂と関連している。その他，歯の形態異常や萌出の位置異常などがある（佐藤 1987，土岐ら 1997，服部ら 1997）。
　乳幼児期における齲蝕罹患率は健常児に比較すると口蓋裂児ではやや高いが（石川ら 2005，足立ら 2010），近年は，小児歯科の管理が充実し，養育者の口腔衛生に関する関心の高まりもあって，齲歯数は減少してきている。表2-4は，昭和大学歯学部小児歯科で扱った口蓋裂児の齲歯数を1982～1984年の2年間と1997～1999年の2年間で比較したものであるが，齲歯数の減少を示している。
　口蓋裂患者の歯列の矯正治療に関しては，手術機関によって異なり，幼児期5～6歳になって始める施設が多かったが，現在は，生後すぐにホッツ（Hotz）床またはそれに類似したプレートの装着による顎矯正や，術前鼻歯槽矯正（presurgical nasoalveolar molding；PNAM）（図2-25a, b）を行う施設が出てきている。PNAMはレジンの口蓋床と口腔前庭から顎裂部外鼻に続くワイヤを主体としたnasal stentから成り，テープで頬部に固定する装置である（図2-25c）。この治療法を行うには，患者家族の了解，矯正歯科医と手術を行う形成外科医との緊密な連携が必要であり，また，術前矯正後の口蓋の手術法を考慮しないとその成果はあがらないと指摘されている（平川ら 2004，2006，2008）。
　口唇裂・口蓋裂の場合，術前矯正や口蓋の手術法の工夫を行っても，上顎の形態異常や劣成長を

表2-4　口蓋裂児の齲歯数

初診年齢	1982～1984 129例	1997～1999 192例
1歳6か月未満	0.42	0.23
1歳6か月～1歳11か月	0.68	0.47
2歳～2歳11か月	2.71	1.89
3歳以上	14.67	5.13

（昭和大学歯学部小児歯科学教室 提供）

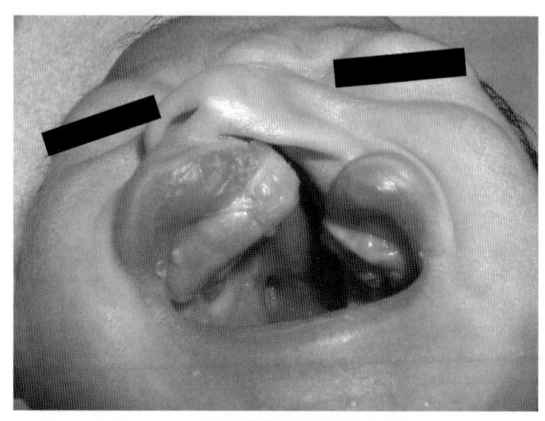

a．PNAM装着前

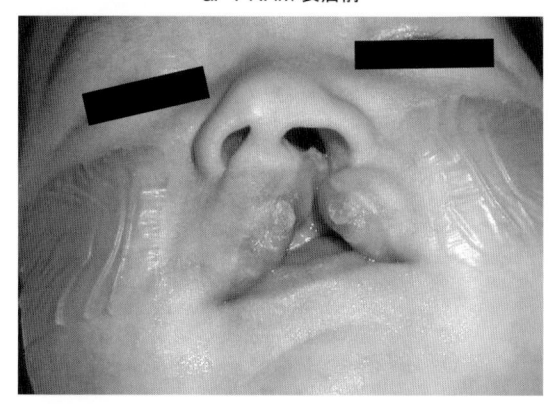

b．PNAM装着後

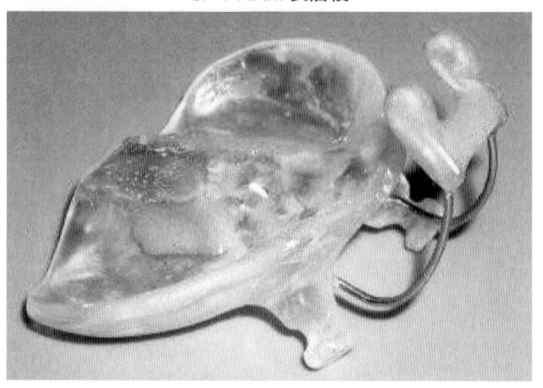

c．PNAMの装置

図2-25　術前鼻歯槽矯正
（昭和大学歯学部矯正歯科学教室・佐藤友紀氏 提供）

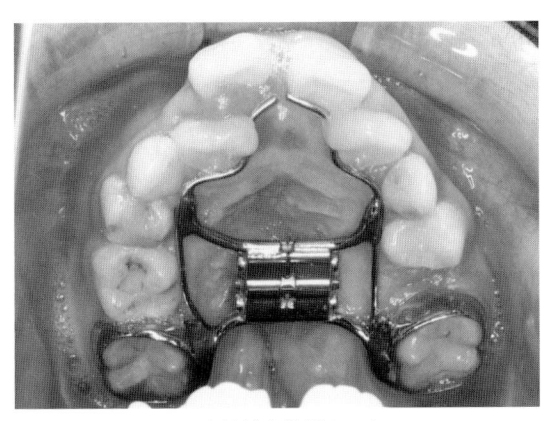

a：急速拡大装置セット

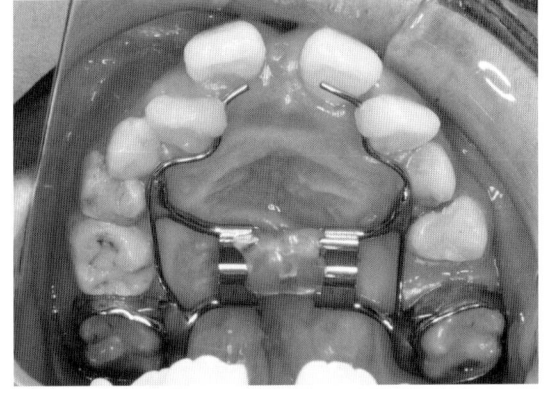

b：拡大２週間後

図 2-26　矯正装置による上顎側方拡大
(昭和大学歯学部矯正歯科学教室・佐藤友紀氏 提供)

生じることが多く，これが咬合や歯列の異常の原因となる。特に反対咬合は歯科領域での最大の問題と言えよう。上顎骨の劣成長の原因としては，上顎骨自体の組織欠損に加え，外科的侵襲，組織の瘢痕化や緊張などが挙げられている。上下顎の不調和や咬合の異常，歯列不正に対しては矯正治療によって改善を図る。かつては患者の負担軽減を図るために混合歯列期，永久歯列期に集約的に矯正治療を行ったが，上顎発育抑制をできるだけ少なくするような手術法の開発や，顎裂部への骨移植が行われるようになって矯正治療の時期や方法が変化してきている（平川ら 1998）。乳歯列期（3〜5歳）には必要な症例に対して上顎牽引装置（maxillary protraction appliance；MPA）により上顎の前方移動を図る治療が行われることもある

（入江ら 2001），その後，混合歯列期（8〜10歳）にポーターの装着による上顎の前方および側方への拡大（図 2-26a, b）を行うことがある（柴崎 1992）。顎裂がある場合には形成外科もしくは口腔外科において顎裂部に骨移植を行う。顎裂部に対する骨移植の項で述べたように，5〜6歳以降，10歳前後の混合歯列期に骨移植を行うことが多い（幸地 2008）。

昨今，矯正治療に関連して，共通の咬合評価の必要性が求められるようになってきている。咬合評価は，Goslon Yardstick（Mars ら 1987）が広く用いられており，わが国においても，須佐美らによってその普及が図られつつある（須佐美ら 2010）。

矯正治療は通常17, 8歳で終了するが，矯正装置による治療で咬合の改善が図れない場合には学童期に上顎の骨延長を行ったり，成長後の青年期には骨切りによる上下顎の移動により咬合の改善を図る（倉林ら 2003）。詳細は第5章の「骨延長術」，第9章の「顎の治療」の項を参照されたい。

矯正治療終了後，欠損歯がある場合にはブリッジや人工歯根（インプラント）によって義歯を装着し，咀嚼機能，構音機能および審美的な改善を図る（大山 1997）。特に，インプラントを使用した顎裂部の補綴修復は，隣在歯への負担を与えることなく，きわめて有用であることから，今後の発展が期待されている（代田ら 2008）。

10. 心理・社会的問題

口蓋裂児が誕生した場合，出生直後から両親は心理的に困難な状況に置かれることが多い。自分が受けた大きなショックの中で，哺乳障害の克服や手術施設の選定などさまざまな困難を処理していかなければならないからである。夫婦の関係や祖父母，兄弟など近親者，近隣の人々との関わりも母親の精神的安定に大きな影響を与える。今日でも，地域や家庭によっては口蓋裂児の誕生を隠

したり，夫婦が別居生活を送るといった事実がある．術後は，両親は心理的に比較的安定してくるが，入園や入学，進学，就職，結婚など子どもの成長の節目での両親の心理的負担はかなり重く，特に結婚に対する不安は大きい（三浦 1995）．

一方，口蓋裂児自身もたびたびの手術やそれに伴う入院生活，通院など長期にわたる治療は口蓋裂であったがための負担であり，痛みや時間的な束縛以外に心理的な問題を引き起こすことがある．学校生活では，クラスの中でいじめにあったりすることがあり，子どもの成長にとって阻害要因となる．また，就職や結婚は本人にとって大きな問題で，結婚をためらったり，あきらめたりすることもある．口蓋裂という疾患は克服されつつあり，現在は，大部分の人々は社会的に活躍し，自立しているが，必要な患者が相談に訪れることができる相談施設の充実が望まれる（Endriga 1999）．

11. 社会資源の活用

口蓋裂患者は口唇裂や口蓋裂の手術に始まり，口唇や鼻の修正手術，症例によっては顎裂部への骨移植や口蓋の二次手術などさまざまな手術を受けたり，診察，言語訓練，耳の管理や治療，歯の管理や歯科矯正治療など通院の回数も多い．したがって手術や通院，入院の費用の負担が大きいが，わが国の場合，ほとんどの人たちが社会保険制度によってなんらかの医療保険（国民健康保険，健康保険，共済など）に加入しているのでその適用を受けることができる．さらに，口唇口蓋裂の治療では，口唇裂，口蓋裂の手術，顎裂部骨移植，言語治療，歯科矯正治療などに自立支援（育成）医療を利用することができる．自立支援医療は18歳までの患児が医療健康保険を利用して治療を受ける場合，家族負担分に対して適用となる．自立支援医療の給付を受けるには，①自立支援医療給付申請書を医師に記入してもらい，②世帯調書，③育成医療給付申請書に保護者が記入し，所帯主などの収入証明となる書類を添えて居住地の保健所に提出する．

通常は18歳までに口蓋裂に関する治療は終了するが，患者によっては補綴治療や顎矯正に関する治療が残ることがある．身体障害者手帳を持っている場合には，更生医療給付申請書を福祉事務所に提出することによって医療給付が受けられる．身体障害者手帳の交付には，身体障害者福祉法に基づく指定医の診断が必要であるが，口唇裂口蓋裂による音声・言語・咀嚼機能障害の歯科矯正治療や口蓋裂手術については，更生医療指定機関の指定歯科医師の意見書と指定医師の診断書が必要である（昭和大学口唇裂・口蓋裂診療班 2010）．

口蓋裂の患者で知的障害を持つ場合には，療育手帳の交付を受けることができる．

上記のような社会的資源の活用については医療ソーシャルワーカーが相談にのるが，言語臨床家も利用できる制度についての知識をもつことが必要である．

● 文献

1) Ainoda N, Yamashita K, Tsukada S (1985): Articulation at age 4 in children with early repair of cleft palate. *Ann Plast Surg* 15: 415-422.
2) 足立薫子, 宮崎晴代, 末石研二 (2010): 口唇裂, 口蓋裂児の乳歯のう蝕罹患状況について. 日口蓋誌 35: 35-40.
3) 赤川徹弥 (1980): 口蓋裂の手術について. 音声言語医学 21: 248-225.
4) 新垣敬一, 砂川昌代, 新崎章, 他 (2006): 当科における粘膜下口蓋裂の検討. 小児口腔外科 142-149.
5) 朴修三, 多久嶋亮彦, 加藤光剛, 他 (1992): 粘膜下口蓋裂の鼻咽腔閉鎖機能について. 日口蓋誌 17: 192-200.
6) Bishop DVM, Edmundson A (1986): Is otitis media a major cause of specific developmental language disorders? *Br J of Disord Commun* 21: 321-338.
7) Calnan J (1957): Modern views on Passavant's ridge. *Br J Plast Surg* 13: 275-289.
8) Endriga MC, Kapp-Simon KA (1999): Psychological issues in craniofacial care: state of the

art. *Cleft Palate Craniofac J* 36：3-11.
9) 藤村大樹, 門松香一, 土佐泰祥, 他（2007）：口唇・口蓋裂における合併先天異常の統計学的考察. 日頭頸顎会誌 23：203-210.
10) Friel-Patti S, Finitzo T（1990）：Language learning in a prospective study of otitis media with effusion in the first two years of life. *J Speech Hear Res* 33：188-194.
11) Furlow LT（1986）：Cleft palate repair by double opposing Z-plasty. *Plast Reconstr Surg* 78：724-736.
12) Glaser ER, Skolnick ML, McWilliams BJ, *et al*（1979）：The dynamics of Passavant's ridge in subjects with and without velopharyngeal insufficiency：a multi-view videofluoroscopic study. *Cleft Palate J* 16：24-33.
13) 後藤まゆき, 細見泰敏, 山本悦生, 他（1983）：口蓋裂に伴う中耳疾患. 日形会誌 3：454-463.
14) Hagberg C, Larson, O, Milerad, J（1998）：Incidence of cleft lip and palate and risks of additional malformations. *Cleft Palate Craniofac J* 35：40-51.
15) Harkins CS, Berlin A, Harding R, *et al*（1962）：A classification of cleft lip and palate. *Plast Reconstr Surg* 29：31-39.
16) 服部基一, 桑原未代子, 辻川孝昭, 他（1997）：口唇口蓋裂患者の乳歯歯数異常. 日口蓋誌 22：53-56.
17) 平林慎一, 鈴木茂彦（2011）：標準形成外科学 第6版. 医学書院, p104.
18) 平川崇, 大塚純正, 柴崎好伸（1998）：口唇口蓋裂患者の矯正治療システム―昭和大学方式の変遷. 昭歯誌 20：355-360.
19) 平川崇, 佐藤麻衣子, 宮崎英隆, 他（2004）：片側唇顎口蓋裂の術前矯正による治療成績. 日口蓋誌 287-297.
20) 平川崇, 山本康, 長西祐樹, 他（2006）：片側唇顎裂の術前矯正による歯槽形態変化. 日口蓋誌 31：302-312.
21) 平川崇, 澁谷麻衣, 岩瀬わかな, 他（2008）：術前の顎矯正の必要性. 形成外科 51：991-996.
22) 本庄巌（1999）：滲出性中耳炎の正しい取扱い・改訂第2版, 金原出版, pp118-122.
23) Honjo I, Kojima M. Kumazawa T（1975）：Role of Passavant's ridge in cleft palate speech. *Arch Otorhinolaryngol* 211：203-208.
24) Hotz MM（1969）：Pre-and early postoperative growth-guidance in cleft lip and palate cases by maxillary orthopedics. *Cleft Palate J* 6：368-372.
25) Hotz MM, Gnoinski WM, Nussbaumer H, *et al*（1978）：Early maxillary orthopedics in CLP cases：guidelines for surgery. *Cleft Palate J* 15：405-411.
26) 飯野光喜, 幸地省子, 森川秀広, 他（1994）：永久歯咬合形成からみた顎裂に対する骨移植術の手術時期に関する検討. 日口蓋誌 19：249-256.
27) 今井智子, 山下夕加里, 鈴木規子, 他（2001）：二段階口蓋形成術における言語成績：一段階口蓋形成術との比較. 音声言語医学 42：145-155.
28) 今井智子, 吉田広, 山下夕香里, 他（1988）：先天性鼻咽腔閉鎖不全症の治療成績について. 日口蓋誌 13：281-295.
29) 井上裕史, 吉龍澄子, 日笠寿, 他（1995）：Furlow法25例の術後成績：pushback法との比較. 日口蓋誌 20：17-21.
30) 石川保之, 田坂康之, 川野通夫（1986）：口蓋裂と鼻副鼻腔疾患. 日口蓋誌 11：199-205.
31) 入江丈元, 石川博之, 飯田順一郎（2001）：口蓋裂患者における上顎前方牽引装置の治療効果. 日口蓋誌 26：16-22.
32) 磯野信策（2001）：二段階口蓋形成手術例と言語治療. 日本聴能言語士協会講習会実行委員会（編集）：口蓋裂・構音障害, 協同医書出版社, pp137-156.
33) 一色信彦（1988）：先天性鼻咽腔閉鎖不全. 図説臨床形成外科学講座：pp190-191.
34) Jensen BL, Kreiborg S, Dahl E, *et al*（1988）：Cleft lip and palate in Denmark, 1976-1981：epidemiology, variability and early somatic development. *Cleft Palate J* 25：258-269.
35) 上石弘（1979）：口蓋粘膜弁による口蓋形成術. 形成外科 22：790-796.
36) Kaplan EN, Minami RT, Wu G（1974）：Palatopharyngeal incompetence.（*In*）Saad MN（ed）：*Review in Plastic Surgery*：*General Plastic & Reconstructive Surgery*, American Elsevier, New York, pp224-295.
37) Kawano M, Tanokuchi F, Oka Y, *et al*（1985）：Dynamic observation of Passavant's ridge in cleft palate. 音声科学研究 21：37-45.
38) 加藤正子, 岡崎恵子（1995）：口蓋裂乳児の言語指導. 音声言語医学 36：298-305.
39) 門松香一, 大塚尚治, 大久保文雄, 他（2000）：当科における唇顎口蓋裂2500例の統計学的検索・第1報：裂型分布と合併先天異常について. 日口蓋誌 25：181.
40) Kernahan DA, Stark RB（1958）：A new classification for cleft lip and cleft palate. *Plast Reconstr Surg* 22：435-441.
41) 北野市子, 朴修三, 加藤光剛, 他（1991）：当院における精神運動発達遅滞を伴った口蓋裂児の治療方針. 日口蓋誌 16：31-46.
42) 木村智江, 宇田川晃一, 北川裕子, 他（2000）：Furlow法による口蓋裂初回手術後の言語成績：pushback法との比較. 日口蓋誌 25：277-285.
43) 小林真司, 鳥飼勝行, 三島木節, 他（2002）：片側

唇顎口蓋裂に対する一期的同時手術法の開発．こども医療センター医学誌 31：62-64.
44) 幸地省子 (2000)：顎裂への新鮮自家腸骨海綿骨細片移植．形成外科 44：349-358.
45) 幸地省子 (2008)：顎裂骨移植術を併用した永久歯の咬合形成．II 顎裂治療．幸地省子（編）：口唇裂口蓋裂治療，西村書店，pp20-99.
46) McWilliams BJ, Morris HL, Shelton RL (1990)：*Cleft Palate Speech*, 2nd ed, BC Decker, pp1-30.
47) Marrinan EM, LaBrie RA, Mulliken JB (1998)：Velopharyngeal function in nonsyndromic cleft palate — relevance of surgical technique, age at repair and cleft type. *Cleft Palate Craniofac J* 35：95-100.
48) Massengell R, Walker T, Pickrell K (1969)：Characteristics of patients with a Passavant's pad. *Plast Reconstr Surg* 44：268-278.
49) 三浦真弓 (1995)：アンケートによる思春期口唇裂口蓋裂患者の心理．日口蓋誌 20：159-171.
50) 文部科学省特別支援教育課：特殊教育資料—平成 14 年度, 2003.
51) 中村義敬, 西澤典子, 佐藤公輝, 他 (1996)：口蓋形成術前後における滲出性中耳炎の統計学的考察．耳喉頭頸 68：505-508.
52) 西尾順太郎 (2001)：口唇裂・口蓋裂の最新口腔医療．日本聴能言語士協会講習会実行委員会（編集）：口蓋裂・構音障害（コミュニケーション障害の臨床），協同医書出版社，pp39-73.
53) 中嶋龍夫 (2005)：口唇裂治療の歴史（これまでの代表的な術式）．中嶋龍夫（編）：よくわかる子どものための形成外科，永井書店，pp99-118.
54) 日本口蓋裂学会学術調査委員会編 (2008)：口唇裂・口蓋裂の治療プラン—全国 111 診療チームにおける現況—, 日本口蓋裂学会.
55) Noordhoff MS, Wang JKF, Huang H, *et al* (1987)：Development of articulation before delayed hard-palate closure in children with cleft palate — a cross-sectional study. *Plastic Reconstr Surg* 80：518-524.
56) 岡博昭, 森口隆彦, 瀬尾邦子, 他 (2003)：口蓋裂初回手術．形成外科 46：31-40.
57) 岡崎恵子, 加藤正子, 鬼塚卓弥, 他 (1985a)：口蓋裂初回手術後の言語成績．日口蓋誌 10：161-168.
58) 岡崎恵子, 鬼塚卓弥, 加藤正子 (1985b)：粘膜下口蓋裂・第 2 報—言語の立場から．日頭顎顔会誌 2：11-21.
59) 岡崎恵子, 加藤正子, 鬼塚卓弥, 他 (1989)：口蓋裂, 粘膜下口蓋裂以外の先天性鼻咽腔閉鎖不全症．日形会誌 9：336-346.
60) 岡崎恵子, 大久保文雄, 加藤正子, 他 (1991)：口蓋裂早期手術後の言語成績．音声言語医学 32：178-184.
61) 岡崎恵子, 加藤正子, 大久保文雄, 他 (1992)：口蓋裂の手術年齢と言語成績．形成外科 35：1467-1472.
62) 岡崎伸博, 本庄巌, 松井博史, 他 (1980)：口蓋裂小児の中耳疾患について．耳鼻咽喉科 52：471-474.
63) Olin WH (1960)：*Cleft Lip and Palate Rehabilitation*, Thomas Springfield. [Grabb WC, et al (1971)：*Cleft Lip and Palate*, pp66-80.
64) 小野和宏, 大橋靖, 中野久, 他 (1992)：合併奇形を有する口唇裂口蓋裂児の臨床統計的観察—最近 6 年間の症例について．日口蓋誌 17：340-355.
65) 鬼塚卓彌 (2008)：形成外科手術書・第 3 版, 南江堂, pp343-447.
66) 大原鐘敏, 吉川厚重, 宇佐見泰徳, 他 (1992)：当院での口唇口蓋裂患者の合併奇形について（過去 11 年間における統計）．日口蓋誌 17：148-154.
67) 大橋靖 (1995)：唇顎口蓋裂患児の顎発育に関する研究—各種治療法の比較．平成 6 年度科学研究費補助金（総合研究 A）研究成果報告書．
68) 大久保文雄, 赤井秀実, 保阪善昭 (2001)：二次顎裂骨移植と 3D-CT による術後評価．形成外科 44：327-349.
69) 大久保文雄, 保阪善昭 (1998)：口唇口蓋裂患者の手術の方法．メディカルサイエンス インターナショナル, pp60-64.
70) 大久保文雄, 佐藤友紀, 野田弘二郎, 他 (2010)：術前矯正と歯槽歯間骨膜形成による口唇裂口蓋裂の初回手術．日顎顔会誌 26：1-9.
71) 大山喬（編）(1997)：口唇裂・口蓋裂の補綴治療, 医歯薬出版, pp143-185.
72) Paul R, Lynn TF, Lohr-Flanders M (1993)：History of middle ear involvement and speech/language development in late talkers. et alkers. *J Speech Hear Res* 36：1055-1062.
73) Perko MA (1979)：Two-stage closure of cleft palate. *J Maxillofac Surg* 7：76-80.
74) Peterson-Falzone SJ, Hardin-Jones MA, Kernell MP (2001)：*Cleft Palate Speech*, 3rd ed, Mosby, pp1-30.
75) Peterson-Falzone, *et al* (2006)：The Clinician's Guide to Treating *Cleft Palate Speech*. Mosby, p17.
76) Roux RJ (1825)："Memoire sur la staphylorraphie, ou suture du voile du palasis", KS Chaude, Paris. [Calnan J (1954)：Submucous cleft palate. *Brit J Plast Surg* 6：264-282.
77) 真田武彦, 山田敦, 今井啓道, 他 (2003)：顎裂部骨移植手術—われわれが行った顎裂部骨移植手術の短期成績について—．形成外科 46：41-48.
78) 西条英人 (2005)：口唇口蓋裂とは．高戸毅（編）：口唇口蓋裂のチーム医療, 金原出版, pp11-21.

79) 三邊武幸, 岡本途也, 河村直子, 他(1986): 口蓋裂の中耳疾患—滲出性中耳炎. 臨床耳科 13: 326-327.
80) Skolnick ML, Cohn ER (1989): *Videofluoroscopic Studies of Speech in Patients with Cleft Palate*, Springer-Verlag, New York, pp102-110.
81) 佐藤昌史(1987): 乳歯列完成期の唇・顎・口蓋裂児の上下顎歯列形態および咬合状態に関する研究. 小児歯科学雑誌 25: 119-141.
82) 峪道代, 西尾順太郎, 山西整, 他(2004): 早期二期的口蓋裂手術を施行した片側性唇顎口蓋裂の言語成績—4歳時の評価—. 日口蓋誌 29: 247-254.
83) 佐藤亜紀子, 土佐泰祥, 木村智江, 他(2009): 片側唇顎口蓋裂における口蓋裂初回手術後の言語成績—術式による比較—. 日口蓋誌 106.
84) 柴崎好伸(1992): 矯正歯科の立場から. 日口蓋誌 17: 28-40.
85) 清水サラ, 吉本信也, 宇田川晃一, 他(2005): 口唇形成術と同時に鼻柱形成術を行った偽の正中唇裂の2症例. 日頭頸顔面誌 21: 228-233.
86) 代田達夫, 松井義郎, 西村明子, 他(2008): 骨移植による顎裂閉鎖部へのインプラント治療に関する臨床統計的検討. 日本口腔インプラント学会誌 21: 32-38.
87) 昭和大学口唇裂・口蓋裂診療班(2010): 口唇裂・口蓋裂治療の手引き・改訂第3版, 金原出版. 188-198.
88) 須永進(1983): 唇裂・口蓋裂児の術前管理. 昭和大学口蓋裂診療班(編): チームアプローチによる口蓋裂の治療, 金原出版, pp45-54.
89) 砂川昌代, 新垣敦, 石川拓, 他(2008): 粘膜下口蓋裂の鼻咽腔閉鎖機能について. 日口蓋誌 33: 25-33.
90) 鈴木恵子, 岡本朗子, 原由紀, 他(1989): 口蓋粘膜弁法の術後言語成績. 日口蓋誌 14: 123-131.
91) 鈴木啓之, 宇田川晃一(2006): 染色体異常, 症候群ならびに多発奇形を合併した口唇・口蓋裂患者の検討. 日頭頸顔会誌 22: 15-22.
92) 高戸毅, 伊東優, 竹田秀園, 他(1990): Furlow法を用いた口蓋形成術の経験. 形成外科 33: 15-21.
93) 高原滋雄, 杉浦保夫, 古屋光太郎(編)(1982): 臨床遺伝学叢書5—外科・整形外科・耳鼻科領域の遺伝, 医学書院, pp77-95.
94) 田辺牧人, 高橋晴雄(2000): 口蓋裂例の中耳・鼻副鼻腔疾患 文献的考察. 耳鼻咽喉科臨床 93: 331-337.
95) 田坂康之(1989): 口蓋裂例の中耳疾患と耳管の病態. 耳鼻臨床 82: 1155-1167.
96) 土岐裕子, 荻野由美, 根日屋祥子, 他(1997): 本学小児歯科における唇顎口蓋列裂児の管理状況—乳歯列期から混合歯列期における歯の異常について. 小児歯科学雑誌 35: 489-498.
97) Veau V (1931): *Division Palatine*, Masson, Paris. [Grabb WC et al (1971): *Cleft Lip and Palate*, pp66-80.
98) 上田拓文, 門松香一, 森田勝, 他(2006): 口唇口蓋裂の裂型と性別に関する統計学的研究. 昭和医学会誌 3: 194-199.
99) 和田健, 野原幹司訳(2005): 第1章 唇裂と口蓋裂 口蓋裂 言語障害の病理・診断・治療, 医歯薬出版, pp1-30.
100) Whitaker LA, Pashayan H, Reichman J (1981): A proposed new classification of craniofacial anomalies. *Cleft Palate J* 18: 161-176.
101) WHO (2002): Global strategies to reduce the health-care burden of craniofacial anomalies—report of WHO meetings on international collaborative research on craniofacial anomalies.
102) 矢部利江, 阿部雅子, 澤島政行(1969): 口蓋裂および先天性鼻咽腔閉鎖不全症患者における滲出性中耳炎—臨床観察—. 日耳鼻 92: 1012-1020.
103) 山田尚宏, 小林一女, 池田賢太郎, 他(2014): 口蓋裂症例の滲出性中耳炎における鼓膜チューブ留置術の留置期間の検討. 昭和学士会誌 74: 81-90.
104) 山下公一(1992): 口蓋裂における耳鼻咽喉科学的問題. 日口蓋誌 17: 276-284.

第3章 口蓋裂言語

1. 口蓋裂言語とは

　口蓋裂患者には特徴的なスピーチの障害がみられることから「口蓋裂言語」(cleft palate speech)と呼ばれている。しかしながら，Moll(1968)が指摘しているように，口蓋裂患者のスピーチを同質なものとして「口蓋裂言語」ということばで一括することは必ずしも適切とはいえない。ひとつには口蓋裂言語の主因である鼻咽腔閉鎖機能不全があっても，声門破裂音や咽頭摩擦音といった代償構音(compensatory articulation)を習得する症例もあれば，構音操作の異常はなく呼気鼻漏出による子音の歪みの症状を示す症例もある(Ainodaら 1996)というように必ずしも同じ言語症状を示すとは限らないからである。すなわち，口蓋裂という構造的な問題に，個人の学習能力や運動能力，認知，言語環境などが複雑に絡み合って構音障害が発現するからである(McWilliams 1990, Peterson-Falzoneら 2001)。さらに，近年になって手術法の改善や手術時期の低年齢化により，鼻咽腔閉鎖機能不全に関連した呼気鼻漏出による子音の歪みや声門破裂音などが減少し，鼻咽腔閉鎖機能以外の形態的・機能的原因が関与していると考えられる構音障害が増加してきたことがこれまでのいわゆる「口蓋裂言語」の内容を変化させてきたからである。

　本章では，口蓋裂に関連した言語障害という意味で，「口蓋裂言語」という用語を使うことにしたい。

2. 言語発達

　口蓋裂児のことばの発達，特に言語表出面をみると，始語は1歳前後と非口蓋裂の子どもとほぼ同じ頃であるが，その後の表出語彙の発達はやや遅れる子どもがいるという報告がある(Schereら 1995)。昭和大学形成外科言語室の初診例237例の調査では，始語が1歳6か月を過ぎる児が27例，約7％，二語文発話の開始が2歳を過ぎる児が132例，55.7％で，初期の言語表出がやや遅れる傾向がある(表3-1)。しかしながら，発達上の問題がない子ども達は3歳ごろまでには言語表出の遅れを取り戻していく。

　口蓋裂児は，口蓋の形態異常，出生直後からの両親のショックや不安，数度にわたる手術やそれに伴う入院など言語発達を阻害すると思われる要因がいくつかあるが，言語発達の遅れをもたらす最も大きな原因は知的障害である。口蓋裂児にお

表3-1　口蓋裂児の始語・二語文発話開始年齢

年齢	始語 (%) 平均12.8か月	二語文 (%) 平均24.1か月
〜0歳11か月	79 (33.3)	0
1歳0か月〜1歳5か月	141 (59.5)	3 (1.3)
1歳6か月〜1歳11か月	16 (6.8)	102 (43.0)
2歳0か月〜2歳5か月	1 (0.4)	111 (46.8)
2歳6か月〜2歳11か月	0	17 (7.2)
3歳0か月以上	0	4 (1.7)
計	237 (100)	237 (100)

昭和大学形成外科言語室(2000年1月〜2005年12月)

ける知的障害の比率は12.2％で（第10章-1.「知的障害を伴う症例」参照），知的障害の支援学校または支援学級に在籍する児童の比率がおよそ0.8％（文部科学省平成16年度資料）という数字と比較すると，口蓋裂児における知的障害の比率はきわめて高いと言えよう。特に，口蓋裂単独例や粘膜下口蓋裂例において知的障害の比率が高い（Strausら 1993，第10章表10-1参照）。

言語発達の遅れの原因のひとつとして，口蓋裂児に学習障害を認める比率が高いことを指摘している報告（Broderら 1988）や，発達性読み書き障害の存在についての報告（Richmanら 1988）がある。幼児期に音韻発達に遅れが見られたり，音韻障害が疑われる場合には，長期にわたって経過観察，評価を行い，発達性読み書き障害が認められた場合は適切な訓練が必要である（第10章-2-c.「発達性読み書き障害」参照）。

口蓋裂児に多い滲出性中耳炎による聴力低下と言語発達については，関連ありとする報告（Menyuk 1980，Friel-Pattiら 1990），関連がないとする報告（Paulら 1993），また，滲出性中耳炎に他の因子が関与すると関連があるとする報告（Bishop 1996）などがあり，結論が得られていない。しかしながら，幼児期に長期にわたって滲出性中耳炎を反復したり，中等度の聴力低下が継続する場合には，言語発達への影響は避けられない。

3. 構音発達

口蓋裂児は，構音発達の過程で音の習得が健常児と比較すると遅れる傾向がある（国吉ら 1989，鈴木ら 1993）。表3-2は，調査対象とした健常児が90％以上，音を習得した年齢を，鼻咽腔閉鎖機能が良好で，かつ，訓練を必要としないで正常構音を習得した口蓋裂児と比較した結果（加藤ら 1988，米田 1996）であるが，口唇破裂音は両群とも健常児と同様に3歳前半で習得しているのに対して，t, s, tsといった舌先音の習得が遅れている。これらの結果は，Jonesら（2003）の報告と一致している。

構音発達を音の共通特性でまとめた規則的な音の変化としてとらえる音韻プロセス（大澤 1995）は，正常な構音発達をたどる場合は加齢に伴って音韻プロセスは消失していくと想定されている（船山ら 2001）。口蓋裂児と健常児の構音発達の過程を音韻プロセス分析により比較すると，健常児群に類似した音韻プロセスの該当率を示す群と該当しない群があり，後者は口蓋裂という構造的な原因によるとされている（Hodsonら 1983，Lynchら 1983，Chapmanら 1995）。

筆者らも口蓋裂児と健常児にみられる誤り音を音韻プロセスで分析したが，図3-1に示したように，2歳の時点で両群を比較すると，健常児に

表3-2 構音完成順位（90％）

	報告者	3歳0か月〜3歳5か月	3歳6か月〜3歳11か月	4歳0か月〜4歳5か月	4歳6か月〜4歳11か月	5歳0か月〜5歳5か月	5歳6か月〜5歳11か月	6歳0か月〜6歳5か月	6歳6か月〜6歳11か月
健常児	船山ら	p, tʃ t			k, ʃ s, ts				
	野田ら	tʃ, t	p, k	r, ʃ		s, ts			
口蓋裂児	加藤ら	p	tʃ	t	ʃ	k		s, r	ts
	米田	p	k, t		ʃ		ts, r	s	

横断研究：船山ら（1989）：（各年齢9〜31人）
　　　　　野田ら（1969）：（50人）
縦断研究：加藤ら（1988）：（80人；構音障害なし，鼻咽腔閉鎖機能良好）
　　　　　米田（1996）：（34人；構音障害なし，鼻咽腔閉鎖機能良好）

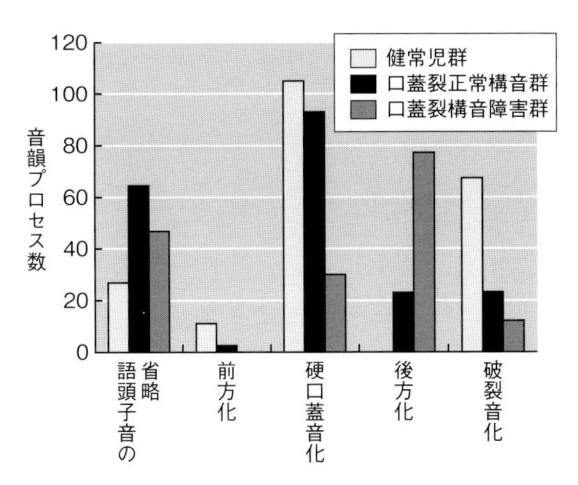

図3-1 2歳時における音韻プロセスの出現数

比べて口蓋裂児は語頭子音の省略が多く，健常児にはみられない後方化のプロセス（例 t → k）が認められた。一方，前方化や破裂音化のプロセスは口蓋裂児群では少なかった。口蓋裂児間の比較では，構音障害群に特に後方化のプロセスが多く，これらの誤り音は4〜5歳の時点で歪み音である口蓋化構音へ移行する傾向が認められた（岡崎ら 1998, 1999）。

Lohmander-Agerskovら（1994）も，分析の手法は異なるが，健常児に比較して口蓋裂児は後方の位置での構音が多く，その後の構音障害を示唆していると報告している。

4. 声の問題

A 共鳴の障害

1. 開鼻声
hypernasality, hypernasal voice, hyperrhinolalia, rhinolalia aperta

共鳴の異常で，鼻咽腔閉鎖機能不全により発声時に鼻腔と口腔の分離が十分にできないために鼻腔共鳴が過剰になった状態である。

鼻にかかった柔らかい声に聴こえる。同一症例について見ると，日本語の5母音の中では，広口母音で舌が低位のaに比べて，狭口母音で舌が高位で産生するi, uに，より強い開鼻声が認められることが多い。

開鼻声の有無は母音や会話の聴覚印象から判定する（第4章-3.C.1.「開鼻声の評価」の項を参照）。

音響学的な特徴としては，正常な母音では声道（口腔）の共鳴によって周波数の部分音が強くなり，これをホルマント（formant）という。これに対し，開鼻声のある母音では，声道は口腔に加えて鼻腔，副鼻腔が加わり，その形や結合の状態に応じて変化する反共鳴特性，すなわちアンチホルマント（antiformant）が生じる。アンチホルマントは，ホルマントと干渉し合って開鼻声のない母音とは異なる音響特性を示す（今井ら 1985，平井ら 1994，今泉 2001）。**図3-2**はその1例で，

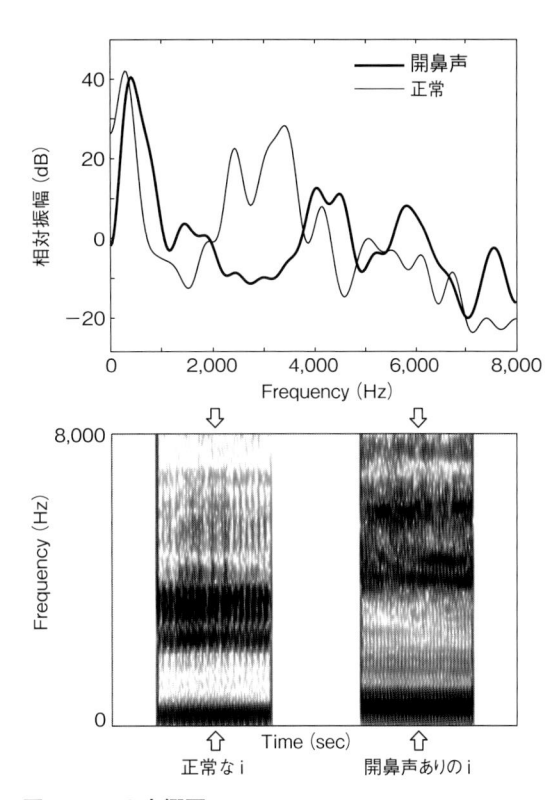

図3-2 i の音響図
注：矢印はスペクトルの切り出し点

開鼻声のない健常男性のiと開鼻声のある口蓋裂症例のiのスペクトログラムとスペクトル包絡であるが，iの音響特性を示す第2・第3ホルマントの両者の差が明らかである。

開鼻声は口蓋裂患者に特徴的な共鳴の障害であるが，適切な時期に，適切な手術やケアを受けた口蓋裂患者が開鼻声を示す比率は低い。

2. 閉鼻声
hyponasality, hyponasal voice, hyporhinolalia, rhinolaria clausa

共鳴の異常で鼻腔共鳴が過少になった状態である。鼻中隔彎曲などによる鼻腔狭窄，アデノイド肥大，鼻炎などがその原因となる。また，鼻咽腔閉鎖機能不全の改善のために行う咽頭弁の幅が鼻咽腔の広さに対して広過ぎたり，装用したバルブ型スピーチエイドのバルブが鼻咽腔の広さに対して大き過ぎる場合にも閉鼻声の原因となる。

閉鼻声は鼻孔を指で閉鎖して発声したような鼻が詰まった声に聴こえる。通鼻音のmはbに，nはdに近い音に聴こえる。

3. 混合性鼻声
hyper-hyponasality

開鼻声と閉鼻声の両方の要素を示す共鳴の異常である。鼻咽腔閉鎖機能不全がある状態で，鼻腔が狭かったり，鼻汁などが鼻腔に詰まったりした時に生じる（Millard 1980）。また，咽頭弁術後患者やスピーチエイド装着の患者で，破裂音や摩擦音の産生時には鼻咽腔閉鎖が十分ではなく，一方，通鼻音の産生時には鼻咽腔の開放が十分ではないといった場合にみられることがある。

B 嗄声
hoarseness

口蓋裂患者の嗄声の発現頻度は高く，鼻咽腔閉鎖機能不全と関連があるとされている。つまり，鼻咽腔閉鎖機能が良好でないと，発声時に呼気が減弱化するので，それを補おうとして声帯を強く閉鎖することが習慣化し，嗄声を招来すると考えられている（D'Antonioら 1988，McWilliamsら 1990，城本ら 1997）。

嗄声は聴覚印象としては，しゃがれたざらざらした声に聴こえる。開鼻声に嗄声が重複すると，開鼻声の程度が低く評価される可能性がある（今富ら 2003）。

嗄声が重度であったり，長く続いている場合には，耳鼻科医による喉頭の診察が必要である。

5. 構音障害

A 構音障害の分類

構音障害の分類は，1945年に出版され，その後，版を重ねたMorleyの"*Cleft Palate Speech*"の記述に始まったと言える。Morleyは，鼻咽腔閉鎖機能不全に関連した破裂音や摩擦音の弱音化に加えて声門破裂音，咽頭摩擦音，その他の置き換えや歪みに分類し，構音障害の分類の基礎を築いた（Morley 1973）。

わが国では，1974年に福迫らが口蓋裂児の術後の経過観察の報告で，構音障害を，声門破裂音，口蓋化傾向，鼻腔構音，置き換えに分類した（福迫ら 1974）。

1979年には，Bzoch（1979）が構音障害を，① nasal emission，② distortion，③ simple substitution（t/kのように他の音に置き換わるもので，口蓋裂以外でもよくみられる誤り），④ gross substitution（鼻咽腔閉鎖機能不全に関連した声門破裂音や咽頭摩擦音，口蓋摩擦音などへの置き換え），⑤ omission，の5つに分類している。substitutionをsimple substitutionとgross substitutionに分けたところにこの分類の特徴がある。

Trost（1981）は，聴覚印象とセファログラムの分析からこれまでの構音の誤りの分類に，咽頭破裂音，舌背中央部破裂音（mid-dorsum palatal stop），後方鼻腔摩擦音（posterior nasal fricative）を加えている。舌背中央部破裂音は t, d, k, g が j の位置で構音される，つまり歯茎音 t, d は構音位置がやや後退し，口蓋音 k, g は構音位置がやや前方へ移行する。舌背中央部破裂音については Gibbon ら（2001）がエレクトロパラトグラムで検証している。後方鼻腔摩擦音は s, z, ʃ, dʒ にみられるもので軟口蓋と咽頭壁でせばめを作って産生する音と定義している。

Greene（1960）は，lateral articulation（lateral lisp）を口蓋裂患者に多くみられる構音障害の1つとして取り上げている。

Morley（1973）は，鼻咽腔閉鎖が完全ではなく，わずかな間隙がある状態で呼気が鼻咽腔を通過するときに生じる気流雑音を nasopharyngeal snort という用語で表している。主として摩擦音で生じるが破裂音でも生じることがある（第4章-3. C.2.「鼻雑音」の項を参照）。

McWilliams ら（1990）は nasal emission を audible nasal emission と inaudible nasal emission に分け，前者のほうが鼻咽腔閉鎖機能不全の程度がより重度であるとしてる。

Peterson-Falzone ら（2001，2006）はこれまでの構音障害の分類に関する報告をまとめ，構音障害を nasal emission と compensatory articulation（代償構音）に分類している。nasal emission をさらに，① inaudible nasal emission と ② audible nasal emission に分け，前者は聴覚的に確認は難しいが，鼻息鏡を鼻孔の下に当てると呼気の鼻漏出が視覚的に確認できるものとし，後者は呼気が鼻腔を通過するときに生じるノイズが聴覚的に確認できるものとしている。したがって inaudible nasal emission と比較して audible nasal emission のほうが鼻咽腔閉鎖機能不全の程度が強い場合に生じるとしている。代償構音としては，声門破裂音，咽頭破裂音，咽頭破擦音，咽頭摩擦音，後方鼻腔摩擦音（posterior nasal fricative），口蓋摩擦音（velar fricative），舌背中央部破裂音（mid-dorsum palatal stop），舌背中央部口蓋摩擦音（mid-dorsum palatal fricative）などを挙げている。

2001年の第9回国際口蓋裂学会で口蓋裂言語の聴覚評価に関しての会合が開かれたのに端を発し，2004年5月にはワシントンにおいて口蓋裂言語の評価に関する universal parameters についてのワークショップが開かれたが，各国の音韻体系に違いがあること（Hutters ら 2004）や，すでに使用されている評価基準の違いがあることなどから未だ結論は得られていない。しかしながら，世界共通の評価をという動きは今後も継続するであろう（藤原ら 2003，藤原 2004）。

B 本書における構音障害の分類

構音障害を治療していく上で重要な鼻咽腔閉鎖機能を基準とし，主として鼻咽腔閉鎖機能不全と関連が大きいものと，関連が小さいものとに分類した。それぞれの構音障害の聴覚的・視覚的な特徴に加えて，サウンドスペクトログラム，X 線，セファログラム，エレクトロパラトグラム，超音波など機器による分析結果の特徴を示した。

---

1 鼻咽腔閉鎖機能不全と関連が大きい構音障害
　①呼気鼻漏出による子音の歪み（nasal emission）
　②声門破裂音（glottal stop）
　③咽（喉）頭摩擦音（pharyngeal/laryngeal fricative）
　④咽（喉）頭破裂音（pharyngeal/laryngeal stop）

2 鼻咽腔閉鎖機能不全と関連が小さい構音障害
　①口蓋化構音（palatalized articulation）
　②側音化構音（lateral articulation）
　③鼻咽腔構音（nasopharyngeal articulation）
　④構音発達途上にみられる構音の誤り
　⑤その他の置き換え，省略，歪み

C 構音障害の内容

本書の構音障害の分類に沿って，個々の構音障害の特徴について述べる。

1. 鼻咽腔閉鎖機能不全と関連が大きい構音障害

a）呼気鼻漏出による子音の歪み

鼻咽腔閉鎖機能不全がある状態で高い口腔内圧を要する破裂音，摩擦音，破擦音を産生すると，呼気が鼻腔へ流出し，口腔内圧を高めることができないので，産生した子音は弱くなり，歪んだ音になる。その状態から子音の鼻音化または弱音化と称することもある（阿部 2003）。音産生時に軟口蓋は咽頭後壁に接していないが，舌や口唇などの構音動作は正常構音と同じである。鼻腔気流による鼻雑音（nasal snort）を伴うこともある。

呼気鼻漏出による子音の歪み（nasal emission）の原因は，鼻咽腔閉鎖機能不全が主たるものであるが，それに加えて，Bzoch（1979）は口蓋の瘻孔も挙げている。

【聴覚的特徴】無声破裂音のp, t, kや摩擦音は弱く，鼻に抜けたような音になる。有声音の場合にはbがmに，dがnに近い音に聴こえる。発話時に鼻腔からの呼気の流出音が聴こえたり，鼻雑音を伴うことがある。鼻孔を閉鎖して構音させると正常構音に近く聴こえる。

【視覚的特徴】口唇や舌の動作は正常構音と変わらないので，構音動作によって弁別することはできないが，発話時に鼻息鏡を鼻孔の下にあてるとステンレス板上のくもりによって呼気の鼻漏出が確認できる。聴覚印象と発話時の呼気鼻漏出量は必ずしも一致しない。

【音響学的特徴】正常な破裂音では，破裂子音に相当する部分にスパイクフィルが見られるが，音産生時に呼気鼻漏出を伴うと，子音のスパイクフィルが消えたり，薄くなったりする（図3-3）。摩擦音の場合は高周波数成分が弱くなる。

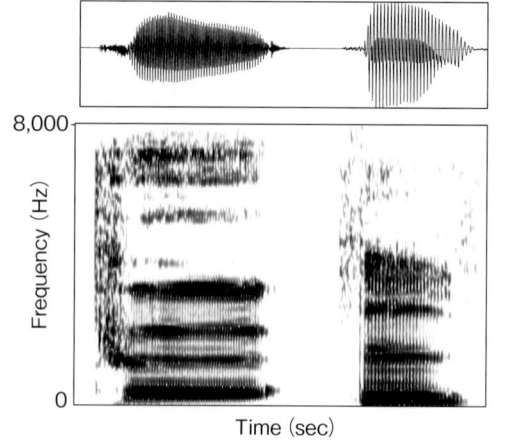

図3-3 呼気鼻漏出による子音の歪みの音響図

【X線像の特徴】構音動態は正常構音と同じなので，舌や口唇は正常構音と同じ像を示すが，軟口蓋は咽頭後壁に接していない。

【内視鏡像の特徴】音産生時に鼻咽腔部は閉鎖しないが，閉鎖の程度は症例の鼻咽腔閉鎖機能の程度や産生する音によって異なる。摩擦音や破裂音の場合，音産生時に鼻腔へ流出する呼気が唾液と混じって鼻咽腔部の間隙から気泡として，または唾液や鼻汁と混じった状態（バブリング）で認められることがある。

【経過】口蓋裂の術後しばらくの間は呼気鼻漏出による子音の歪みが認められても，鼻咽腔閉鎖機能の獲得によって，徐々に正常な構音を習得していくことがあるので，特に幼児では術後1～2年は経過を見る必要がある。一方，症例によっては成長に伴う口腔形態の変化によって鼻咽腔閉鎖機能が悪化し，逆に呼気鼻漏出による子音の歪みを認めるようになることがある。いずれにしても訓練によって改善がみられない場合は，再手術または補綴物によって呼気鼻漏出の軽減を図る。

b）声門破裂音

構音の習得過程において鼻咽腔閉鎖機能不全があると，高い口腔内圧を要する破裂音，破擦音などの産生が困難なので，代償的に声門での破裂音に置き換えることがある。これを声門破裂音と言

い，口蓋裂の代表的な構音障害である。声門破裂音はいったん習得すると，その後，鼻咽腔閉鎖機能が改善しても残存することがある。

声門破裂音産生時には，正常構音における構音動作は認められない。例えばkは，奥舌がいったん挙上して口蓋に接したあと一挙に下降し，貯留した呼気を排出することによって産生するが，kが声門破裂音に置き換わると，音産生時に奥舌の挙上がみられない。

無声音と有声音を比較すると，より強い呼気圧を要する無声音に多く，構音方法では破裂音，破擦音に多い。構音発達の途上では摩擦音も声門破裂音になることがある。

起声前に声帯と仮声帯を強く閉鎖し，起声と同時に破裂音を産生する。また，仮声帯は開放し，声帯は閉鎖したまま破裂様の雑音成分と母音成分を同時に産生することもある（Kidoら 1992・1993）。

近年は手術法の改善，手術時期の低年齢化によって構音障害の中では声門破裂音の発現頻度は減少してきているが，鼻咽腔閉鎖機能不全の症例では発現頻度が高い。

【聴覚的特徴】喉頭に力を入れて母音を強く発声したように聴こえる。多数の子音が声門破裂音に置き換わると，会話では発話が途切れ途切れに聴こえる。正常な構音位置での音と声門破裂音を同時に産生するいわゆる二重構音になると両方の音が聴こえる。例えば，口唇音のpが声門破裂音との二重構音になると声門破裂音と口唇音が同時に聴こえる。

声門破裂音を聴覚的に弁別するには，声門破裂音と対応する母音とを交互に言わせる。例えばpaが声門破裂音の場合には「パ」と「ア」を交互に発話させると聴覚印象に差がみられる。声門破裂音の場合には鼻孔を閉鎖しても音の聴覚印象は変わらない。

【視覚的特徴】口唇や舌など正常な構音動作に必要な構音器官を使用しないので，発話時の構音動作が正常構音とは異なる。例えば，pが声門破裂音に置き換わると口唇の開閉の動作はみられず，tが声門破裂音になると舌先の挙上がみられ

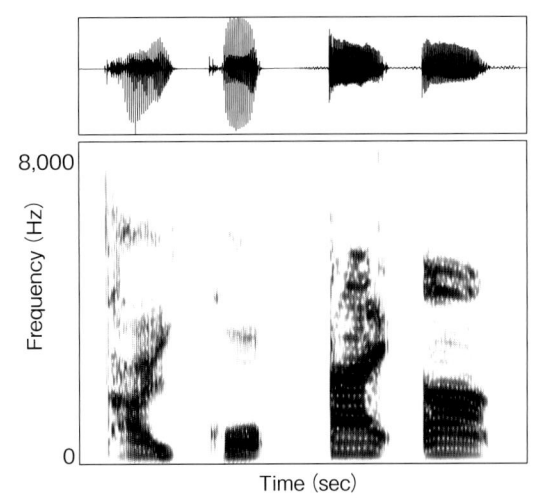

図3-4 声門破裂音の音響図

ない。k, gの場合は音の産生時に口唇が開く「カ」や「ガ」を発話させると，正常な「カ」「ガ」では奥舌の挙上がみられるが，声門破裂音になると奥舌の挙上がみられない。

二重構音の場合には見かけ上は，正常な構音動作がみられる。例えばpが声門破裂音と口唇音の二重構音になっている場合には，音産生時に口唇の開閉はみられるが，口唇からの呼気流出はほとんどみられない。

【音響学的特徴】声門破裂音のサウンドスペクトログラムのパタンは破裂部から後続母音開始部までの有声開始時間（voice onset time；VOT）がごく短いか，または破裂部直後より後続母音の成分が出現する（王ら 1991）。図3-4はtaikoと発話した時の，左側は正常構音，右側はt, kが声門破裂音の音響図であるが，声門破裂音は音声の時間波形で破裂部直後より後続母音の成分が出現している。

【X線像の特徴】口唇，舌などによる構音動作を行わないので，正常構音でみられる構音器官の動きがみられない。一方，声門の閉鎖と同時に仮声帯も強く閉鎖されるので，正面からみると声帯と仮声帯の閉鎖がみられる。軟口蓋は咽頭後壁に接しない（阿部 2003）。

【パラトグラムの特徴】正常構音でみられる口

蓋への舌接触が声門破裂音ではみられない。例えば，正常構音のt産生時には，舌は歯列弓に沿って前歯部まで口蓋に接触するが，声門破裂音のtは口蓋への舌接触はみられない。

【内視鏡像の特徴】構音前に声帯および仮声帯を強く接触させ，声門を完全に閉鎖してから一気に開放させる。それに伴って被裂部が内転挙上し，声門を強く閉じて声門下圧を高める運動がみられる（川野ら 1992）。鼻咽腔閉鎖はみられないことが多い。

【経過】声門破裂音は構音発達の初期からみられる。4歳以降まで改善がみられない場合には訓練を行わないと自然治癒することは少ない（岡崎ら 1979）。鼻咽腔閉鎖機能不全があれば，手術を行うか補綴物を装着して声門破裂音の訓練を行う。軽度不全の場合には声門破裂音の訓練をまず行ってから口蓋の二次手術の適応を決めることがある。その場合は試行的な訓練（trial therapy）とし，正常構音の習得が困難であったり，習得した構音の般化が困難な場合には，医療的処置を検討する。

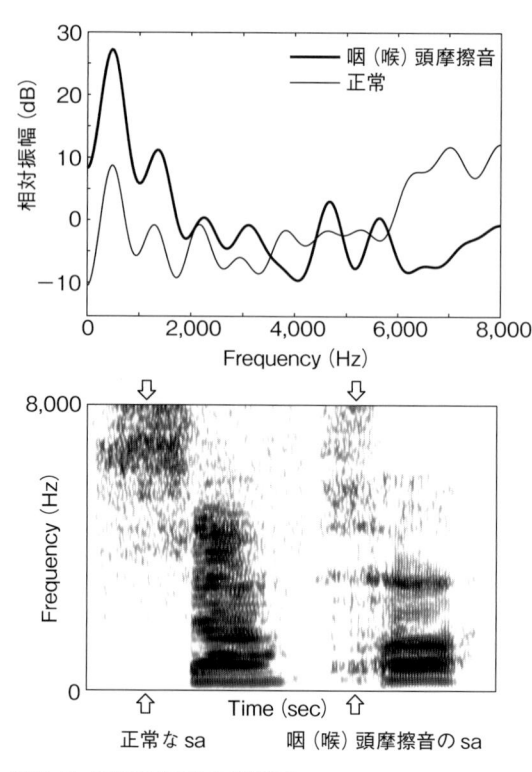

図3-5　咽頭摩擦音の音響図
注：矢印はスペクトルの切り出し点

c）咽（喉）頭摩擦音・破擦音

構音習得過程で鼻咽腔閉鎖機能不全があった場合，歯茎・硬口蓋と舌先の狭めで産生する摩擦音s, ʃが舌根と咽頭壁の狭めで産生される音になったものを咽（喉）頭摩擦音，tʃ, tsの場合には咽（喉）頭破擦音となる。

構音位置が下咽頭にある場合は咽頭摩擦音であり，構音位置がさらに低く舌根が喉頭蓋を押し喉頭蓋と咽頭後壁の狭めで音を産生している場合には喉頭摩擦音となる（Kawanoら 1985，田野口ら 1993）。しかし，聴覚印象での弁別が困難なことが多いので咽（喉）頭摩擦音または咽頭摩擦音と称している。

口蓋裂の手術の低年齢化と良好な鼻咽腔閉鎖機能を習得する症例が多いことから，咽（喉）頭摩擦音の発現頻度は低い。

【聴覚的特徴】「ヒ」をのどの奥のほうで出したような苦しそうな音に聴こえる。

ʃiが咽頭摩擦音かçiへの置換なのかを聴覚的に弁別するには，「シ」と「ヒ」を交互に発話させて聴覚印象に差があるかどうかを見る。鼻孔を閉鎖しても聴覚印象は変わらない。

【視覚的特徴】正常なs, ʃでは舌先の挙上が見られるが，咽頭摩擦音になると，舌先は挙上せず，舌は後方へ水平に引かれる。口蓋化構音の摩擦音は舌の中央部が挙上するので咽頭摩擦音と区別できる。

【音響学的特徴】正常なs, ʃは，4〜8 kHzにかけて広く雑音成分が分布するのに対して，これらの音が咽頭摩擦音になると正常な音より低い周波数帯域に雑音成分の増強が認められる（図3-5）。

【X線像の特徴】X線映画で観察すると，咽（喉）頭摩擦音の産生時には舌根が後方へ引かれ，喉頭蓋を咽頭後壁に接近させ，咽頭後壁との間に狭めを作り，呼気がその狭めを通過するときに咽（喉）頭摩擦音が生じる（図3-6bの矢印の部分）。鼻咽腔は閉鎖しない。

/a　　　　　　　　　　　s　　　　　　　　　　a/

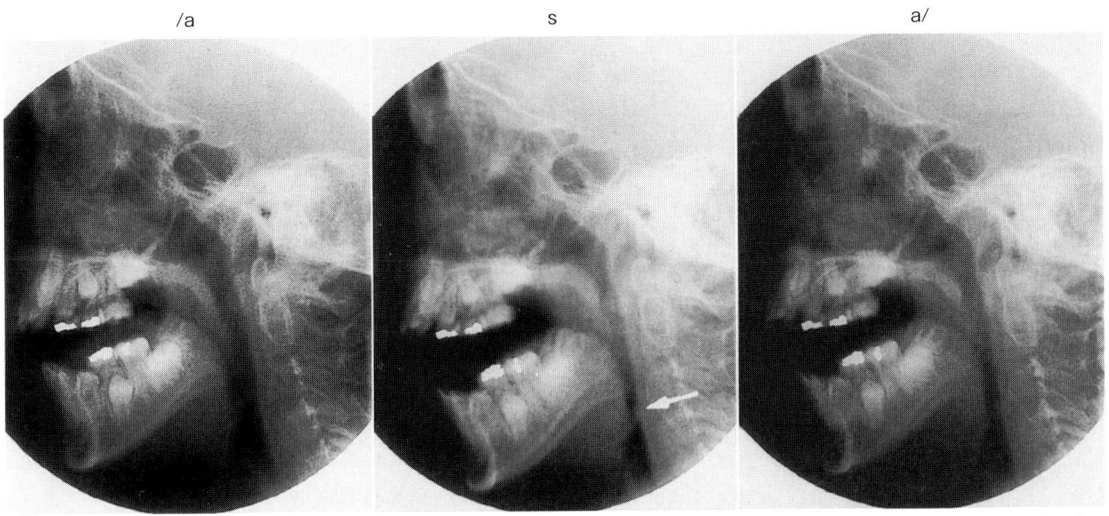

図3-6　「アサ」と発話したときのsの咽頭摩擦音のX線像　　　a｜b｜c

【パラトグラムの特徴】正常なs, ʃでは側方歯列に沿って舌が口蓋に接触し，前方は開放しているが，s, ʃの咽頭摩擦音は口蓋への舌接触が認められない．

【内視鏡像の特徴】s, ʃの咽（喉）頭摩擦音の産生時には，喉頭蓋が背側に向かって倒れ，咽頭後壁との間に狭窄部が作られる（田野口ら 1993）．

【経過】摩擦音を習得する3〜4歳ごろまで鼻咽腔閉鎖機能不全が存続すると咽頭摩擦音が出現することがある．構音発達が進んだ時期に出現し，自然治癒することは少ないので，訓練の対象となる．近年，口蓋裂の手術時期が早まり，鼻咽腔閉鎖機能良好例が増えてきたことから幼児での咽頭摩擦音の発現頻度は低いが，成人で鼻咽腔閉鎖機能不全がある症例にみられることがある．

d) 咽（喉）頭破裂音

構音習得過程で鼻咽腔閉鎖機能不全があった場合，口腔内圧の高い破裂音k, gが代償的に下咽頭で産生する音に置き換わったものである．

舌根が後方に引かれ，舌根と咽頭壁が閉鎖，開放することによって産生される音である．閉鎖位置は，①中咽頭タイプ（舌根が中咽頭に接する），②中下咽頭タイプ（舌根が喉頭蓋とともに下咽頭後壁に接する），③喉頭蓋タイプ（喉頭蓋のみが下咽頭後壁に接する）の3つのタイプがあり，中下咽頭タイプが最も多い（磯部ら 1994）．軟口蓋破裂音のk, gが咽頭破裂音になるが，後続母音による差があり，ka, ku, koが咽頭破裂音であっても，後続母音が前舌母音である ki, keは正常構音であったり，声門破裂音になったりすることがある（本庄ら 1970，磯部ら 1990・1991，三浦ら 1993）．

発現頻度は低いが，自然治癒することは少ない．

【聴覚的特徴】k, gをのどの奥で構音したように聴こえる．聴覚的に正常構音に近く聴こえることがあるので，視覚的な特徴も，併せてみる必要がある．

【視覚的特徴】k, gは奥舌が挙上するが，咽（喉）頭破裂音になると舌は後方へ水平に引かれる．声門破裂音は口腔の視診では舌の動きがほとんどみられないので，咽（喉）頭破裂音と区別できる．

【音響学的特徴】kaの咽（喉）頭破裂音は正常な破裂音に相当する部分にスパイクフィルが認められ，移行部を経て後続母音のホルマントが出現しているが，正常なkの音響図とは異なる（図3-7）．

【X線像の特徴】咽頭破裂音は舌根が咽頭後壁に接するが，舌根が接する位置は，①舌根のみが中咽頭後壁と接する，②舌根が喉頭蓋と共に下咽頭後壁と接触する，③舌根は咽頭後壁と接触せ

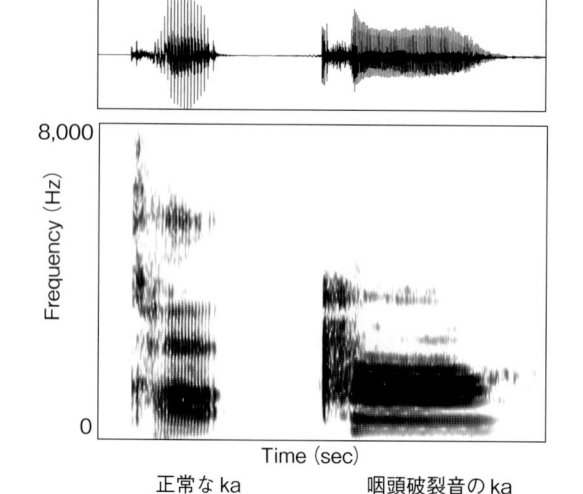

図3-7 咽頭破裂音の音響図

ず、喉頭蓋のみが下咽頭後壁と接触する場合があると報告されている（磯部ら 1994）。X線映画で観察すると、図3-8bの矢印で示したように、舌根が咽頭後壁に接着して咽頭破裂音を産生し、その後、後続母音のaで舌は前方へ移動する。

【内視鏡像の特徴】咽頭破裂音産生時に、鼻咽腔は閉鎖されず、舌根が後方へ移動するのが観察される。

【経過】咽頭破裂音の発現頻度は低い。稀にはkの声門破裂音の訓練過程で指導を誤ると咽頭破裂音を作ることがある。発現の時期は早期で自然治癒することは少ないので訓練の対象となる。

2. 鼻咽腔閉鎖機能不全と関連が小さい構音障害

a）口蓋化構音

口蓋化構音は、歯茎音のすべて、またはその一部が、構音位置が口蓋に移行し、舌先ではなく舌の中央部と口蓋後方の閉鎖または狭めによって産生される異常構音である。症例によって、または、音によって構音位置は一定しないが、構音位置が口蓋後方に移行するという点では共通している（鈴木ら 1980、小澤ら 1994、藤原ら 2010）。なお、口蓋化構音の英文名 palatalized articulation については、異論があり（藤原 2010）、今後の検討課題である。

歯茎音のすべてまたは一部が、舌先ではなく、舌の中央部と硬口蓋の後端で産生した歪み音である。摩擦音は口蓋摩擦音に、破裂音は口蓋破裂音になるが、口蓋破裂音の場合、破裂音産生前に舌がいったん硬口蓋前方部まで接してから音を産生するものから硬口蓋のかなり後方だけに舌が接し

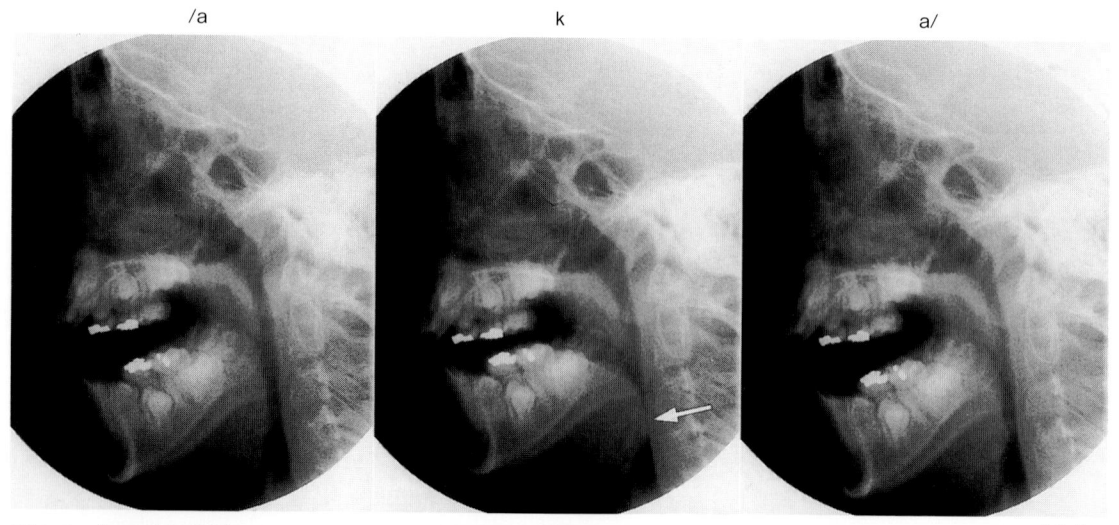

図3-8 「アカ」と発話したときのkの咽頭破裂音のX線像　　a｜b｜c

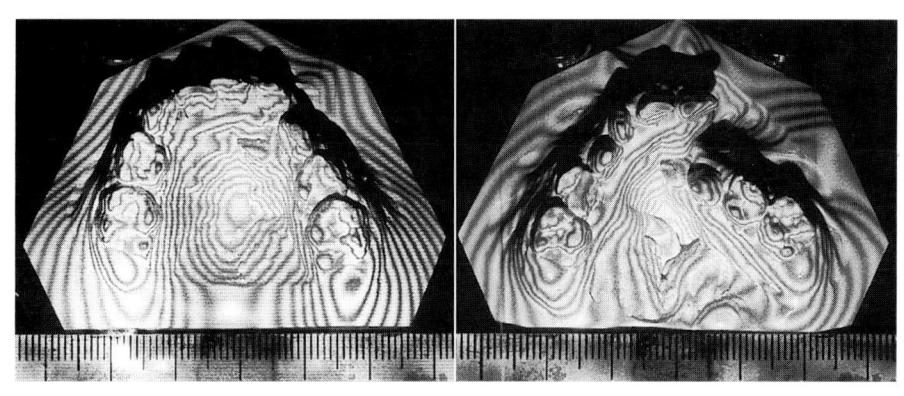

正常構音例　　　　　　　　　口蓋化構音例

図3-9　片側口唇口蓋裂児の口蓋のモアレ写真

て産生するものまでその動態は多様である（鈴木ら 1980，小澤ら 1994）が，舌先を使用していないこと，構音位置が歯茎部から口蓋へ移行しているという点で共通している。

　口蓋化構音を示す症例の口蓋は狭小で浅く，特に口蓋前方部の狭窄や，前歯部反対咬合の症例が多いことから，口蓋の形態異常が口蓋化構音を招来する原因のひとつと考えられている（岡崎 1984，Okazaki ら 1991）。

　また，2～3歳時に後方化のプロセス（t→k）を示す場合は，4～5歳で口蓋化構音になる比率が高い（岡崎ら 1999）

　口蓋化構音の出現頻度は口蓋裂患者の中で最も高い。口蓋化構音の出現が確認できるのは3歳以降で，自然治癒する比率が低いので訓練の対象となる症例が多い。

【聴覚的特徴】構音位置が口腔の後方へ移動するので，会話では口の中でこもったような，全体にはっきりしない発話の印象を受ける。

　s が口蓋化構音になると，ʃ, h に近い歪み音になる。ʃとの弁別には「サ」と「シャ」を交互に言わせる。また，h との弁別には「サ」と「ハ」を交互に言わせる。t の口蓋化構音の聴覚的弁別には「タ」と「カ」を交互に言わせる。

【視覚的特徴】歯茎音は構音時に舌先が挙上するが，口蓋化構音になると舌先は挙上しないで舌の中央部が挙上する。声門破裂音では発話時に舌はほとんど動かず，咽頭摩擦音では発話時に舌が

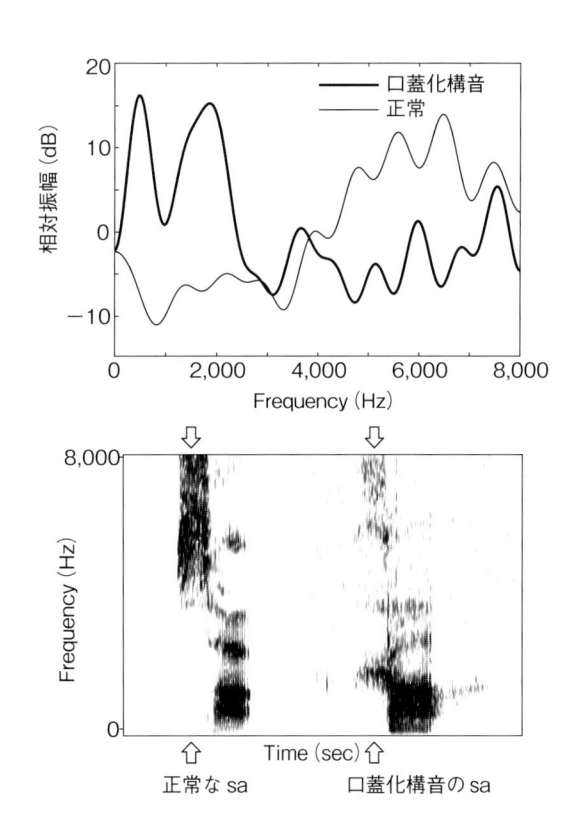

図3-10　口蓋化構音の音響図
注：矢印はスペクトルの切り出し点

後方に引かれるので口蓋化構音と区別できる。

【音響学的特徴】摩擦音 s は正常構音の場合，6～8 kHz 帯域のインテンシティーが相対的に強いが，s の口蓋化構音は，インテンシティーが強い周波数帯域は 2～3 kHz となり，正常構音より低

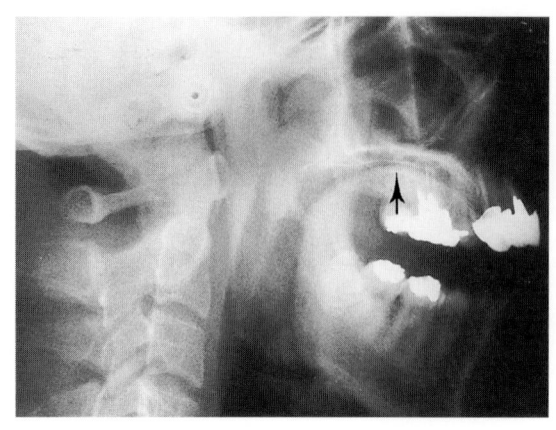

図3-11 「サ」と発話したときのsの口蓋化構音のX線像

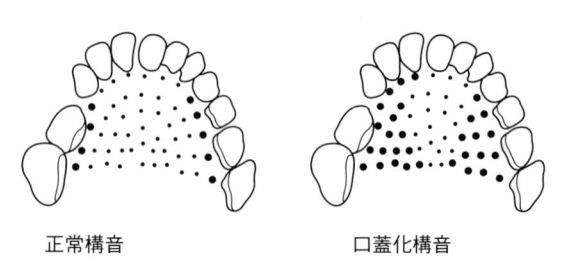

図3-12 sのエレクトロパラトグラム（最大接触時）
正常構音　　口蓋化構音

い周波数帯域に移行する（図3-10）。ʃの場合には，インテンシティーが高い帯域はsよりやや低い4～6 kHzであるが，ʃが口蓋化構音になると3～4 kHzとさらに低い帯域に移行する（岡崎ら 1988，荒井ら 1995）。

【X線像の特徴】X線映画で観察すると，口蓋化構音の産生時に舌先は下がり，舌の中央部が挙上している。摩擦音は舌の中央部が挙上し，口蓋に近接して狭めを作り，破裂音は舌中央部と口蓋が閉鎖した後，舌が下がるのが観察される（図3-11）。

【パラトグラムの特徴】正常構音では摩擦音は歯列弓に沿って舌が接触し，前歯部中央が開放されるパタンを示す。また，破裂音は破裂音産生直前は歯列弓に沿って舌が接触し，前歯部中央から左右に舌接触が離れていくときに音が産生される。口蓋化構音では，摩擦音は舌の接触は硬口蓋後縁で最も接近している（岡崎 1982）（図3-12）。これは人工口蓋が硬口蓋に限定されているパラトグラムの所見であるが，軟口蓋へも電極を配置した軟口蓋パラトグラムで観察すると，口蓋化構音の摩擦音は硬口蓋後縁から軟口蓋にかけて左右側縁に舌が接触しており，狭めの位置は硬口蓋より後方の軟口蓋にあると報告している（鈴木 1983）。また，口蓋化構音の破裂音の舌接触のパタンは多様であるが（Yamashitaら 1989，小澤ら 1994），口蓋の前方部まで舌接触が認められない点が正常構音のパタンと異なる。

【経過】構音発達上かなり早期に出現する場合もあるが，確定できるのは3歳以降である。しかしながら，2歳台で健常児とは異なる音韻プロセス，特に，後方化のプロセスを認める場合は，その後の構音発達の過程で口蓋化構音へ移行する症例があるので（岡崎ら 1999），慎重な経過観察が必要である。

訓練によらず自然治癒する確率は低く，口蓋形態が不良であったり，口蓋に瘻孔が残存している場合は，訓練が長期にわたることがある。

b）側音化構音

側音化構音は，母音のiやi列音の子音，ʃ, tʃ, dʒに多く認められる。口蓋裂症例では口蓋化構音についで発現頻度が高いが，機能性構音障害にも多く，学童を対象とした調査では，全体の22.4％，構音障害の中での比率は55.3％で漸増傾向にあると報告されている（長澤ら 1989）。発現の原因は特定されていないが，歯列不正との関連が示唆されている（加藤ら 1981，加藤 1991）。

正常構音の場合，呼気は口腔の中央部から流出するが，側音化構音は舌が硬口蓋のほぼ全面に接し，舌縁と臼歯の口蓋側面か咬合面で音を産生する。呼気は口腔の側方から流出する。ほとんどの場合，舌がやや片側に偏位し呼気は片側の口角から流出する。舌の偏位に伴って呼気の流出側の口唇や下顎が側方へ引かれることがある。

鼻咽腔閉鎖機能が良好な場合，側音化構音の発現頻度は口蓋化構音に次いで高い（加藤ら 1993）。

【聴覚的特徴】口腔の側方からの気流雑音で耳ざわりな音に聴こえる。「シ」は「ヒ」に近い音に「チ」は「キ」に近い音に，「ジ」「リ」「ニ」は「ギ」

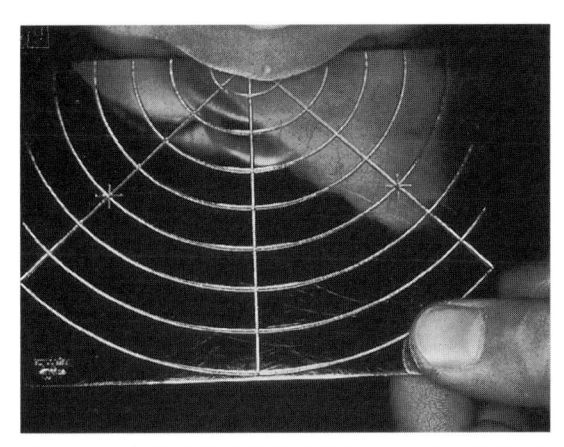

図3-13 ʃ側音化構音産生時の右口角からの呼気の流出

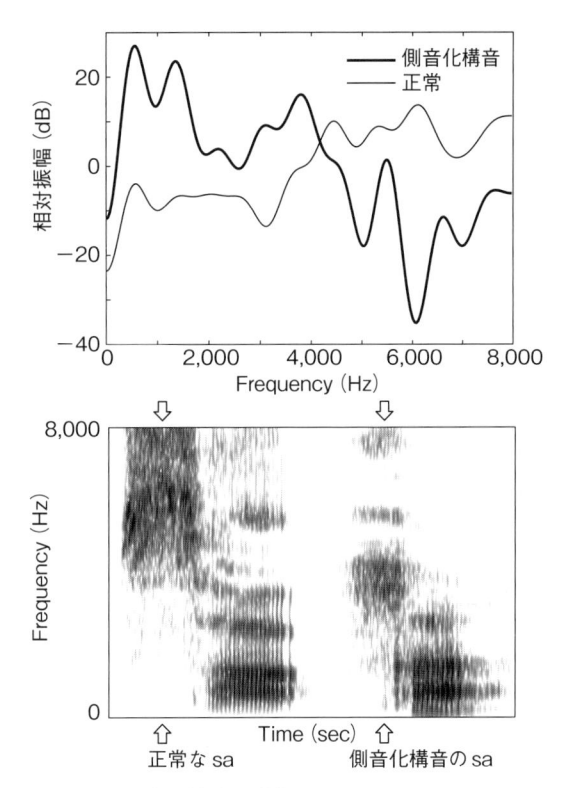

図3-14 側音化構音の音響図
注：矢印はスペクトルの切り出し点

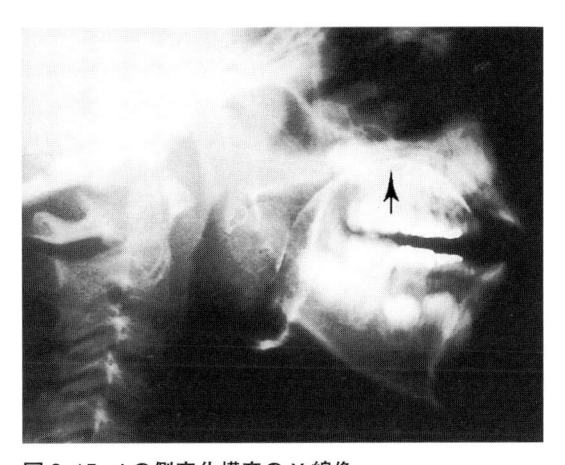

図3-15 iの側音化構音のX線像

に近い音に聴こえるので，側音化構音が疑われるときには異聴されやすい音と交互に発話させて比較する．呼気は頬側を流れるので，流出側の頬を押さえると聴覚印象が変化する．

【視覚的特徴】側音化構音の発話時に口腔内を見ると，舌全体が緊張して丸まったような状態で，呼気の流出側の舌縁は側方に偏って，前舌は呼気流出側とは反対側に偏っている．同時に呼気の流出側の口角が側方へ引かれたり，下顎が偏ったりすることがある．鼻息鏡を口唇に当てると，呼気が流出側の口角から出るのが鼻息鏡のくもりとして確認できる．呼気の力が強いときには呼気は流出側と反対の方向へ，弱いときには流出側に流れる．図3-13はʃ発話時の呼気の状態で，呼気は口腔の右側を通り，右口角より左側へ流出しているのを鼻息鏡で確認した図である．

【音響学的特徴】正常構音のsaを側音化構音のsaと比較すると，側音化構音は低い周波数帯域でエネルギーが強く，高い周波数帯域では弱くなっている（図3-14）．Yamashitaら（1989）は側音化構音のʃは3〜3.5 kHzと5.5 kHz，7 kHz付近でピークがみられると報告している．

【X線像の特徴】X線映画で観察すると，舌先や前舌は下降した状態で舌中央部が挙上し，舌中央部と硬口蓋が接した状態（矢印の位置）でiが発話されている（図3-15）（加藤ら 1981）．

【超音波像の特徴】超音波の前額断撮影による と，側音化構音産生時の舌の運動が正常構音とは明らかに異なるのが観察される．図はいずれも超音波前顎規格撮影法（M/B）で撮影したものである．「キ」の正常構音発話時には，舌の運動は左右対称であるのに対して（図3-16a），「キ」の側

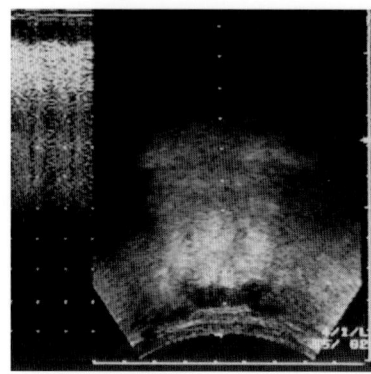

a:「キ」の正常構音
左右の舌側縁は対称的に動く。

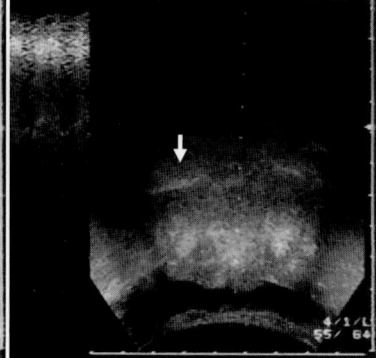

b:「キ」の側音化構音
呼気流出側（右側↓）の舌側縁は上下に動く。非流出側は動かない。

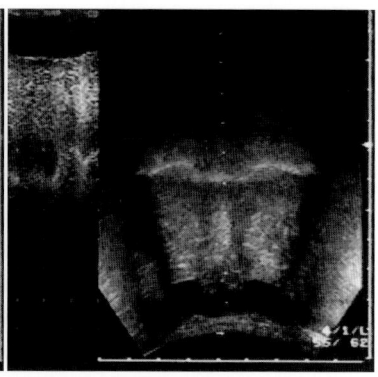

c:同症例の訓練後の「キ」
正常構音と同様左右舌側縁は対称的に動く。

図3-16　超音波前額断規格撮影法による側音化構音の観察（M/Bモード）

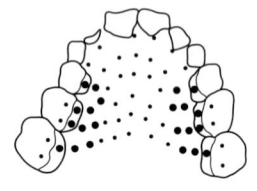

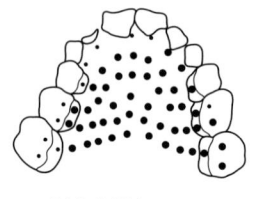

正常構音　　　　側音化構音

図3-17　iのエレクトロパラトグラム（最大接触時）

音化構音は，舌は呼気流出側である右側の舌側縁が大きく上下に動き（図3-16bの矢印），舌中央部と左側縁はほとんど動かない。訓練後の同症例の舌側縁は，左右対称で舌背中央部に呼気の流出路がみられる（図3-16c）（阿部ら 1998，加藤ら 2002）。

【パラトグラムの特徴】正常構音では発話時に口蓋正中部の舌接触は認められないが，側音化構音になると，硬口蓋のほぼ全面に舌が接触している。硬口蓋に加えて歯冠上にも電極を配置した歯冠パラトグラムによって観察すると，側音化構音の産生時に舌は硬口蓋のほぼ全体と呼気の非流出側の側方歯咬合面および口蓋側面に完全に接触している。一方，呼気流出側の舌接触は音によって異なり，母音や摩擦音では側方歯咬合面への舌接触はなく，破裂音，弾音の場合には側方歯への接触はあるものの呼気非流出側へ偏位している（図3-17）（加藤 1991）。また，軟口蓋パラトグラムによって観察すると硬口蓋だけではなく，軟口蓋上も舌が接触し正中部が閉鎖されていることが分かる（Suzuki 1989，阿部ら 1998）。

【経過】3歳以降に確定される。自然治癒することは少なく，訓練の対象となることが多い。口蓋化構音と重複して出現することがある。

c）鼻咽腔構音

口蓋裂児に比較的多く発現し，鼻咽腔閉鎖機能不全の子どもに多いことから，鼻咽腔閉鎖機能との関連が示唆されている。また，機能性構音障害児や精神発達遅滞児にもみられ，構音器官の微妙な動きが必要なイ列音やウ列音に多いことから構音運動の巧緻性も原因のひとつと考えられている。さらに，トリーチャー・コリンズ症候群の子どもに発現頻度が高かったことから，口腔咽頭形態との関連も示唆されている（平井ら 2003）。

舌が挙上して口蓋に接し，口腔への呼気を止め，呼気は鼻腔の方に流出する。その際，上咽頭で軟口蓋と咽頭後壁との狭めまたは閉鎖，開放によって音を産生する。イ列音やウ列音の他に，サ行音，ザ行音にみられることもある。構音位置は正常構音と異なるが，摩擦音は鼻咽腔構音の摩擦音に，破裂音は鼻咽腔構音の破裂音というように構音方法はそのまま保たれることが多い（阿

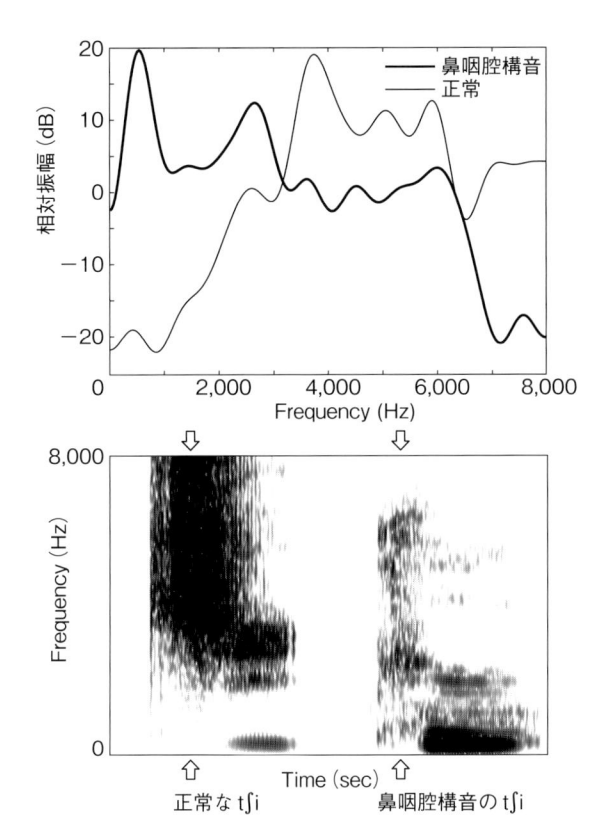

図3-18 鼻咽腔構音の音響図
注：矢印はスペクトルの切り出し点

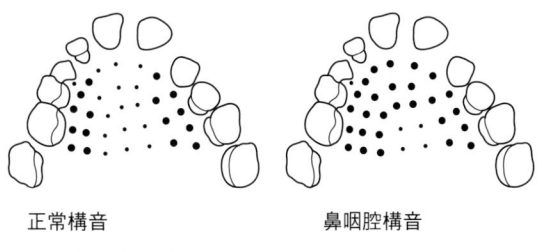

図3-19 iのエレクトロパラトグラム

部 1987, 1988)。

【聴覚的特徴】呼気が鼻腔から出されるので母音のiは鼻音Nに聴こえる。無声破裂音の場合は「クン」に近い音に，有声破裂音は「グン」に近い音に聴こえる。また，摩擦音は鼻雑音または鼻音化した摩擦音に聴こえる。鼻咽腔構音の場合，発話時の呼気はすべて鼻腔に流出するので，鼻孔を指で塞ぐと音が産生できないので聴覚的な弁別は容易である。ただし，鼻孔を閉鎖すると正常構音になることもあるので，弁別の際には注意が必要である。

【視覚的特徴】正常構音であれば呼気が口腔へ流出して鼻腔からの呼気はみられないが，鼻咽腔構音になると呼気はすべて鼻腔へ流出するので，鼻孔の下にステンレス板を置いて発話させると呼気漏出を確認できる。

【音響学的特徴】iの鼻咽腔構音は舌で口蓋を閉鎖して発するため，iのホルマント構造とは異なり，鼻腔共鳴を示すと思われる強いホルマントが200〜300 Hz付近に認められる（阿部 1987）。tʃiの鼻咽腔構音のスペクトログラムを正常なtʃiと比較すると破裂部分のスパイクフィルやそれに続く摩擦部分がほとんど認められない。また，スペクトラム包絡も正常構音とは明らかに異なる（図3-18）。

【X線像の特徴】iの鼻咽腔構音は発話時に軟口蓋はやや挙上するが咽頭後壁と接することはなく間隙がある。鼻音化した母音と同じようなX線像を呈するが，鼻音化の場合にはほとんどすべての母音で閉鎖しないのに対して，鼻咽腔構音では鼻咽腔構音以外の正常な母音では閉鎖する。s, ʃの鼻咽腔構音は発話時に軟口蓋と咽頭後壁間にわずかな間隙を認める。

【パラトグラムの特徴】母音，子音ともに発話時には，硬口蓋のほぼ全体に舌が接触する場合と，歯列弓に沿って厚く接触する場合とがあるが，いずれにしても口蓋正中部に舌が接触する。軟口蓋パラトグラムでは軟口蓋全体に舌が接触する（阿部 1987, Suzuki 1989）iのパラトグラムを示す（図3-19）。

【内視鏡像の特徴】鼻咽腔閉鎖を行う位置で音を産生するので，鼻咽腔構音の母音は軟口蓋が咽頭後壁に近づくが間隙がある状態で音が産生される。すべての母音が鼻咽腔構音になることは少ないので，鼻咽腔構音になった母音と正常な母音とを比較すると，鼻咽腔構音によるものか鼻咽腔閉鎖不全によるものかが分かる（図3-20a・b）。摩擦音も母音と同じような動態を示すが，音産生時の軟口蓋と咽頭後壁の間隙は母音産生時より狭

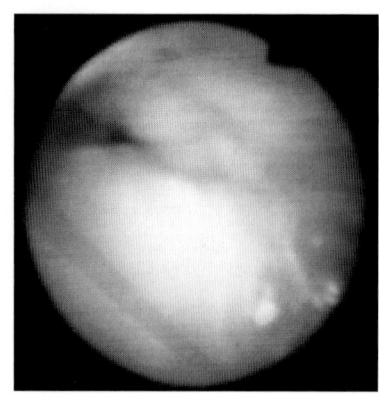

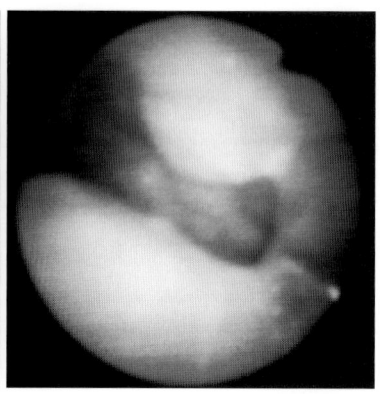

a：正常なaの発話時　　　b：同一症例の鼻咽腔構音iの発話時
図3-20　鼻咽腔構音の内視鏡所見

い。破裂音の場合は軟口蓋と咽頭後壁の間で閉鎖，開放が行われているのが観察される。

【経過】発話が始まるごく初期の頃から認められるが，自然治癒することが多い。4～5歳過ぎまで残る場合には訓練の対象となる。訓練による改善は比較的容易である（岡崎ら 1979，阿部 1988）。

D 構音障害別の発現頻度

構音障害の発現頻度は，50％（Broen ら 1996）から約75％（Dalston 1990）などさまざまである。構音障害の発現頻度に差が認められるのは，構音障害の定義，対象とする母集団の性質，すなわち対象の裂型，手術年齢，手術法，評価時年齢，鼻咽腔閉鎖機能，瘻孔，知能，聴力，口蓋裂チームによる総合的なケアを受けたかどうかなど構音障害の発現に関与すると考えられる因子が多いことがその原因である。

手術法別の報告では，粘膜骨膜弁法では構音障害の発現頻度は，51.4％（岡崎ら 1985），52％（Ainoda ら 1985），45.1％（吉増 1986），粘膜弁法の手術例で47.2％（鈴木ら 1989）とほぼ50％であった。Furlow 法での手術例については，粘膜骨膜弁法と大きな差はないとする報告（北野ら 1994）と，Furlow 法のほうが構音障害の発現頻度が低かったとする報告がある（木村ら 2000）。ま

表3-3a　構音障害の発現頻度　裂型別

裂型	正常構音（％）	構音障害（％）	全体
両側口唇口蓋裂	55（27.5）	145（72.5）	200
片側口唇口蓋裂	247（48.3）	264（51.7）	511
口蓋裂単独	236（72.4）	90（27.6）	326
全体	538（51.9）	499（48.1）	1,037

表3-3b　構音障害の内訳

	両側口唇口蓋裂	片側口唇口蓋裂	口蓋裂単独	全体
呼気鼻漏出による子音の歪み	44	48	24	116
声門破裂音	26	36	13	75
咽頭摩擦音	3	1	0	4
口蓋化構音	88	138	11	237
側音化構音	27	81	36	144
鼻咽腔構音	4	12	12	28
その他の歪み音	3	5	1	9
その他の置換	11	26	11	48
省略	0	2	0	2
計	206	349	108	663

昭和大学形成外科言語室　1980年4月～2004年3月
構音障害の重複例は独立に算出

た，裂型が重度であるほど（岡崎ら 1985，北野ら 1991），手術年齢が高いほど（岡崎ら 1992），構音障害の発現頻度は高くなる。

昭和大学形成外科において 1980～2004年の24年間に1歳半未満で口蓋の手術を行い，5歳時に訓練や再手術を受けていなかった1,037症例の構音障害の発現頻度を**表3-3a**に示したが，構音障

害の発現頻度は51.9%であり，約半数の症例に構音障害を認めた．裂型別に見ると裂の程度が重度である両側口唇口蓋裂での構音障害の発現頻度が72.4%と最も高く，次いで片側口唇口蓋裂，口蓋裂単独の順であった（表3-3a）．構音障害の内容は口蓋化構音が最も多く，次いで側音化構音，声門破裂音の順であった．裂型との関係では，両側口唇口蓋裂や片側口唇口蓋裂で口蓋化構音や側音化構音が多く，一方，口蓋裂単独や粘膜下口蓋裂では声門破裂音や呼気鼻漏出による子音の歪みの発現頻度が高い（表3-3b）．

以上述べたように，ほぼ50%に達する構音障害の発現頻度をより低下させるために，手術法，手術年齢，言語管理のあり方など，関連する因子について検討し，改善を図っていくことが必要である．

• 文献

1) 阿部雅子（1987）：鼻咽腔構音（いわゆる鼻腔構音）の病態—音の分析と構音動態の観察．音声言語医学 28：239-250.
2) 阿部雅子（1988）：鼻咽腔構音（いわゆる鼻腔構音）の臨床研究．音声言語医学 29：8-14.
3) 阿部雅子，石毛美代子，森浩一，他（1998）：側音化構音の構音動態の観察—超音波断層法による観察．音声言語医学 39：9-15.
4) 阿部雅子（2008）：構音障害の臨床．基礎知識と実践マニュアル改訂2版，金原出版，p7.
5) Ainoda N, Yamashita K, Tsukada S (1985)：Articulation at age 4 in children with early repair of cleft palate. *Ann Plast Surg* 15：415-422.
6) Ainoda N, Okazaki K (1996)：Results of systematic speech sound monitoring in children with cleft palate. *Folia Phoniatrica* 48：86-91.
7) 荒井隆行，岡崎恵子，今富摂子（1995）：合成音声を用いた［s］の口蓋化構音構音の音響分析に関する検討．音声言語医学 36：350-354.
8) Bishop DVM, Edmundson A (1986)：Is otitis media a major cause of specific developmental language disorders？ *Brit J Disord Commun* 21：321-338.
9) Broder HL, Richman LC, Matheson PB (1998)：Learning disability, school achievement, and grade retention among children with cleft—a two-center study. *Cleft Palate Craniofac J* 35：127-131.
10) Broen PA, Moller MT, Carlstrom J, et al (1996)：Comparison of the hearing histories of children with and without cleft palate. *Cleft Palate Craniofac J* 33：127-133.
11) Bzoch KR (1979)：Measurement and assessment of categorical aspects of cleft palate speech. *In* Bzoch KR (ed)：*Communicative Disorders Related to Cleft Lip and Palate*, Little, Brown and Company, pp161-191.
12) Chapman KL (1993)：Phonologic processes in children with cleft palate. *Cleft Palate Craniofac J* 30：64-72.
13) Dalston RM (1990)：Communication skill of children with cleft lip and palate—a status report. *In* Bardach J, Morris HL (eds)：*Multidisciplinary Management of Cleft Lip and Palate*, WB Saunders, Philadelphia, pp746-748.
14) D'Antonio LL, Muntz HR, Province MA, et al (1988)：Laryngeal/voice findings in patients with velopharyngeal dysfunction. *Laryngoscope* 98：432-438.
15) 藤原百合，相野田紀子（2003）：口蓋裂言語の評価に関する一考察—国際的流れの中で．日口蓋誌 28：277-279.
16) 藤原百合（2004）：口蓋裂言語の国際的評価基準に関するNIDCD（NIH）WA—ワークショップに参加して．日口蓋誌 29：325-327.
17) 藤原百合，山本一郎：エレクトロパラトグラフィ（EPJ）を用いた口蓋裂術後症例の歯茎音構音動態の分析．音声言語 51：26-31.
18) 福迫陽子，沢島政行，阿部雅子（1974）：口蓋裂術後の言語症状の経過—1～3歳手術例について．音声言語医学 15：37-46.
19) 船山美奈子，阿部雅子，加藤正子，他（1989）：構音検査法に関する追加報告．音声言語医学 30：285-292.
20) 船山美奈子，岡崎恵子（監訳）（2001）：音韻発達から評価・訓練まで—構音と音韻の障害．協同医書出版社，pp270-276．[Bernthal JE, Bankson NW (1998)：*Articulation and Phonological disorders*, 4th ed, Allyn & Bacon].
21) Friel-Patti S, Finitzo T (1990)：Language learning in a prospective study of otitis media with effusion in the first two years of life. *J Speech Hear Res* 33：188-194.
22) Gibbon FE, Crampin L (2001)：An electropalatographic investigation of middorsum palatal stops in an adult with repaired cleft palate. *Cleft Palate Craniofac J* 38：96-105.
23) Greene MCL (1960)：Speech analysis of 263 cleft palate cases. *J Speech Hear Disord* 25：43-48.
24) Hodson BW, Chin L, Redmond B, et al (1983)：

Phonological evaluation and remediation of speech deviations of a child with a repaired cleft palate. *J Speech Hear Disord* 48：93-98.

25) 平井沢子, 岡崎恵子, 荒井隆行 (1994)：小児の開鼻声の定量的評価—スペクトラムエンベロープの傾きを用いて. 音声言語医学 35：199-206.

26) 平井沢子, 加藤正子, 木村智江, 他 (2003)：口蓋裂を伴うトリーチャーコリンズ症候群10例の口蓋裂初回手術後の構音. 音声言語医学 45：52-53.

27) 本庄巖, 一色信彦 (1970)：口蓋裂音声における咽頭破裂音のレ線的分析. 耳鼻臨床 63：979-984.

28) Hutters B, Henningsson G (2004)：Speech outcome following treatment in cross-linguistic cleft palate studies—methodological implications. *Cleft Palate Craniofac J* 41：544-549.

30) 今泉敏 (2001)：鼻声の音響学. JOHNS 17：1085-1088.

28) 今井徹, 中村信二, 平原達也, 他 (1985)：口蓋裂音声の微温性の定量的評価. 日本音響学会誌 41：69-76.

31) 今富摂子, 荒井隆行, 加藤正子 (2003)：開鼻声の聴覚判定における嗄声の影響—音源フィルタ理論による検討. 音声言語医学 44：304-314.

32) 磯部美也子, 川野通夫, 他 (1990)：咽頭破裂音の観察. 音声言語医学 31：79.

33) 磯部美也子, 川野通夫, 本庄巖, 他 (1991)：咽頭破裂音の観察 (第2報). 音声言語医学 32：71-72.

34) 磯部美也子, 川野通夫, 田野口二三子, 他 (1994)：咽頭破裂音の構音運動. 耳鼻臨床 7：933-940, 1994.

35) Jones CE, Chapman KL, Hardin-Jones MA (2003)：Speech development of children with cleft palate before and after palatal surgery. *Cleft Palate Craniofac J* 40：19-31.

36) 加藤正子, 岡崎恵子, 鈴木規子, 他 (1981)：側音化構音の5症例. 音声言語医学 22：293-303.

37) 加藤正子, 岡崎恵子 (1988)：口蓋裂児の構音発達. 音声言語医学 29：91-92.

38) 加藤正子 (1991)：側音化構音の動態について—エレクトロ歯冠パラトグラフによる観察. 音声言語医学 32：18-31.

39) 加藤正子, 岡崎恵子, 大久保文雄, 他 (1993)：口蓋裂児にみられる構音障害——口蓋化構音と側音化構音構音について. 日口蓋誌 18：172-180.

38) 加藤正子, 岡崎恵子 (1995)：口蓋乳児の言語指導. 音声言語医学 36：298-305.

40) 加藤正子, 大塚義顕, 向井美惠, 他 (2002)：超音波前額断規格撮影法による側音化構音の観察. 音声言語医学 43：30-39.

41) Kawano M, Isshiki N, Harita Y, et al (1985)：Laryngeal fricative in cleft palate speech. *Acta Otolaryngol Suppl* (Stockh) 419：180-188.

42) 川野通夫, 田野口二三子, 木戸直博, 他 (1992)：口蓋裂患者の喉頭内腔の異常運動—破裂音構音時の観察. 耳鼻臨床 85：1265-1268.

43) Kido N, Kawano M, Tanoguchi F, et al (1992)：Glottal stop in cleft palate speech. *Studia Phonologica* 26：34-41.

44) Kido N, Kawano M, Tanoguchi F, et al (1993)：Glottal stop in cleft palate speech (2nd report) — dynamic alterations of laryngeal movement during production of voiceless stop CV syllables. *Studia Phonologica* 27：33-41.

45) 北野市子, 朴修三, 北野幸恵, 他 (1991)：静岡県立子ども病院における唇顎口蓋裂初回手術後の言語成績. 形成外科 34：687-692.

46) 北野市子, 朴修三, 加藤光剛, 他 (1994)：当院におけるFurlow法による口蓋形成術後の言語成績. 日口蓋誌 19：16-21.

47) 木村智江, 宇田川晃一, 北川裕子, 他 (2000)：Furlow法における口蓋裂初回手術後の言語成績—pushback法との比較. 日口蓋誌 25：277-285.

48) 国吉京子, 井上幸, 中島誠, 他 (1989)：口蓋裂児の子音構音発達. 耳鼻臨床 82：1587-1592.

49) Lohmander-Agerskov A, Soderpalm E, Friede H et al (1994)：Pre-speech in children with cleft lip and palate or cleft palate only—phonetic analysis related to morphologic and functional factors. *Cleft Palate Craniofac J* 31：271-279.

50) Lynch JI, Fox DR, Brookshire BL (1983)：Phonological proficiency of two cleft palate toddlers with school-age follow-up. *J Speech Hear Disord* 48：274-285.

51) McWilliams BJ, Morris HL, Shelton RL (1990)：*Cleft Palate Speech*, 2nd ed, BC Decker, Philadelphia, pp163-196, pp248-269.

52) Menyuk P (1980)：Effect of persistent otitis media on language development. *Ann Otol Rhinol Laryngol* 89 (Suppl 68)：257-263.

53) 三浦真弓, 楠田理恵子 (1993)：精神発達遅滞を伴う成人未手術口蓋裂症例に見られた咽頭破裂音. 聴能言語学研究 10：177-182.

54) Millard R (1980)：Cleft palate and communication disorders. *Ear Nose Throat J* 59：54-61.

55) Moll KL (1968)：Speech characteristics of individuals with cleft lip and palate. (*In*) Spriestersbach DC, Sherman D (eds)：*Cleft Palate and Communication*, Academic Press, New York, pp61-118.

56) Morley ME (1973)：*Cleft Palate and Speech*, 7th ed, Churchill Livingstone, Edinburgh, pp171-210.

57) 文部科学省特別支援教育課 (2005)：特殊教育資料 (平成16年度).

58) 長澤泰子, 梅村正俊 (1989)：側音化構音の

prevalence に関する研究. 国立特殊教育総合研究所研究紀要 16：83-90.
59) 野田雅子, 岩村由美子, 内藤啓子, 他 (1969)：幼児の構音能力の発達に関する研究. 日本総合愛育研究所紀要 4：153-171.
60) 岡崎恵子, 佐藤美子, 原口正久 (1979)：口蓋裂幼児の異常構音の経過. 音声言語医学 20：113-122.
61) 岡崎恵子, 鬼塚卓弥, 阿部雅子, 他 (1980)：口蓋裂における異常構音としての口蓋化構音について—ダイナミック・パラトグラフおよびX線映画による観察. 音声言語医学 21：109-120.
62) 岡崎恵子 (1982)：口蓋裂言語のⅠ型としての口蓋化構音. 日形会誌 1：164-176.
63) 岡崎恵子, 加藤正子, 鬼塚卓弥, 他 (1984)：口蓋化構音症例の口蓋形態. 日形会誌 4：304-315.
64) 岡崎恵子, 加藤正子, 鬼塚卓弥, 他 (1985)：口蓋裂初回手術後の言語成績. 日口蓋誌 10：161-168.
65) 岡崎恵子, 加藤正子 (1988)：口蓋化構音の音響分析—［s］について. 音声言語医学 29：225-231.
66) Okazaki K, Kato M, Onizuka T (1991)：Palate morphology in children with cleft palate with palatalized articulation. *Ann Plast Surg* 26：156-163.
67) 岡崎恵子, 加藤正子, 大久保文雄, 他 (1992)：口蓋裂の手術年齢と言語成績. 形成外科 35：1467-1472.
68) 岡崎恵子, 大澤富美子, 加藤正子 (1998)：口蓋裂児の言語発達—音韻プロセス分析による検討. 音声言語医学 39：202-209.
69) 岡崎恵子, 大澤富美子, 加藤正子, 他 (1999)：口蓋化構音を認めた口蓋裂児の構音発達—音韻プロセス分析による検討. 音声言語医学 40：357-363.
70) 王国民, 髙橋浩二, 和久本雅彦, 他 (1991)：声門破裂音の音響特性評価. 日口蓋誌 16：37-55.
71) 小澤由嗣, 岡崎恵子 (1994)：口蓋化構音の構音動態と音響的特徴の関連—症例間の差異の検討. 音声言語医学 35：322-330.
72) 大澤富美子 (1995)：ダウン症児の構音—音韻プロセス分析による検討. 音声言語医学 36：274-285.
73) Paul R, Lynn TF, Lohr-Flanders M (1993)：History of middle ear involvement and speech/language development in late talkers. *J Speech Hear Res* 36：1055-1062.
74) Peterson-Falzone SJ, Hardin-Jones MA, Karnell MP (2001)：*Cleft Palate Speech*, 3rd ed, Mosby, St Louis, pp163-134.
75) Richman LC, Eliason MJ, Lindgren SD (1988)：Reading disability in children with clefs. *Cleft Palate Craniofac J* 25：21-25.
76) Schere NJ, D'Antonio, LL (1995)：Parent questionnaire for screening early language development in children with cleft palate. *Cleft Palate Craniofac J* 32：7-13.
77) 城本修, 城本貞子, 森一功, 他 (1997)：鼻咽腔閉鎖機能が発声機能に及ぼす影響—鼻咽腔閉鎖機能不全症例の検討 (第6回). 言語臨床研究会発表論文集 6：132-146.
78) Straus RP, Broder H (1993)：Children with cleft lip palate and mental retardation—a subpopulation of cleft-craniofacial team patients. *Cleft Palate Craniofac J* 30：548-556.
79) 鈴木恵子, 岡本朗子, 原由紀, 他 (1989)：口蓋粘膜弁法の術後言語成績. 日口蓋誌 14：123-131.
80) 鈴木恵子, 岡本朗子, 原由紀, 他 (1993)：口蓋裂児の構音発達—子音の習得と異常構音の経過. 音声言語医学 34：189-197.
81) 鈴木規子, 道健一, 高橋正行, 他 (1980)：ダイナミック・パラトグラフィーによる口蓋裂術後患者の構音運動様式に関する研究—歯音・歯茎音における接触パターン分類の試み. 日口蓋誌 5：162-179.
82) 鈴木規子 (1983)：軟口蓋パラトグラフによる口蓋裂患者の異常構音の観察. 聴覚言語障害 12：61-70.
83) Suzuki N (1989)：Clinical applications of EPG to Japanese cleft palate and glossectomy patients. *Clin Linguist Phon* 3：127-136.
84) 田野口二三子, 酒井俊一, 川野通夫, 他 (1993)：口蓋裂言語の喉頭摩擦音・破擦音. 耳鼻臨床 86：253-264.
85) Trost JE (1981)：Articulatory addition to the classical description of the speech of persons with cleft palate. *Cleft Palate J* 18：193-203.
86) Yamashita Y, Michi K (1989)：Misarticulation caused by abnormal lingual-palatal contact in patients with cleft palate with adequate velopharyngeal function. *Cleft Palate Craniofac J* 28：360-366.
87) 綿巻徹 (2001)：第4章 発話構造の発達. 秦野悦子 (編)：ことばの発達入門, 大修館. pp82-115.
88) 米田真弓 (1996)：口蓋裂術後患児の構音習得に関する経年的研究. 阪大歯学雑誌 41：100-117.
89) 吉増秀実, 大平章子, 塩田重利, 他 (1986)：唇・顎・口蓋裂患者に対する初回口蓋形成手術の遠隔成績・第1報—1歳代および2歳代手術例の言語成績について. 日口蓋誌 11：62-69.

第4章 口蓋裂言語の評価

　口蓋裂の言語臨床の中で，口蓋裂言語の評価は手術の結果を判定し，術後の治療方針を立てる上できわめて重要な位置を占めている。また，第2章で述べたように粘膜下口蓋裂や先天性鼻咽腔閉鎖不全症の場合は，言語の評価は診断と治療方針を決定する上で必須のものである。したがって，言語臨床家は，すべての評価項目に精通し，臨床の場で的確に評価することができなければならない。

　以下に評価の観点と評価法について項目別に述べる。

1. 基本事項

A 裂型の判定

　裂型を判定して記載する。言語臨床家にとって評価が必要と思われる裂型を図4-1aに示す。手術施設の場合はカルテから，術後の経過観察や訓練を行うために紹介を受けた施設では紹介状から転記する。図示が可能なら右の図に裂型の状態を実線で記載する。粘膜下口蓋裂や先天性鼻咽腔閉鎖不全症の場合は言語臨床家の評価と，医師の診察の結果を総合して確定診断をする。同時に，合併症がある場合は，その病名を記載する。

B 治療歴

　現在まで受けてきた治療のうち，言語に関係すると思われる情報を手術歴，矯正・補綴治療歴，言語相談・指導歴別に記載する。手術に関しては初回口唇手術・初回口蓋手術，顎裂部骨移植，口蓋の二次手術（瘻孔閉鎖・咽頭弁など），上下顎骨切り術・上下顎骨延長などの治療を受けた時期，年齢，手術機関，内容，担当医などを記載する。矯正・補綴治療については，術前顎矯正装置（PNAM，Lathamなどの装置），口蓋床（哺乳床・ホッツ床など）や口蓋手術後の発音補助装置，瘻孔閉鎖床について，同様に記載する（図4-1b・c）。

　言語については，発達歴と相談・指導を受けた時期，年齢，機関，内容，担当者を同様に記載する。

2. 口腔・顔面の形態と機能の評価

　口唇裂・口蓋裂は，口腔・顎顔面の形態障害のため，その評価は重要である。器官の形態のみならず機能を評価し，かつその機能が摂食・発声発語にどのように影響しているかを観察して評価することが重要となる。口腔・顔面の評価は，手術や歯科治療の前後のほかに，発達によって変化を示すので定期的に行う。また，口蓋裂は合併症の頻度が高く，類似疾患である先天性鼻咽腔閉鎖不全症ともども特徴的な顔貌を示す症例も多いので，個々の器官の変形や左右の対称性の評価だけではなく，顔貌全体を評価することも大事である。したがって，各症候群の顔面の特徴に予め精通することが大事である（第10章参照）。

　表4-1に口腔・顔面の評価項目を示す。

a: 裂型

（該当する項目に○をつける）

	裂型	裂側	程度
	口唇裂	両, 右, 左	不全, 完全
	口唇顎裂	両, 右, 左	不全, 完全
	口唇口蓋裂	両, 右, 左	不全, 完全
	硬軟口蓋裂	〈合併症〉	
	軟口蓋裂		
	粘膜下口蓋裂		
	先天性鼻咽腔閉鎖不全症		

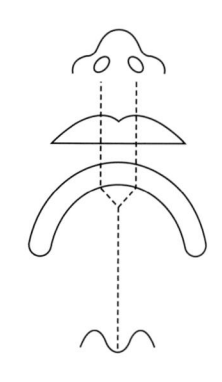

b: 治療歴（手術）

手術時期				手術箇所	手術法	機関名	担当医
年	月	歳	月				
年	月	歳	月				
年	月	歳	月				

c: 口蓋床・補綴的発音補助装置

装着時期				内容	機関名	担当医
年	月	歳	月			
年	月	歳	月			
年	月	歳	月			

図 4-1　基本情報

表 4-1　口腔顔面の形態と機能

器官	形態	機能
顔面（耳介）	大きさ　変形　対称性	
鼻（鼻孔・鼻中隔）	変形　対称性	鼻腔通気
顎	大きさ　対称性	開閉　左右
口唇・人中	変形　対称性 瘢痕	開閉　突出 口角を引く
舌	大きさ　対称性　舌小帯短縮	挺出　後退 舌先運動（左右　挙上　反転）
硬口蓋	大きさ　変形　対称性 深さ　瘢痕 瘻孔（大きさ　位置）	呼気・飲食物の鼻腔漏出
軟口蓋	長さ 瘻孔（大きさ　位置）	挙上運動
口蓋垂	口蓋垂裂（粘膜下口蓋裂）	
咽頭	咽頭腔の深さ 口蓋扁桃 パッサーバン隆起	咽頭側壁の動き
歯（歯槽）	欠損歯　過剰歯　捻転歯　う歯　顎裂 歯列不正（変形　対称性） 咬合不正（切端咬合　反対咬合　開咬）	

A 鼻

 形態については外鼻の変形の有無，鼻孔の変形や狭窄，対称性を評価する（図4-2a・b）。

 鼻に変形や狭窄があると，鼻腔通気が不良になるので，機能としては安静時の鼻呼吸の状態を観察する。鼻腔通気の検査は，鼻息鏡を鼻孔の下に当て口唇を閉鎖した状態で鼻孔から呼気の流出が見られるか，また，左右同程度に流出しているかを鼻息鏡のくもりの状態で判定する。検査前に，十分に鼻汁をかませることが必要である。日常生活で口を開いていることが多いかどうか，鼻汁を出していることが多いかどうか，また，睡眠時に呼吸がたびたび止まることがある睡眠時無呼吸症候群の疑いがないかを養育者に尋ねる。

B 口唇

 形態については赤唇左右の対称性，キューピッド弓の形が保たれているか，人中の形成がされているかどうかをみる（図4-2a・b）。

 機能としては口唇の開閉動作，口唇の突き出しや横へ引く動作を評価する。摂食動作時に口唇を閉じているかどうかの観察も必要である。

C 舌

 形態については舌の大きさが適切かどうか，舌小帯短縮があるかどうかをみる。舌の大きさについては舌が伸縮性に富むものであることから形態を同定するのは困難であるが，舌の全体または一部が肥大している場合を巨舌症（macroglossia，図4-3）としている。原因は先天性筋性によるもの，後天性としてリンパ管腫によるもの，血管腫によるもの（アミロイドーシスによる），症候群の特徴の一つとしてみられる場合がある（図4-3）。小舌症（microglossia）は稀であるが，舌，下顎は小さく，下顎歯列弓は狭窄している（図4-4）。小舌症では舌先の挙上は困難である（岡崎ら1993）。舌を口唇の外へ突き出させ先端がハート型につれていたり，舌先の挙上が困難な場合は舌小帯短縮症（tongue-tie）の疑いがある（図4-5a・b）。舌小帯の短縮の程度を，最大開口時における舌先の挙上度から3段階（軽度；1/2以上，中等度；咬合平面から1/2まで，重度；咬合平面に達しない）で評価する方法もあり，中等度以上だと嚥下・摂食や構音の障害が生ずる場合がある（道 2000）。舌小帯短縮で影響を受けるのは舌先音であるが，最も障害される音はr音である。5～6歳以上であれば舌先音，特にrの産生が十分にできるかどうかをみる。しかし，舌小帯短縮は一般に考えられているほど構音には影響を及ぼさない。子どもの場合，音が産生されない原因は構音発達の未熟さ，発語器官の随意運動の未熟さによることも考えられるので，年齢，発達，構音の状態を評価して，経過観察にするか手術の適応かを決める。

 舌は構音運動の主体をなすものであり，形態より機能の評価が重要である。舌の挙上や左右運動など舌の粗大運動を評価する。正常の舌運動の標準資料としては子どもの随意運動発達検査（山根 1990）があるので参考にする。また，摂食動作の観察も重要で，食塊を丸のみにするのではなく，舌を十分に使って正しい咀嚼運動をしているかどうかを観察する。

D 硬口蓋

 形態については口蓋の深さや幅，瘢痕・口蓋粘膜の滑らかさと瘻孔の有無について調べる。硬口蓋の形態を正確に測定するには石膏模型や光三次元計測器による計測が必要であるが，臨床上は視診で正常より深いか，浅いか，幅が十分かどうかをみる。

 瘻孔とは口腔側と鼻腔側が交通しているものを言う（図4-6a・b）。大きさや位置によってスピーチへの影響が異なるので，大きさと位置を記録する。大きさは直径で，位置は硬口蓋を前後方向

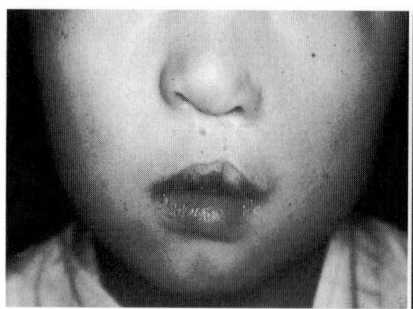

a：鼻翼の下垂・キューピッド弓の上昇　　b：鼻孔・口唇の非対称，瘢痕
図4-2　鼻・口唇の形態の評価

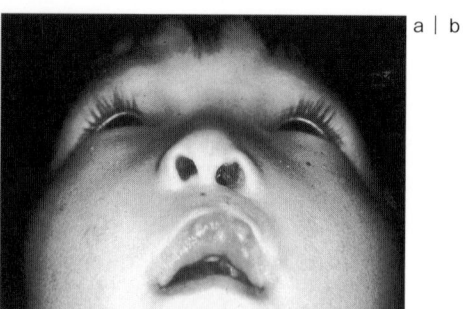

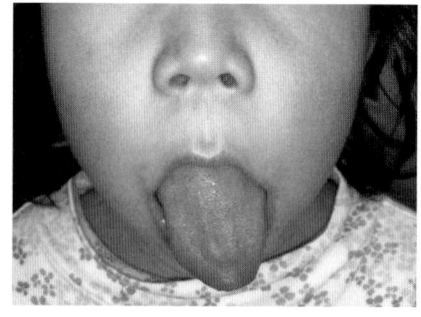

図4-3　巨舌症（Beckwith-Wiedemann症候群；舌突出時）
（埼玉県立小児医療センター形成外科渡邊彰二氏 提供）

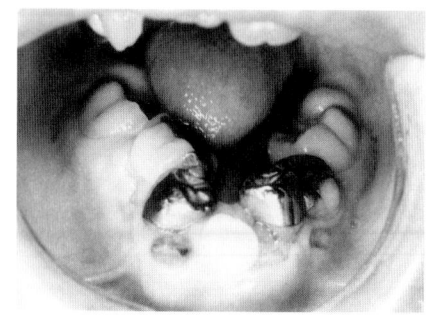

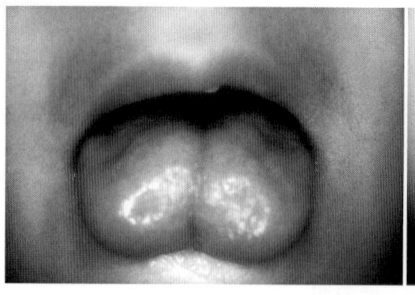

図4-4　小舌症の口腔内所見

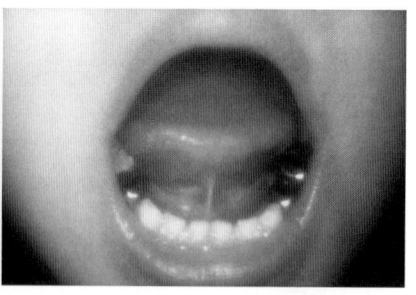

a：舌突出時　　b：舌先挙上時（中等度例）
図4-5　舌小帯短縮症

に3等分して表す（図4-7）。一般に瘻孔が大きいほど，口蓋での位置が後方にあるほどスピーチに影響する（岡崎ら 1982）。瘻孔の大きさは顎の発育や矯正治療に伴って変化することがあるので，継時的に記録をとる必要がある。写真で記録しておくとよい。瘻孔が残存すると摂食時に飲食物の鼻腔漏出がみられることがあるので，食べ物の鼻腔漏出の有無，頻度，漏出した飲食物の種類や形態について記録する。食形態としてはヨーグルト，チョコレートのように粘性度が高いものが瘻孔から漏出することが多い。スピーチに関しては鼻咽腔閉鎖機能検査の項を参照されたい。口蓋の初回手術が二段階法の場合，硬口蓋は未手術であり，一段階法の場合でも顎裂部骨移植前は一次口

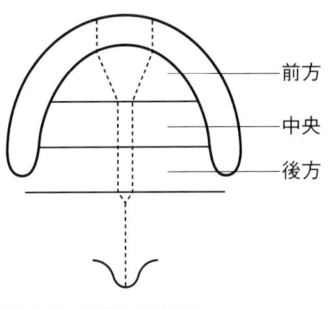

2. 口腔・顔面の形態と機能の評価　55

図 4-7　瘻孔の位置

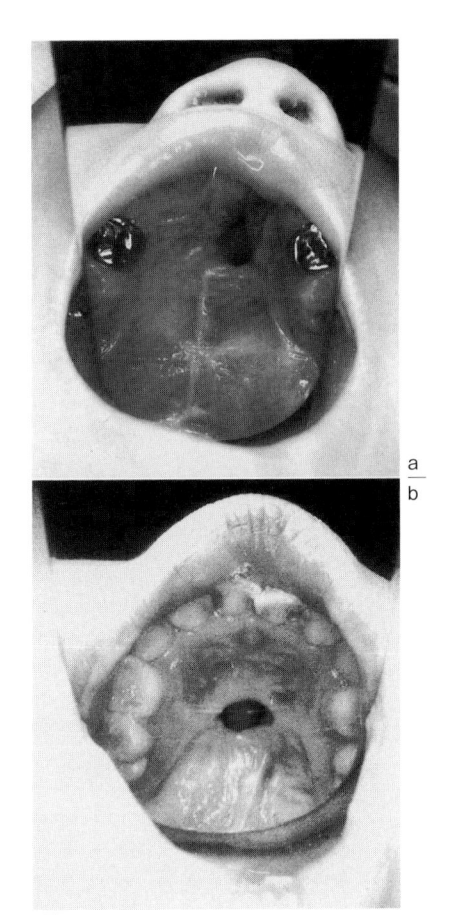

図 4-6　瘻孔
a：前方部
b：中央部

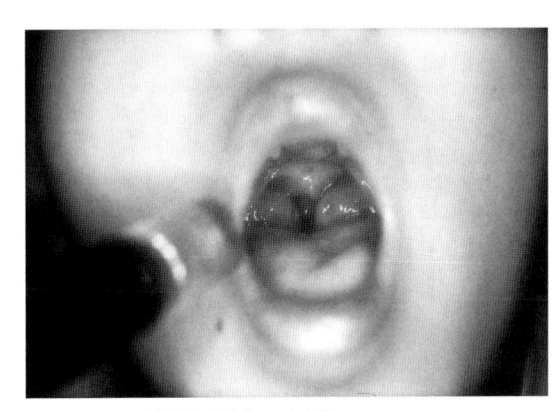

図 4-8　口蓋扁桃（肥大Ⅲ度例）

蓋を閉じていない例もあるので，未閉鎖を瘻孔と誤らないように評価する。

E　軟口蓋・口蓋垂

　形態としては瘻孔の有無をみる。瘻孔の評価は硬口蓋の場合に準じる。軟口蓋の瘻孔は術後の経過中に小さくなることがある。粘膜下口蓋裂が疑われる場合には，口蓋垂裂の有無，軟口蓋正中部の透過性，発声時の軟口蓋の運動に注目する（第2章参照）。稀な症例としては先天性軟口蓋形成不全がある（中川ら 1995）。
　軟口蓋の長さと機能については，次項「鼻咽腔閉鎖機能の評価」を参照されたい。

F　咽頭

　口蓋扁桃肥大の有無や程度を調べる。口蓋扁桃肥大の程度はマッケージーによる3段階（Ⅰ度；前口蓋弓よりわずかに出ている　Ⅱ度；Ⅰ度とⅢ度の間　Ⅲ度；両側の扁桃が近接している）で評価する（図4-8）。
　咽頭側壁の動きや咽頭腔の深さについて評価する（鼻咽腔閉鎖機能検査の項を参照）。パッサーバン隆起（第2章参照）が観察された場合は記載する。

G　喉頭

　耳鼻科検査の項を参照。
　機能としては嗄声の有無と種類（粗糙性，気息

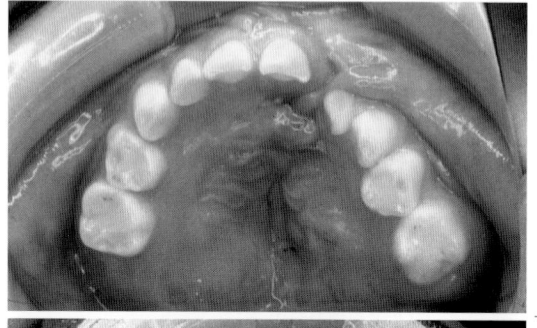

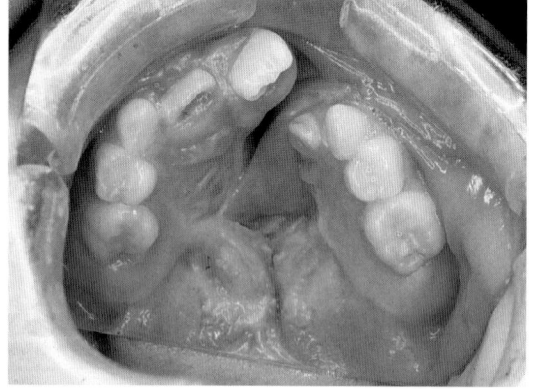

図4-9 乳歯列
a：ほぼ正常（昭和大学小児歯科学教室 提供）
b：変形あり（あいがせ矯正歯科 提供）

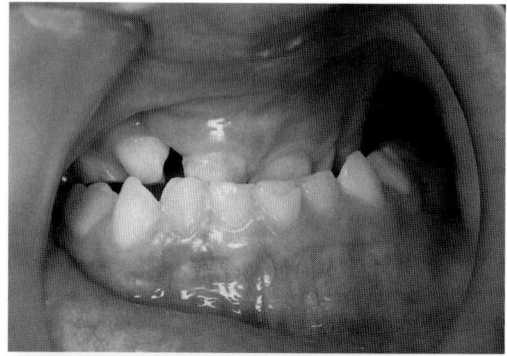

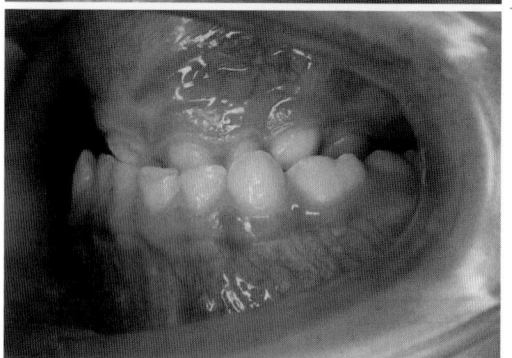

図4-10 咬合の評価（あいがせ矯正歯科 提供）
a：前歯部反対咬合
b：臼歯部反対咬合

性，努力性，無力性），程度を聴覚的に判定する（日本音声言語医学会 2009）。

H 歯（歯槽）

歯の萌出の状態をみる。年齢から見て歯の萌出が遅いかどうか，欠損歯や過剰歯の有無，齲歯の状態をチェックして記載する。顎裂がある場合は裂隙の大きさ，骨移植後は骨架橋が形成されているかの情報を得る。特に唇顎裂を伴う場合は，上顎に歯列不正が生じやすいので，歯列不正の有無をみる（図4-9a・b）。咬合については，前歯部は正常被蓋，切端咬合，反対咬合，開咬（open bite）を，臼歯部では反対咬合の有無を判定する（図4-10a・b，4-11a・b）。開咬が認められた場合は指しゃぶりの習慣があったか，今も続いているかを尋ねる。

3. 鼻咽腔閉鎖機能の評価

口蓋裂の言語臨床では重要な評価であり，以下に述べるようないくつかの検査を行って総合的に判定する。筆者らは，1993年に日本音声言語医学会の口蓋裂言語小委員会において，鼻咽腔閉鎖機能検査法を作成した（大平ら 1993）。そこでは，3段階で評価したが，治療方針との対応が明確でないこと，国際的評価基準（藤原ら 2003，Lohmanderら 2009, Henningssonら 2008）に照らし合わせて，2008年日本コミュニケーション障害学会口蓋裂言語委員会において，4段階評価からなる口蓋裂言語検査—言語臨床用—を作成した（図4-12，三浦ら 2009）。本検査は，言語臨床の場において機器を使用しなくても簡便に評価

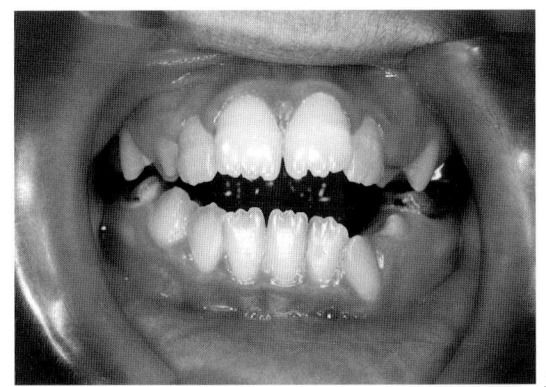

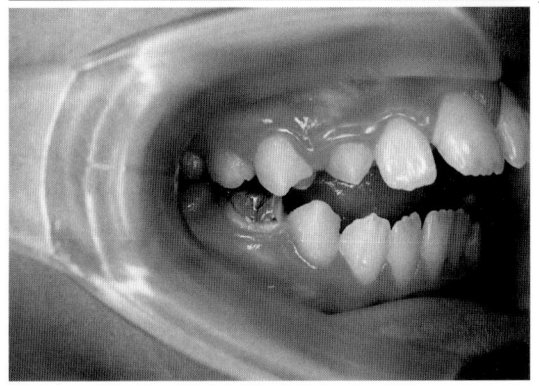

図4-11　咬合の評価（あいがせ矯正歯科　提供）
a：前歯部開咬（正面）
b：前歯部開咬（側面）

が可能で，結果を共有できるため，他施設とのスムーズな情報交換ができる臨床的な検査である．音声言語の評価とブローイングによる検査を主体に，補足的に口腔視診の評価を加えて，各検査の結果から鼻咽腔閉鎖機能の程度が判定できるチャートから構成されている．また同時に，検査の実施手順と4段階の音声言語評価の基準となる音声サンプルのDVDが添付されている．本項では，この検査を基本として，現在使用されている機器による鼻咽腔閉鎖機能の評価を含め，総合的に鼻咽腔閉鎖機能を評価することの重要性を述べる．

A　音声言語の評価

　音声言語の聴覚評価により開鼻声（hypernasality）と呼気鼻漏出による子音の歪み（nasal emission）を評価する．言語臨床家にとって音声言語の聴覚評価はきわめて重要な検査であるため，あらかじめ基準音声サンプル（DVD）を参照して聞き取りに習熟することが必須である．

　聴覚判定の程度は，0：なし　1：軽度あり　2：中等度あり　3：重度あり　の4段階で行う．患者の協力が得られなくて，検査が実施できないときは，検査不能とする．補綴物を装着して検査をしたときは別途その旨を記載する．

1. 開鼻声 *hypernasality*

　開鼻声は共鳴の異常，すなわち鼻腔共鳴の過剰により鼻音化する母音を評価する．したがって，母音に着目して聴き取る．評価対象は，単母音/a/，/i/，短文，会話で評価する．単母音は軟起声（声帯を詰めず開いた柔らかい声）で刺激し復唱させる．複数回行う．聴覚判定に使用する検査文は4文あるが，そのうち，「あおい　いえは　いいよ」はほとんどの音が母音で出来ているため，開鼻声を判定するのに有効である．

　次に，母音発声時の呼気の鼻漏出の有無と程度を鼻息鏡を用いて，呼気鼻漏出の程度を，－：なし，＋：2 cm未満，＋＋：2 cm以上の3段階で行う．

　開鼻声はないが，呼気鼻漏出がみられるなど，開鼻声の聴覚判定と呼気鼻漏出の判定が一致しない場合があるので，はじめから鼻孔に鼻息鏡をあてた状態で聴覚判定を行わない．検査はタイミングよく行い，発声前の呼気鼻漏出は評価の対象としない．

2. 呼気鼻漏出による子音の歪み *nasal emission*

　口腔内圧が高い破裂音や破擦音，摩擦音産生時に鼻咽腔閉鎖機能が不良の場合，呼気が鼻腔より漏出することによって，呼気鼻漏出による子音の歪み，すなわち子音が弱音化したり鼻音化する．音産生時に鼻腔からの気流雑音，すなわち，鼻雑音（nasal snort）や発声時やブローイング時に鼻孔・鼻翼，顔面を歪める鼻渋面（nasal grimace）

1) 音声言語の評価（DVD参照）

◀開鼻声▶

	聴覚判定	鼻雑音	鼻渋面	呼気鼻漏出の程度
a	0 1 2 3 検査不能	－ ＋	－ ＋	－ ＋ ＋＋
i	0 1 2 3 検査不能	－ ＋	－ ＋	－ ＋ ＋＋
短文・会話	0 1 2 3 検査不能	－ ＋	－ ＋	

◀呼気鼻漏出による子音の歪み▶

	聴覚判定	鼻雑音	鼻渋面	呼気鼻漏出の程度
pa(ba)	0 1 2 3 検査不能	－ ＋	－ ＋	－ ＋ ＋＋
ka	0 1 2 3 検査不能	－ ＋	－ ＋	－ ＋ ＋＋
sa	0 1 2 3 検査不能	－ ＋	－ ＋	－ ＋ ＋＋
短文・会話	0 1 2 3 検査不能	－ ＋	－ ＋	

◀閉鼻声▶ なし あり　　◀嗄声▶ なし あり

◀構音障害▶ なし あり ［声門破裂音　　咽（喉）頭摩擦音・破擦音　　咽（喉）頭破裂音　　口蓋化構音
　　　　　　　　　　　側音化構音　　鼻咽腔構音　　　　　　　　　　　　その他（　　　　　　　　　）］

誤っている子音［　　　　　　　　　　　　　　　　　　　　　　　　　　　　　　　　　　　］

2) ブローイング検査：ソフトブローイング　ハードブローイング

	呼気鼻漏出の程度	鼻息鏡図	呼気鼻漏出の程度	鼻息鏡図
	－ ＋ ＋＋ 検査不能	3 2 1 0 1 2 3	－ ＋ ＋＋ 検査不能	3 2 1 0 1 2 3
補綴物使用時	－ ＋ ＋＋ 検査不能	3 2 1 0 1 2 3	－ ＋ ＋＋ 検査不能	3 2 1 0 1 2 3

◀呼気鼻漏出の変化▶
◀鼻渋面▶　－　＋

3) 口腔内の評価

◀軟口蓋の長さ▶	正常範囲	やや短い	短い	検査不能
◀軟口蓋の動き▶(/a/発声時)	良好	やや不良	不良	検査不能
◀咽頭側壁の動き▶(/a/発声時)	良好	やや不良	不良	検査不能

◀その他の所見▶

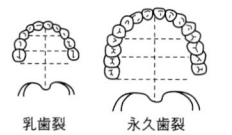

◀瘻孔など▶
術後瘻孔　　　：なし　あり
顎裂部未閉鎖　：なし　あり
硬口蓋未閉鎖　：なし　あり

乳歯裂　　永久歯裂

4) 鼻咽腔閉鎖機能検査のまとめ

◀検査の結果▶開鼻声(　)　呼気鼻漏出による子音の歪み(　)　ブローイング時の呼気鼻漏出(　)
◀鼻咽腔閉鎖機能の判定▶

開鼻声（聴覚判定）	呼気鼻漏出による子音の歪み（聴覚判定）	ブローイング時の呼気鼻漏出の程度		判定
0	0	－	⇒	良好
0 1 1	1 0 1	－ ＋	⇒	ごく軽度不全
1 2 2	2 1 2	－ ＋	⇒	軽度不全
2 3 3	3 2 3	＋ ＋＋	⇒	不全
0 1 2 3 検査不能	0 1 2 3 検査不能	－ ＋ ＋＋	⇒	判定保留

図4-12　鼻咽腔閉鎖機能検査—言語臨床用〔日本コミニケーション障害学会編（2008）〕

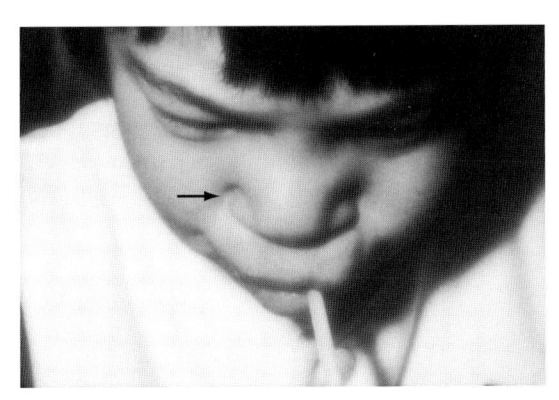

図4-13 鼻渋面

を伴う場合もある（図4-13）。検査では，pa, ka, saの単音節，短文，会話音声で評価する。単音節は数回繰り返す。検査音が声門破裂音などに置き換わっている場合や構音操作が未習得の場合は，p, kの代わりに有声音b, gで評価する。判定は聴覚判定によるが，子音部分に着目して呼気鼻漏出による子音の歪みがあるかどうかを0：なしから，3：重度ありまでの4段階で評価する。また，音産生時の鼻雑音の有無を聴覚的に，鼻渋面を視覚的に「あり，なし」で判定する。開鼻声と同様，聴覚判定を行った後に，検査音を再度発声させた状態で，鼻孔の下に鼻息鏡を置いて呼気の鼻漏出の有無を3段階で評価する（図4-12）。

口蓋に瘻孔があると，開鼻声や呼気鼻漏出による子音の歪みが瘻孔によるものか鼻咽腔閉鎖機能不全によるものか判定できないので，口蓋床装着や一時的に綿球で瘻孔を閉鎖して評価をする。その際綿球が鼻腔に入り込まないように注意する。簡便な方法としては，pとkを発話させ，pで呼気鼻漏出があってもkで認められない時には瘻孔からの呼気鼻漏出が音の歪みの原因であることが多い。

B ブローイング検査

ブローイング検査にはソフトブローイング（soft blowing）検査と，ハードブローイング（hard blowing）検査がある。ハードブローイングの一つである吹き戻しは伸展の状態や製品により口腔内圧が異なるため鼻咽腔閉鎖機能の評価は難しいという指摘がある（佐々生ら 2006）。スピーチにおける鼻咽腔閉鎖運動により類似しているのはソフトブローイングとされており，基本的にブローイング検査はソフトブローイングで行う。

ブローイング検査の利点はごく低年齢の幼児から手軽にでき，検者間の判定の一致度が高いことである。欠点は瘻孔があったり，ブローイング時に鼻翼や上唇で鼻漏出を防ぐような動作，いわゆる鼻渋面（図4-13）を伴っていると正確な結果が出にくいこと，幼児では吹くという動作そのものに習熟していない場合があることなどである。また，開鼻声があってもブローイング検査で呼気鼻漏出が認められない症例や，その逆の症例もあり，ブローイング検査の結果とスピーチの判定結果は必ずしも一致しない場合がある（阿部ら 1980，大平ら 1993）。

1. ソフトブローイング検査

鼻咽腔閉鎖機能検査では，通常ソフトブローイングで評価する（図4-14）。コップに3cm程度の水を入れ，直径4〜5mmの曲がらないストローを使用する。深く息を吸わせ，一息でできるだけ長くそっと水の泡立てをさせ，鼻孔の下に鼻息鏡を置いて呼気鼻漏出の有無と程度を評価する。吹く時には途中で息継ぎをしないように注意する。鼻息鏡は冷たくしてきれいに拭いておかないと鼻孔からの呼気が曇りとして見えないことがある。検査は最低2回以上，複数回行う。必要な場合は，練習を行ってから評価してもよい。呼気の鼻漏出の程度は，−から，＋＋までの3段階で評価し，鼻息鏡上の曇りの程度を検査シートの鼻息鏡図に図示する。左右差がある場合は原則として，多いほうを結果とする。

瘻孔がある場合は綿球などで一時的に瘻孔を閉鎖したり，瘻孔閉鎖床を装着した状態で行う。また，スピーチエイドのような補綴物を使用している場合は補綴物の装着時と非装着時の状態で検査を行う。

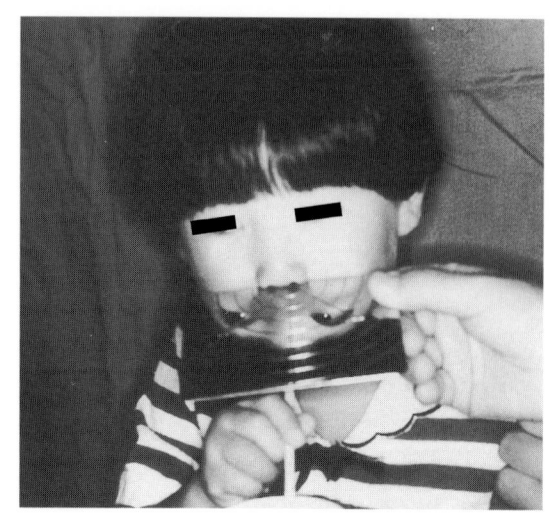

図4-14　ソフトブローイングによる検査

2. ハードブローイング検査

吹き戻しやラッパを使って行う検査で，ソフトブローイングができないような低年齢の子どもが対象となる。ラッパなどを吹いた時の呼気鼻漏出の程度を3段階で評価する。瘻孔がある場合，補綴物使用の場合はソフトブローイング検査に準じる。

C 口腔視診

頭をやや上向きにして開口させ，必要なら舌圧子で舌を軽く抑え，ペンライトで口腔内を照らして，安静時の軟口蓋の長さを観察する。軟口蓋の長さの判定は，正常範囲，やや短い，短いの3段階で行う。軟口蓋の動きは，「アー」を発声させ後上方の動きを観察する。判定は良好，やや不良，不良の3段階で行う。咽頭側壁の動きは，開口させ「アー」を発声させたときの内方への動きを，良好，やや不良，不良の3段階で評価する（図4-12）。「アー」は少し長めに強く発声させる。舌圧子を舌の後方まで入れると嘔吐反射を誘発しやすいので注意する。咽頭側壁の動きは後口蓋弓の動きに伴ってみられるが，軟口蓋の長さや動きが正常な場合は咽頭側壁の動きがみられることは少

ない。したがって，咽頭側壁の動きが不良でもすぐに鼻咽腔閉鎖機能不全と評価しない。

この検査の利点はごく低年齢の幼児から手軽に行うことができる点であるが，検査に習熟していないと正確な評価ができないことと，鼻咽腔閉鎖が行われる上咽頭を直接観察できないという問題がある。

D 機器による検査

1. X線検査・セファログラム（頭部X線規格写真）*X-ray・cephalogram*

セファログラムは規格化された頭部のX線写真で，正面と側面があるが，鼻咽腔閉鎖機能検査に使用するのは通常は側面である。座位をとらせ，イヤーロッドで頭部を固定して側方から撮影する（図4-15）。セファログラムは光源からの距離が一定に保たれているので，標準化や継年的な評価が可能なことから歯科矯正の領域で発達してきた検査であるが，鼻咽腔閉鎖機能の評価に利用できる。安静時と発声時（母音：a, i 持続性の子音 s, ʃ, ɸ など）のセファログラムを撮影する。通常，安静時では軟口蓋の長さと厚み，咽頭後壁の形態，アデノイド肥大の有無と程度，咽頭腔の深さ（前鼻棘から後鼻棘への直線を延長して咽頭後壁に達した点と後鼻棘の間の距離）が得られる。口蓋裂の場合，後鼻棘が確認できないことが多いので，その場合は，翼口蓋窩の下端から垂直に線を下ろして，硬口蓋に接したところを後鼻棘とするが，一般に，通常の後鼻棘よりやや前方寄りになる。発声時には軟口蓋と咽頭後壁が接しているかどうかをみる。口蓋咽頭間距離に間隙（VP-gap）がある時には軟口蓋と咽頭後壁との最短距離を計測する。また，軟口蓋の挙上の状態は，上記の前鼻棘から後鼻棘への口蓋平面を基線として，軟口蓋の挙上状態で動きを判定する。基線より口蓋帆が挙上している場合は，「良好」，基線と同レベルか，基線よりやや下降は「やや不良」，

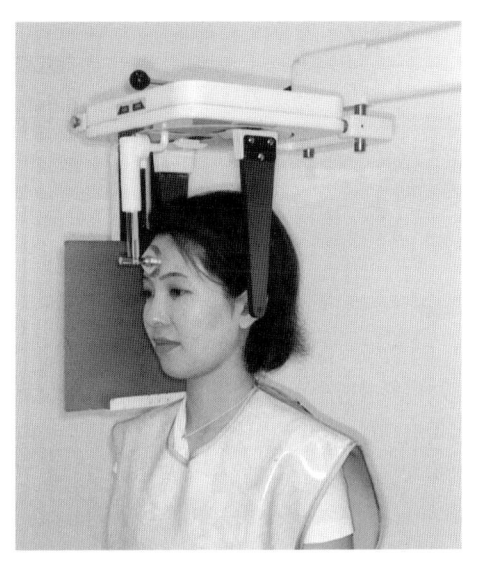

図4-15 側面セファログラム

基線から明らかに下降している場合は，「不良」の3段階で評価する（**図4-16a・b**）。

図4-17は先天性鼻咽腔閉鎖不全症の側面セファログラムである。安静時のセファログラムでは，前鼻棘から後鼻棘までの距離に比較して咽頭腔が深い。また，「アー」発声時に軟口蓋は挙上しているが，軟口蓋が薄く，軟口蓋と咽頭後壁に間隙が認められる。

鼻咽腔閉鎖機能不全がある症例では，咽頭後壁上にパッサーバン隆起（第2章参照）が認められることがあるので，その場合は隆起の位置や程度をみて，鼻咽腔閉鎖機能に関与しているかどうかを判定する。

軟組織が明瞭に出るように高電圧で撮影するが，最近は撮影後に軟組織を強調する処理が可能になり，より鮮明な像が得られるようになってきた。術後12年の鼻咽腔閉鎖機能と4歳時のセファログラムを比較して，口蓋垂基部における間隙と軟口蓋長／咽頭腔が鼻咽腔閉鎖機能の予後の推定に有効であるという報告（堀切ら 2009，楠本 2005）もあるが，軟口蓋長，口蓋咽頭間距離などの測定法は報告者によって異なるため注意を要する。

この検査の利点は，比較的簡便で3歳以上であれば検査可能であり，定量的かつ継時的に評価が出来ることである。すなわち，安静時には，軟口

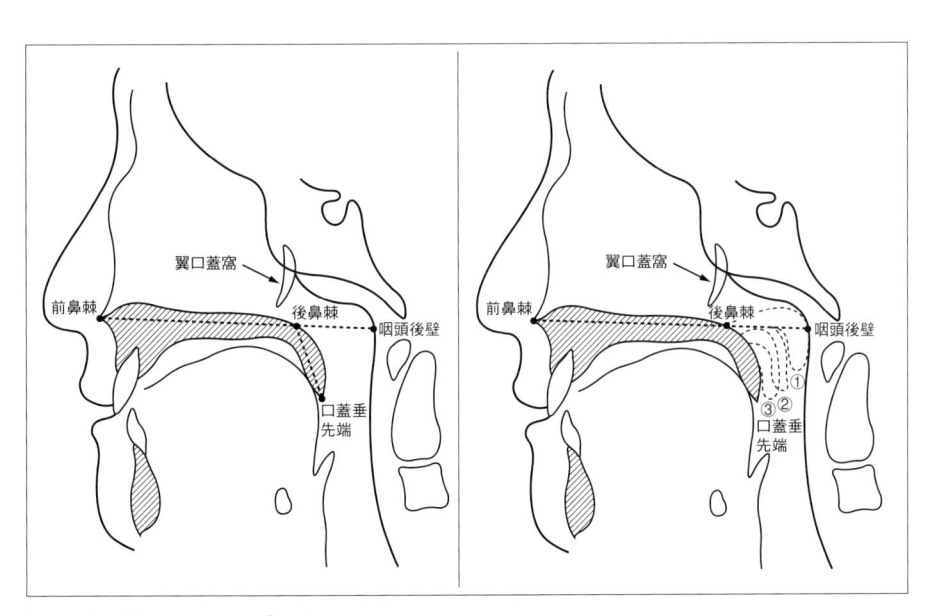

図4-16 側面セファログラム
a：側面セファログラムの計測
　前鼻棘→後鼻棘　　　：硬口蓋の長さ
　後鼻棘→口蓋垂先端　：軟口蓋の長さ
　後鼻棘→咽頭後壁　　：咽頭腔の深さ

b：側面セファログラムによる軟口蓋の動きの判定
　①良好
　②やや不良
　③不良

さらにX線の被曝量が大きく倫理的に問題があるとされている。セファログラムは静止画像であるが，持続発声が可能であれば鼻咽腔閉鎖機能の必要な情報量は十分得られるので，実施する医療施設が多い。

2. 内視鏡検査・鼻咽腔ファイバースコピー *nasopharyngoscopy*

　内視鏡を鼻孔から挿入し，安静時・発話時の鼻咽腔閉鎖の運動を観察することによって鼻咽腔閉鎖機能を判定する（図4-18）。内視鏡には，硬性と軟性があるが，鼻咽腔閉鎖機能の検査には，通常，軟性のファイバースコープを使用する。鼻咽腔ファイバースコープの直径は1〜4.5mmで，細い方が挿入は容易であるが，解像度は落ちる。4〜5歳の幼児から検査可能である。内視鏡の像は，ビデオなどで記録する。その他のファイバースコープとして，ビデオカメラを内蔵する電子スコープもある。ファイバースコープの画像には，鼻咽腔閉鎖が行われる上咽頭部から咽頭腔を見下ろす位置で，中央に咽頭腔，上に咽頭後壁，下に軟口蓋，左右に咽頭側壁が認められる（図4-19）。

　検査音としては，母音，破裂音p，摩擦音s，ʃの音・音節とそれらの音を含む単語や短文の復唱を行う。その他にブローイング動作を加えるとよい。検査音が声門破裂音や咽頭摩擦音といった異常構音になっている場合は，構音が正常な音の中から選択する。また，咽頭弁形成後や，発音補助装置装着時には，母音・破裂音などで閉鎖の状態を見ると同時に，通鼻音の産生時に間隙が認められるかどうかを確認する。咽頭弁形成術前には，咽頭後壁に内頸動脈の走行異常による拍動が観察されないかどうかを確認する必要もある。

　発話時の閉鎖のタイプ，閉鎖の程度，検査音による差をみる。閉鎖のタイプは，①軟口蓋主動型，②側壁主動型，③軟口蓋・側壁型，④軟口蓋・側壁・後壁型がある。①を冠状（coronal）パタン，②を矢状（sagittal）パタン，③を輪状（circular）パタンともいう（Witzelら 1989）。鼻咽腔閉鎖機能良好例では軟口蓋主導型が多く，閉鎖不全例で

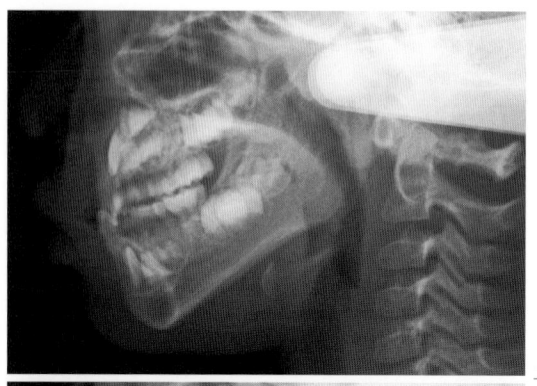

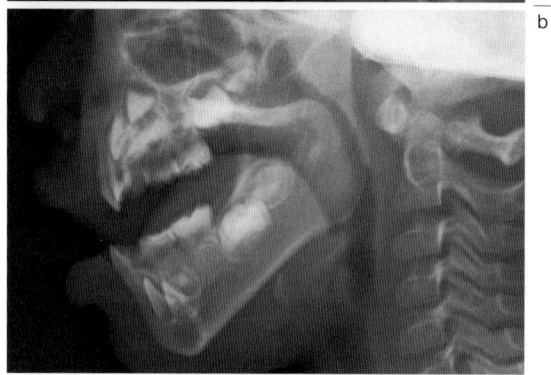

図4-17　鼻咽腔閉鎖機能軽度不全例の側面セファログラム（咽頭腔が深い例）
a：安静時
b：「アー」発声時

蓋の長さ，咽頭腔の深さ，発声時には軟口蓋の動き，口蓋咽頭間距離を計測できる。軟口蓋の長さや厚み，口蓋咽頭間距離は，口蓋の二次手術が必要な場合に手術法の選択に関して有力な情報となる。欠点は側面からの二次元（矢状面）の像なので鼻咽腔閉鎖機能を立体的に捉えられないこと，スピーチにおける連続した鼻咽腔閉鎖の動態を解明できないこと，検査音が持続音に限定されることである。また，幼児ではイヤーロッドによる頭部の固定を嫌がったり発声の指示に従えない場合がある，X線の被曝の問題があることなどが欠点である。

　X線ビデオはセファログラムと同様に主として側面から撮影する。連続発話した時の鼻咽腔閉鎖機能の動態を観察できることから，現在も，鼻咽腔閉鎖機能検査として使用している施設もあるが，定量的に評価できない，セファログラムより

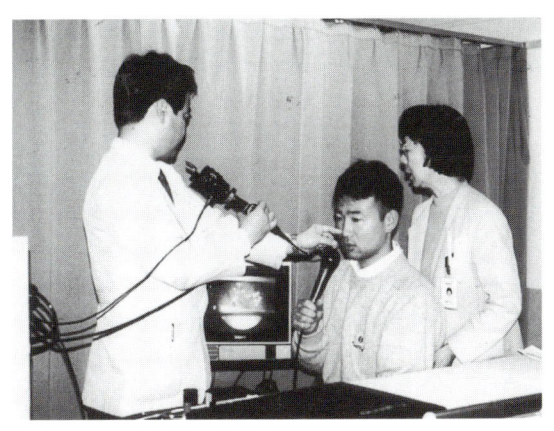

図4-18 鼻咽腔ファイバースコープによる検査

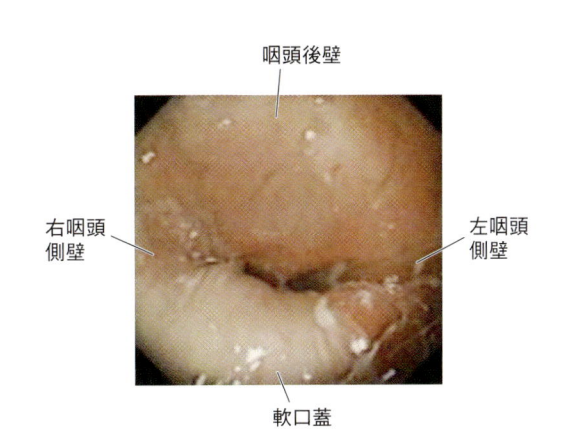

図4-19 鼻咽腔ファイバースコープ画像
（咽頭後壁、右咽頭側壁、左咽頭側壁、軟口蓋）

は咽頭側壁や後壁の運動を伴うことが多い。

　鼻咽腔ファイバスコープによる検査は定性的評価であり，4段階で評価している報告（今富ら1995，佐藤 2015）もあるが，3段階で評価することが多い。①良好：通鼻音以外のすべての音で閉鎖する，②軽度不全：音産生時に鼻咽腔閉鎖部分にわずかな空隙が見られたり，破裂音では閉鎖するが摩擦音では空隙がある，音節では閉鎖するが，会話では閉鎖しないなど検査音や言語段階による差がみられる。また，摩擦音の産生時に呼気の吹き出しが（バブリング）みられることが多い。③不全：すべての音の産生時に明らかな空隙がある（図4-19，図4-20，21，22）。

　内視鏡検査の利点は侵襲が少なく，直接鼻咽腔の閉鎖動態を観察できることである。閉鎖するかどうかだけではなく，閉鎖時の軟口蓋，咽頭側壁，咽頭後壁の動きを同時に知ることができ，発話動作とブローイング動作の比較，産生する音の比較などが可能である（D'Antonioら 1993）。したがって，内視鏡検査は，粘膜下口蓋裂，先天性鼻咽腔閉鎖不全症の手術適応，二次手術の可否や手術法の決定，さらに二次手術を行った場合には術後の経過，補綴物の適合状態の検討など鼻咽腔閉鎖機能の評価においてきわめて重要な検査である。このように有用な検査であるが，4〜5歳以下の幼児や知的障害や発達障害の子どもでは協力が得られにくい場合があるので，できるだけ恐怖心を持たせないように工夫して行う必要がある。

　また，鼻腔の形態によってはファイバースコープの挿入が困難であったり適切な角度で閉鎖状態を観察できないことがあるので，検査に熟練した医師が検査を行う。言語臨床家は，検査音を選定して患者に発声を促し，得られた像が適切かどうかを判断する。

3．ナゾメーター *Nasometer*

　Fletcher（1970）が考案した機器で，放射された音声を，鼻腔と口腔を分離する隔壁板に取り付けた2つのマイクロホンから経口音および経鼻音を別々に採取する。経口音圧と経鼻音圧の総和に対する経鼻音圧の比を求め，これを開鼻声値／度（nasalance score）とした（図4-23）。聴覚判定による開鼻声の評価とナゾメーターによる開鼻声度の相関は高いとされている（Haapanen 1991，Nellisら 1992，内山ら 1991，Karnell 1995，緒方ら 2003）。

　音読あるいは復唱ができれば幼児から検査が可能であり，検査に対する抵抗が少ないという利点がある。しかしながら，検査に使用する検査文についての検討では，母音による差（Kerry 2000）や口腔内圧の高低による差（平田ら 2002）があることから，鼻咽腔閉鎖機能の程度を適切に表す検査文と評価基準の作成が求められている。

①安静時　　　　　　　　　②発声時

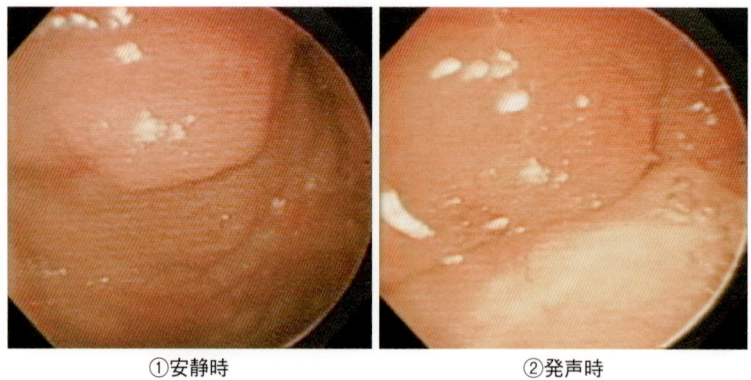

図4-20　鼻咽腔閉鎖機能良好例

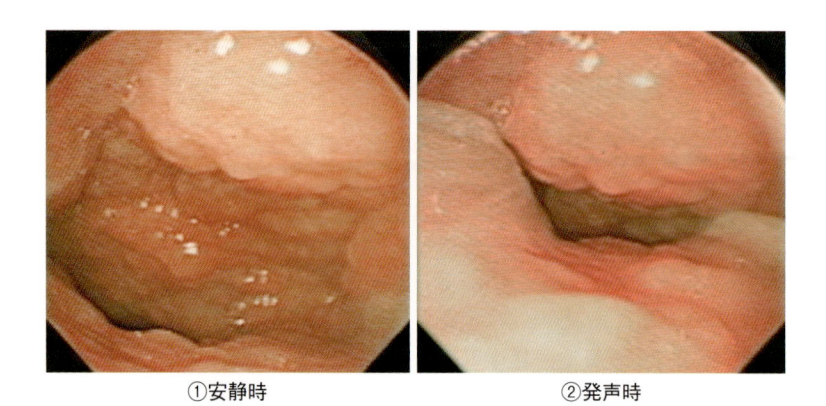

①安静時　　　　　　　　　②発声時

図4-21　鼻咽腔閉鎖機能軽度不全例

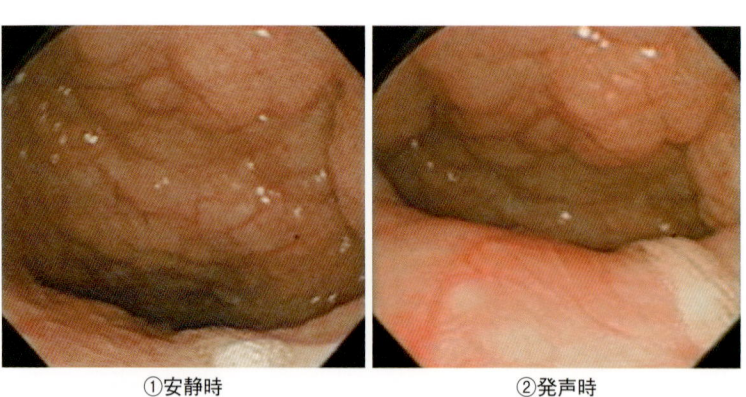

①安静時　　　　　　　　　②発声時

図4-22　鼻咽腔閉鎖機能不全例

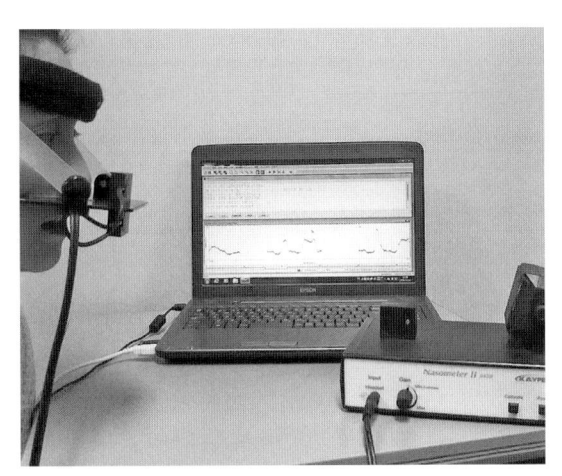

図4-23 ナゾメーターによる検査

E 鼻咽腔閉鎖機能の総合評価と処遇

　口蓋裂言語検査（図4-12）では，音声言語（開鼻声と呼気鼻漏出による子音の歪み）とブローイング時の呼気鼻漏出の程度により鼻咽腔閉鎖機能を良好，ごく軽度不全，軽度不全，不全の4段階に判定する。開鼻声，呼気鼻漏出による子音の歪み，ブローイング時の呼気鼻漏出のすべてに「なし，－」が良好と判定する。各検査の結果が4段階判定のいずれにもあてはまらない時は無理に判定せず判定保留とする。セファログラムや内視鏡など機器による検査を行った場合は，その結果を含め，総合的に鼻咽腔閉鎖機能を評価する。
　開鼻声があってもブローイング検査で呼気鼻漏出が認められない症例や，その逆の症例もあり，ブローイング検査の結果とスピーチの判定結果は必ずしも一致しない場合がある（阿部ら 1980，大平ら 1993）。また，バブリングや鼻雑音がある軽度不全の内視鏡の結果とnasalance scoreの間に乖離が見られ，このようなケースの場合，ナゾメーターの解釈には注意を要するという報告がある（舘村ら 1999）。開鼻声が軽度にあるが，セファログラムの結果は完全閉鎖と，不一致を示したケースに内視鏡検査を行ったところ，軟口蓋正中部と咽頭腔後壁は完全閉鎖をしていたが，咽頭側壁部に空隙がみられた例もある。また，口蓋裂言語

検査との一致度を検討した報告では，内視鏡検査とは良好な，セファログラムとは中等度の一致率であった（佐藤 2015）。間接的ではあるが，セファログラム，ナゾメーターのように定量的に分析できるもの，内視鏡のように定量的分析ができない，観察する位置が確定されないが，直接閉鎖動態を観察できるものなどがある。また，評価項目のとり方，刺激課題・提示法などの条件によって必ずしも数値は一致しない。機器を使用することが客観的ではなく，結果の解釈の信頼性が重要という指摘もある（Peterson-Falzone et al 2010）。聴覚評価の場合，評価者の個人内，個人間の信頼度が高い必要があり，評価者の判定の精度を上げるために，明確なガイドラインの作成と，それに基づいた聴取者の耳の訓練が必要である（Keuning 1999，Gooch 2001）。このように耳の訓練をつんだ場合，音声言語の評価は構音動態の直接観察や定量的分析はできないが，簡便であり，経験ある言語臨床家であれば患者の音声とコミュニケーション能力を正確に評価できる。
　鼻咽腔閉鎖機能の各検査は独立しており，それぞれ長所と短所を持っている。さらに，嗄声やピッチが高い声，瘻孔，耳鼻疾患，手術直後，患者の検査に対する協力度や検査課題の理解度，声門破裂音などの構音障害が合併すると鼻咽腔閉鎖機能の判定に影響する。現在のところ，単一の検査で鼻咽腔閉鎖機能を評価することは困難である。鼻咽腔閉鎖機能の評価は患者の状態を全体的に把握した上で，各検査結果の意味を考えて慎重に行わなければならない。
　鼻咽腔閉鎖機能検査の結果に基づく一般的に勧められる処遇は，ごく軽度不全の場合，コミュニケーションに支障が少ないので即医学的な処置は必要とされないが，悪化する可能性もあるので経過観察を行う。軽度不全の場合は，時にコミュニケーションに支障をきたす。経過観察や言語訓練，補綴物の装着などを試みて，改善がなければ，精密検査をして医学的処置になる例もある。不全はコミュニケーションに明らかに支障をきたすため，精密検査の後，医学的処置の適応となる。しかしながら，実際の処遇は，各施設の治療

計画や患者・家族の意見を考慮して決められる。例えばごく軽度の開鼻声や鼻雑音であっても患者自身が改善を希望すれば治療の対象となる。一方，開鼻声が軽度で社会生活を営んでいく上で障害がなく，本人も希望しなければ治療の対象とはならない。また，患者の年齢，発達，環境，構音障害の有無も考慮しなければならない。例えば幼児で軽度の開鼻声と声門破裂音がある場合は，声門破裂音について訓練を行いながら鼻咽腔閉鎖機能の経過をみる（第5章参照）。また，術後1年では開鼻声と声門破裂音が顕著にみられたが，訓練を行った結果，術後3年で鼻咽腔閉鎖機能が良好になった特異的言語発達障害が疑われる子どもの報告もある（後藤ら 2004）。鼻咽腔閉鎖機能評価後の処遇は患者によって異なるため，本人や家族とよく話し合って治療法を決定する。

4. 言語の評価

A 言語発達の評価

乳幼児では言語発達の評価を行う。養育者からの情報や直接観察によって始語期や二語文の発話時期を記録する。養育者からの情報の場合は，養育者が始語や二語文の意味を理解していないことがあるので具体的に例を挙げて説明する。口蓋裂児の発達については，運動発達，精神発達，社会性・情緒の発達はほぼ健常児と同じであるが，2歳代までの言語発達の遅れ，特に表出力の遅れが報告されている（福田 1982，峪ら 2000）。12人の唇顎口蓋裂児に津守・稲毛乳幼児発達検査を4～9か月と1～2歳時に行い，WPPSI 知能検査を4歳時に行った結果，4～9か月では言語発達の低下が9名にみられたが，1歳以降は全例正常範囲に達していた。しかし，すべての例で，運動性課題に比べ言語性課題の偏差値（SS）が低いという報告もある（伊藤ら 2010）。口蓋裂児の初期の言

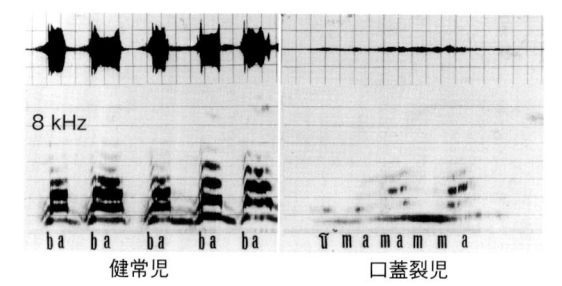

図 4-24 乳児の音声（生後8か月）
健常児には音節構造をもつ反復喃語がみられる。

語表出と，その後の音韻発達の遅れは，口蓋が未閉鎖である乳児期の音声表出（喃語）の不十分さにも関係していると考えられ，乳児期からの指導が望まれる（加藤ら 1995，図4-24）。したがって，市販されている乳児期の発達検査は言語に関する項目が少ないが，各施設で必要な項目を加筆して，言語発達の評価は出来るだけ早期から行うべきである（第6章「乳児期の言語臨床」参照）。

市販されている言語発達検査としては，母親など家族に問診して評価する間接検査と子どもに直接検査を実施する直接検査がある。前者の代表的なものは，遠城寺式乳幼児分析的発達検査，津守・稲毛式乳幼児精神発達検査，KIDS 乳幼児発達スケールがある。後者には，絵画語彙検査，新版K式発達検査，LCスケールや知能検査の言語性課題で言語発達を評価する。また，既成の検査に頼るだけではなく，子どもと会話をしてことばのやりとりができるかどうか，状況や経験をことばで適切に表すことができるかを観察する（詳細は第3章，第6章，第7章ならびに言語発達に関する成書を参照）。

B 声・プロソディの評価

共鳴の異常については開鼻声，閉鼻声，混合性鼻声の有無を評価する。開鼻声の評価は「鼻咽腔閉鎖機能検査」の項ですでに述べた。

閉鼻声は通鼻音 m，n の発話や会話で聴覚判定により「なし・あり」の2段階評価をする（図4-12）。単に鼻汁が詰まって閉鼻声になることがあ

るので，検査の前に鼻をかませる。

　嗄声の有無は会話の聴覚印象によって「なし・あり」の2段階評価をする。家庭で大きな声を出すことが多いかどうか，風邪をひいているかどうかについて尋ねる。嗄声が重度であったり，長期化しているときには声帯結節や炎症の疑いがあるので耳鼻科医に紹介する。嗄声があると，開鼻声を聴覚的に遮蔽し，開鼻声の評価が実際よりも軽度になる傾向があるので注意を要する（今富ら 2003）。

　プロソディは，声の高さ，大きさ，速度，リズム（流暢性），アクセント，イントネーションからなり，プロソディに障害があると不自然な発話印象になる。会話音声から，プロソディに問題があり発話の明瞭性を妨げている場合，精密検査を考える。プロソディの評価法は，運動障害性構音障害，脳性麻痺，吃音，発語失行（発達性発語失行）などの成書に記載されている評価項目を参照する。ピッチが高い，努力性の声，裏声，小声・ささやき声などは開鼻声を聴覚的に遮蔽する傾向があるので，このような発話が見られたときは開鼻声の評価を慎重に行う。口蓋裂におけるこのような音声障害には，鼻咽腔閉鎖機能不全を代償し，明瞭度を上げるために工夫した結果であるという指摘がある（McWilliams ら 1990）。

C　構音の評価

　言語臨床家が臨床で構音を評価する方法は，機器を用いた評価法もあるが，臨床的には聴覚，視覚を用いて行う構音検査である。

1. 構音検査

　構音検査の目的は，構音の状態を系統的に評価し，構音障害の有無・程度，構音障害の内容，発話の明瞭性，構音治療の適応の有無を判定し，治療の具体的な指針を得ることである。検査音は，音，音節，単語，文，会話の段階で示され，これらの提示方法は自発，復唱，音読の3種類ある。子どもの場合，復唱よりも絵単語の呼称課題は動機づけが高く，日常の構音の状態を反映している。母語に含まれている音が体系的に配置されている単語検査が主体となる。音，音節は復唱で行い，文字を習得していない子どもが多いので，文課題も復唱で行う。

　また，会話では，構音のみならず，声，プロソディ，会話明瞭度（1. よくわかる，2. 時々わからない語がある　3. 話題を知っていればどうやらわかる　4. 時々わかる語がある　5. まったくわからない）の5段階で評価する。

　音検査は，目標音を聴覚的，視覚的に強く刺激し，正しく模倣できるかをみる被刺激性検査も兼ねている。わが国では構音臨床研究会作成の構音検査法が広く使用されている。本検査では，音は産生されていないが，その音に類似する構音器官の構えや構音動作を模倣できるかをみる類似運動検査も含まれる（構音臨床研究会編；新版構音検査 2010，図4-25）。

　構音検査の評価方法は主に聴覚判定により行われるが，視覚や触覚判定を併用することでより正確な評価と診断ができる。したがって構音検査を行う時は，"よく聞き，よく見る"ことが重要である。そのためには，あらかじめ聞き取り能力の習熟と音声学の知識ならびに構音操作を理解したうえで，実際の構音動態を観察する必要がある。例えば，口唇音の場合は口唇の閉鎖は正確か，軟口蓋音の場合は奥舌の挙上が見られるか，歯茎音の場合は舌先を使用しているか，弾音の場合は舌先の挙上・反転があるかなどが観察のポイントである。

　聴取した音は簡略音声表記で記録する。誤りの評価は，どんな音が誤っているか（誤り音の種類），どのように誤っているか（誤り方）を置換，省略，歪みに分類して記述する。観察した構音操作の状態，特に歪み音の内容を可能な限り記述する。後続母音，前後の音など音声環境や語内位置（語頭，語中，語末）によって誤り方に違いがあるか観察する。また，誤りが一貫しているか，一部に正しい音がでているか（一貫してない，浮動性がある）を記述することも重要である。

氏　名：MW	1. 会話の観察
実　施：　年　月　日	①構音の特徴　置換が多い
生年月日：　年　月　日	②声・プロソディ
年　齢：5歳　0月	③会話明瞭度（ 1 ②　3　4　5 ）
検査者：	④その他

2. 単語検査

1 panda	2 poketto tɕ	3 basu ts	4 budo：	5 mame	6 megane	7 mikaɴ	8 taiko
9 toke： tɕ	10 terebi	11 deɴwa	12 naiteru	13 neko	14 niɴdziɴ	15 kani	16 koppu
17 ke：ki tɕ　tɕ	18 kutɕi	19 kiriɴ tɕ d	20 gakko	21 gohaɴ	22 gju：nju： dʑ	23 osakana t	24 sora t　d
25 semi t	26 suika t	27 tsukue t	28 dzo： d	29 dzuboɴ d	30 ɕiɴbuɴ tɕ	31 tɕo：tɕo	32 （tɕi：sai） t
33 dzaɴkeɴ tɕ	34 dzu：su t	35 dʑiteɴɕa d　tɕ	36 Φu：seɴ t	37 çiko：ki tɕ	38 happa	39 hasami t	40 rappa
41 robotto	42 re：dzo：ko d	43 riɴgo	44 jakju： tɕ	45 jukidaruma tɕ　d	46 aɕi tɕ	47 açiru d	48 eɴpitsu t
49 usagi t dʑ	50 inu						

特記事項：　器質性要因　運動性要因　聴覚性要因　発達障害　知的障害

3. 音節検査　　氏名：MW　（5：0）　実施：　年　月　日

	破裂音（無声）	構音操作	破裂音（有声）	構音操作	鼻音	構音操作
唇	pa po pe pu pi ~~pja pjo pju~~		ba bo be bu bi ~~bja bjo bju~~		ma mo me mu mi ~~mja mjo mju~~	
舌先 歯茎	ta to te		da do de		na no ne nu ni ~~nja njo nju~~	
奥舌 軟口蓋	ka ko ke(tɕ) ku ki(tɕ) kja(tɕ) kjo(tɕ) kju(tɕ)		ga go ge(dʑ) gu gi(dʑ) gja(dʑ) gjo(dʑ) gju(dʑ)			

	摩擦音（無声）		破擦音（無声）		破裂音（有声）	
舌先 歯茎	sa(t) so(t) se(t) su(t)		tsu		dza(d) dzo(d) dze(d) dzu(d)	
前舌 歯茎軟口蓋	ɕa(tɕ) ɕo(tɕ) ɕu(tɕ) ɕi(tɕ)		tɕa tɕo tɕu tɕi		dʑa dʑo dʑu dʑi	
唇	Φu					
前舌 硬口蓋	ça ço çu çi					
声門	ha ho he ~~aha oho ehe uΦu içi~~					

	弾音		接近音	
舌先 歯茎	ra ro re ru ri ~~rja rjo rju~~ ara(d) oro ere uru iri	唇	wa	
		前舌 硬口蓋	ja jo ju	
			母音	
			a o e u i	

4. 音検査

音声見本	反　応	音声見本	反　応
s	t 又は ts		
ɕ	tɕ		

シート2

図4-25　構音検査（構音臨床研究会編，2010）　事例シート

特異な構音操作による誤り（いわゆる異常構音）が見られたら，各構音障害のタイプ，誤り方，誤り音の内容，一貫性などを評価する。

そのほかに，語の音の配列の誤り，すなわち音位転換，音の同化，音節の脱落，音の付加など（Bernthalら 2001）が認められたら，別途記述して目標語と誤り方を記述する。

構音検査時に録音，録画をしておくと，構音の変化がよくわかる。また，家族や他者へ説明する時に構音の実体がわかりやすく，構音訓練の適応，改善経過を理解してもらいやすい。また，録音・録画は検査者間の信頼性の評価に有効である。

2. 音韻／構音発達

幼児については構音発達や音韻発達の評価を行う。構音発達は，構音検査の結果から健常児の構音発達と比較して正常範囲かまたは遅れているかを判定する。したがって，健常児の構音発達についての知識を持つことが必要である。口蓋裂児の構音は通鼻音，声門音，半母音については健常児と同様な発達傾向を示すが，両側口唇口蓋裂児で上口唇と中間顎が接着している場合には口唇通鼻音 m ですら構音ができないことがある。口唇破裂音 p, b は口蓋裂の術後初めて産生するようになるが，鼻咽腔閉鎖機能が良好であれば比較的早期に習得する。一方，歯茎音は初発年齢も遅く，かつ完成年齢も遅れる（井上ら 1989，加藤ら 1995，米田 1996，鈴木ら 1993）。対象児の構音の状態が構音発達の遅れであるのか，もしくは次に述べる構音障害の範疇に属するものかの判定が重要である。口蓋裂の術後，有意味語がでていない子どもの場合，喃語を評価すると鼻咽腔閉鎖機能の結果が推定でき，鼻咽腔閉鎖機能良好の可能性を早めに家族に説明できる。その際，健常児における喃語から有意味語への移行期の音韻発達を参照されたい（市島 2003）。（構音／音韻発達については第3章，第7章を参照。）

3. 構音に関連する他の要因の評価

正常な構音発達を妨げている要因，あるいは誤りを固定化している要因が疑われる場合，構音との関連性を明らかにするために以下の評価を行う。

構音の要因を大きく分けると，①構音器官の形態，運動能力・巧緻性 ②音知覚・音弁別・聴きとり能力 ③認知・言語力（言語発達，知的発達など）④音韻の操作能力（音韻認識）⑤心理社会面 ⑥言語環境がある。

口蓋裂のほかに，これらの問題が構音に影響していると考えられる場合は，その領域に特化した専門の精密検査を行う。

D 機器による構音の評価

機器による評価は，視覚的に構音動態が提示されるため有効である。構音を評価する機器には，もともと音声を評価することが目的である機器と本来は他の目的で使用するが，構音の観察に有効な検査機器がある。いずれの機器であっても，健常者との比較，手術前後，訓練前後の比較によって，正常とは異なる患者の構音動態が視覚的に評価できる。

前者には，パラトグラフィ，サウンドスペクトログラム，音声波形，パワースペクトラムなどの音響学的検査がある。後者には，X線，頭部X線規格写真（セファログラム），磁気共鳴画像（MRI），超音波（構音時の矢状断面，前額断面）の静止画像，動画像が得られ，口腔内の構音位置（狭め）と舌の形状が観察できる（第3章参照）。

X線で構音障害を観察すると，口蓋化構音は構音位置（狭め）が後方に移動していることが観察できる。また，側音化構音時の呼気は頬側部から流出するため，舌背と口蓋は完全閉鎖して呼気の流出が口蓋上にみられない。軟口蓋は挙上し鼻咽腔は閉鎖されている。鼻咽腔構音の場合，呼気は鼻腔から流出するので，側音化構音と同様，舌背と口蓋は完全閉鎖して呼気の流出が口蓋上にみられない。また正常構音時では鼻咽腔閉鎖は良好で

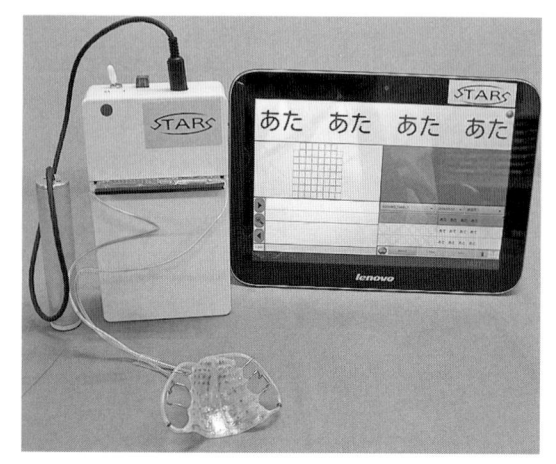

図4-26　エレクトロパラトグラフィ
「た」発話時の舌接触のパタン
(昭和大学歯科病院口腔リハビリテーション科提供)

あるが，鼻咽腔構音時の軟口蓋は下がっており鼻腔との閉鎖が不十分である所見が得られる．

　内視鏡検査（鼻咽腔ファイバースコープ）は，上咽頭の鼻咽腔閉鎖の状態が観察できるので，鼻咽腔構音の診断に有効である．正しい音が産生されている時は鼻咽腔が閉鎖しているが，鼻咽腔構音時には鼻咽腔の開放が観察される．

　構音時に，舌と口蓋の接触状態が継時的に観察できる機器にエレクトロパラトグラフがある（Gibbon 2004, 図4-26）．パラトグラムの観察では，歯茎部（硬口蓋前方）に狭めのある舌先音sの口蓋化構音は硬口蓋後端に狭めを示す舌接触が多い．また側音化構音，鼻咽腔構音は，硬口蓋上に呼気の流出部位は見られず，舌が口蓋を完全閉鎖する接触パタンがみられる（詳細は第3章「構音障害」の項を参照）．

　機器による検査は，言語臨床の場で簡単に使えるものは少ないが，機器の観察から得られる構音動態の知見は大きい．得られる知識を理解して構音の評価・訓練を行うことは言語臨床家にとって必要であり，かつ有益である．

E　各構音障害（いわゆる異常構音）の評価

　構音障害の分類は第3章で述べた分類に従って行う．

　構音障害は主として聴覚印象によって判定するので，口蓋裂の構音障害サンプルテープ・CD（日本音声言語医学会・口蓋裂言語小委員会 1994）を用いて言語臨床家の耳の訓練を行い，正確な評価ができるようにしなければならない．さらに，言語臨床家自身がそれぞれの異常構音を自由に産生できるとよい．誤り構音を産生できるということはその動態をよく知っているということになるからである．また，個人内の信頼度や個人間の信頼度を確認することも必要である．聴覚判定と同時に構音時の構音器官の運動，特に舌運動の観察が必要である．

　以下に口蓋裂によくみられる構音障害の評価のポイントについて述べる．

1. 呼気鼻漏出による子音の歪み

「鼻咽腔閉鎖機能検査」の項を参照．

2. 声門破裂音

　p, t, k など破裂音に見られることが多い．主として聴覚印象によって評価するが，構音器官を直接観察することも必要である．

　声門破裂音の聴覚印象はきわめて特徴的なので，臨床経験を積めば容易に判定できると思われるが，声門破裂音を省略としたり，母音化とするなど，誤って判定することがあるので注意する．省略の場合には声門破裂音におけるような硬起声はみられない．目的音と対応する母音，例えばkが声門破裂音？か省略されてaになっているのかをみるには「カーアーカーア」と交互に発話させてみるとその相違がわかる．二重構音（第3章参照）になっている場合の声門破裂音の判定は難しい．二重構音では正常な構音動作と同時に声門破裂音を産生するので，構音操作の直接観察で誤らないようにする．例えば口唇音のpが声門破裂音の二重構音の場合は，音の産生時に口唇の閉鎖開放の動作が見られるからである．声門破裂音になっている場合は，口唇閉鎖開放時の呼気が弱い

ので，口唇の前に紙片などを置いて音産生時に呼気の流出が十分あるかどうかを確認する。

3. 咽（喉）頭摩擦音・破擦音

s, ʃ, ts, tʃにみられる。s, ʃがのどの奥のほうで絞り出すような苦しそうな声になるので，聴覚印象によって判定できるが，それに加えて舌先の運動が見られるかどうかを視覚的に確認する。sの咽頭摩擦音はhに，ʃの咽頭摩擦音はçに誤って判定されることがあるので，これらの音を対比して「ハーサーハーサ」や「ヒーシーヒーシ」のように発話させて判定するとよい。幼児の場合，舌根または喉頭蓋と咽頭後壁との狭めが十分でないために摩擦成分が弱くなり，判定が難しいことがある。

4. 咽（喉）頭破裂音

k, gにみられる。聴覚印象では正常構音のkよりは後方の音に聴こえるが，比較的正常構音に近く聴こえるので，十分に耳の訓練を積まないと誤りやすい。咽頭破裂音が疑われるときには，akaを発話させて舌の運動を観察することが必要である。kaは音産生時に奥舌が挙上するが，咽頭破裂音は，舌は口腔の後方へ水平に引かれる。言語臨床家はkaを発話しながら構音位置を口蓋から咽頭のほうへ移動して聴覚印象が変化していくのを経験しておくとよい。

5. 口蓋化構音

s, ts, dz, t, d, n, rなどの舌先音にみられる。聴覚印象は口の中にこもったような音に聴こえる。構音器官の直接観察では舌先の挙上運動が見られず，舌背の中央部が挙上する。舌の中央部と口蓋の狭め，すなわち舌と口蓋で作る隙間が十分でないため摩擦が弱いこともある。幼児の口蓋化構音は，sが破裂音になり，kに近い音に聴取される場合がある。

6. 側音化構音

主にイ列音，拗音にみられる。s, ts, dzやʃ, tʃ, dʒの子音のみにみられるときもある。側音化構音は雑音成分を伴った独特の歪み音である。視覚的に舌先の偏りを見たり，鼻息鏡を使用して音産生時の側方からの呼気の流れを見るとよくわかる。舌の偏りと同時に口角や下顎を横にひくことがあるが，すべての症例にみられるわけではない。側音化構音時の呼気鼻漏出流出は頬側部であるため，i, ʃなどの持続音を産生させながら掌で片側ずつ頬を強く押さえると，呼気の流出側では音が止まったり，変化したりする。

聴覚印象で確認するには異聴されやすい音と交互に発話させるとよい。例えばʃiの側音化構音はçiに異聴されるので「シ」と「ヒ」を交互に，tʃiはkiに異聴されるので「チ」と「キ」を交互に発話させる。

7. 鼻咽腔構音

主にイ列音，ウ列音にみられる。s, ts, dzやʃ, tʃ, dʒの子音のみにみられるときもある。破裂音の場合，「クン」「グン」といった鼻の奥のほうで出す特徴的な音なので聴覚印象によって容易に判定できる。確認するためには鼻孔を閉鎖して音を産生させると，鼻腔からの呼気が止まって音の産生はできない。鼻咽腔構音は後続母音によって系統的に出現することが多いので，同じ子音でも正常構音や鼻咽腔構音声門破裂音になったりする。例えばka, ke, koが声門破裂音で，ki, kuが鼻咽腔構音になることがある。このような時の弁別は鼻孔を閉鎖して音を産生させると，鼻咽腔構音は音が産生できず，声門破裂音は鼻孔開放時と同様に音が産生されるので弁別できる。母音のiが鼻咽腔構音になると，鼻咽腔が閉鎖しないのでiの開鼻声と混同することがある。この場合も鼻孔を閉鎖すると，開鼻声の場合はその程度が軽減するのに対して，鼻咽腔構音は音の産生ができなくなるので弁別できる。

5. 耳鼻科領域に関する評価

　近年，新生児聴覚スクリーニング検査を実施する施設が増えており，口蓋裂は，難聴が出現するリスク要因として捉えられている。新生児聴覚スクリーニング検査は難聴を診断するものではなく，要精密検査の結果が出た後ABRなどの精密検査により診断される。その場合，伝音難聴や軽度感音難聴でも乳児期から耳鼻科の管理となる。それ以外の口蓋裂児は総合治療の一環として，定期的な耳鼻科医の診察と聴力検査を受ける。耳鼻科では，鼓膜の視診，ティンパノメトリーの検査を行う。聴力検査は子どもの年齢に応じて，聴性行動反応聴力検査（BOA），条件詮索反応（COR）聴力検査，遊戯聴力検査，純音聴力検査を行う（日本耳科学会・日本小児耳鼻咽喉科学会 2015，加我 2014）。言語臨床家は聴力検査を行うが，聴力検査に携わらない言語臨床家も行動観察や養育者から家庭での様子を聞き，聴力障害の疑いがあると考えたときは速やかに耳鼻科医に紹介する。
　口蓋裂患者は滲出性中耳炎による伝音難聴の他に，感音難聴やトリーチャー・コリンズ症候群のように中耳奇形を伴う症例や外耳道閉鎖を伴う第一第二鰓弓症候群などの合併症が多いので，聴覚の評価は重要である（第6章，第10章参照）。

6. 心理・社会面の評価

　心理・社会面の評価としては，患者自身に対するものと，子どもの場合はその両親に対するものとがある。
　口蓋裂児の親は子どもの出生時に生じる驚愕から，罪悪感，抑うつ，悲哀などの感情が生まれる（福本 2000、深谷ら 2006）。言語臨床家はこうした親の感情を受け入れて安定した気持ちで育児に携わることができるよう援助していかなければならない。そのためには，親との面接の場面で十分に親の訴えを聞いて親の心理状態を把握しなければならない。乳児期の親に対する指導については第6章「乳児期の言語臨床」で述べる。
　治療が進むとともに，多くの親はショックから立ち直り子どもを受け入れ，非口蓋裂の親と同じように育て，子どもの成長に伴って生ずる問題に対処できる。また，合併症のない口蓋裂の子どもは初期の言語発達は遅れるが，精神発達，知能発達などの問題はなく非口蓋裂児と同じように発達することは，ほぼ一致した見解である。
　一方，口蓋裂者の性格，心理，行動，学業成績，家族関係，自立，結婚，職業，社会の認識などについて，従来から多くの調査研究が口蓋裂の専門雑誌や成書（McWilliams 1990, Peterson-Falzoneら 2010）に報告されている。口蓋裂の心理社会面に関する情報を必要とするニーズは高まっているが，研究方法の妥当性・信頼性，一般化に問題のある報告もあり，今日においても結果はさまざまである。また，口蓋裂者には心理社会面に問題があることを指摘しているが，問題解決のための具体的な援助法を提示している報告は少ない（広瀬 1999）。Peterson-Falzoneら（2010）は，合併症が多い口蓋裂単独と他の裂型では生ずる問題が同じではないので，口蓋裂患者の心理社会面についても裂型を区別して考える重要性を述べている。また，いずれの口蓋裂児においても，年齢によって生ずる問題が異なるため発達段階に応じた取り組み，問題の予防としては早期から家族・患児に介入する，早期から継続して心理社会面を評価，カウンセリング，本人・社会への啓蒙，社会的適応訓練プログラムを提唱している。
　口蓋裂患者・家族は，出生直後から非口蓋裂者・家族が経験しない長期にわたる手術や治療を体験している。また，医学的な問題は消失しても，社会においては少数派であるが故に受ける偏見や微妙なストレスが潜在的にあることは推察できる。したがって，心理社会面に問題を抱えている口蓋裂患者・家族に対して言語臨床家が行うべきことは，問題を個別に捉え固定観念を持たずに

患者・家族に接し，口蓋裂や器質的な問題がどこまでその問題に影響を及ぼしているか，口蓋裂以外の問題がどの程度関係しているかを分析的に評価する必要がある．問題解決が難しいと判断したら，速やかに精神・心理の専門家を紹介する．

認知面や精神発達に関しては既成の知能検査や発達検査を利用して評価する．成人の場合の心理検査としては質問紙法としてミネソタ多面的人格検査（MMPI）があり，抑うつや不安傾向が検出できる．その他に矢田部・ギルフォード（Y-G）性格検査，MPI（Maudsley Personality Inventory）などがある．投影法テストとしてはロールシャッハ・テスト，文章完成法（SCT），主題統覚検査（TAT）などいくつかの検査がある．これらの検査は通常，臨床心理士や精神科医などが行うもので，言語臨床家が行う場合には，検査に関して専門の教育を受けていなければならない．

家族歴の調査も必要であるが，これについては第6章の「生育歴などの情報収集」の項を参照されたい．

• 文献

1) 阿部雅子，相野田紀子，岡崎恵子，他（1980）：口蓋裂言語の検査法について—鼻咽腔閉鎖機能検査法に関する試案．音声言語医学 21；148-155．
2) Bernthal JE, Bankson NW, 船山美奈子，岡崎恵子監訳（2001）：構音と音韻の障害；協同医書出版社，pp262-270．
3) D'Antonio LL, Achauer BM, Vander KVM (1993)：Results of a survey of cleft palate teams concerning the uses of nasoendoscopy. Cleft Palate Craniofac J 30；35-39.
4) Fletcher SG, Bishop ME (1970)：Measurement of nasality with tonar. Cleft Palate J 7；610-624.
5) 藤原百合（2004）：口蓋裂言語の国際的評価基準に関するNIDCD（NIH）ワークショップに参加して．日口蓋誌 29；325-327．
6) 深谷久子，横尾京子，中込さと子（2006）：Drotarらの先天奇形を持つ子どもを出産した親の反応仮説モデルの信頼性の検証．日本新生児看護学会誌 12；21-32．
7) 福田登美子（1982）：口蓋裂児の言語発達．宮崎正（編）：口蓋裂—その基礎と臨床—，医歯薬出版，pp156-179．
8) 福本修（2000）：形成外科患者の精神病理．鬼塚卓弥（監修）：標準形成外科学・第4版，医学書院，pp4-9．
9) Gibbon FE (2004)：Abnormal patterns of tongue-palate contact in the speech of individuals with cleft palate. Clinical Linguistics and Phonetics 18；285-311.
10) 後藤慶子，浅野和海（2004）：鼻咽腔閉鎖機能良好の判定に長期を要した口蓋裂児，コミュニケーション障害学 21；99-105．
11) Gooch, JL, Mardin-Jones M, Chapman, KL, et al (2001)：Reliability of listener transcriptions of compensatory articulations. Cleft Plate Craniofac J 38；59-67.
12) Harpanen ML (1991)：A simple clinical method of evaluation perceived hypernasality. Folia Phoniatr 43；122-132.
13) Henningsson G, Kuehn DP, Debbie S, et al (2008)：Universal parameters for reporting speech outcomes in individuals with cleft palate. Cleft Plate Craniofac J 45；1-17.
14) 平田創一郎，和田健，舘村卓，他（2002）：関西方言話者によるナゾメータ検査での日本語被検文と鼻咽腔閉鎖機能不全の評価．日口蓋誌 27；14-23．
15) 広瀬たい子（1999）：口唇口蓋裂児の心理・社会的問題に関する文献検討．日口蓋誌 24；348-357．
16) 堀切将，朴修三，北野市子，他（2009）：口蓋裂児の術後鼻咽腔閉鎖機能に影響する因子について．日形会誌 29；739-744．
17) 今富摂子，角谷徳芳，河原明子，他（1995）：鼻咽腔ファイバー所見における鼻咽腔閉鎖動態．日口蓋誌 20；172-180．
18) 今富摂子，荒井隆行，加藤正子（2003）：開鼻声の聴覚判定における嗄声の影響—音源フィルタ理論による検討—．音声言語医学 44；304-314．
19) 井上幸，国吉京子，平野信子，他（1989）：唇裂口蓋裂児1症例における喃語期の構音と心身の発達．日口蓋誌 7；358-365．
20) 伊藤美知恵，神野恵理，加藤正子，他（2010）：口唇口蓋裂児の言語発達 第2報—乳幼児精神発達診断法（0-2歳児）とWPPISI知能診断検査（4歳児）による分析—．愛院大歯誌 48；21-26．
21) 加我君孝（2014）：新生児・幼少児の難聴—遺伝子診断から人工内耳手術，療育・教育まで—．診断と治療社；pp54-66．
22) 加藤正子，岡崎恵子（1995）：口蓋裂乳児の言語指導．音声言語医学 36；298-305．
23) Karnell, MP (1995)：Nasometric discrimination of hypernasality and turbulent nasal air flow. Cleft Palate Craniofac J 32；145-148.
24) Kerry EL (2000)：The effect of vowels on nasalance score. Cleft Palate Craniofac J 37；584-589.

25) Keuning KH, Wieneke GH, Dejonckere PH (1999)：The intrajudge reliability of perceptual rating of cleft palate speech before and after pharyngeal flap surgery—the effect of judges and speech samples. *Cleft Palate Craniofac J* 36；328-333.
26) 近藤昭二, 杠 俊介, 深澤大樹, 他（2003）：Nasalance による鼻咽腔閉鎖機能評価. 日本頭蓋顎顔面外科学会誌 19；101-109.
27) 構音臨床研究会（2010）：新版 構音検査, 千葉テストセンター.
28) 楠本健司, 國吉京子, 小川豊（2005）：構音時側方頭部X線規格撮影による鼻咽腔閉鎖機能の判定―鼻咽腔閉鎖機能改善の言語治療と手術適応との関係について―. 日頭蓋顎顔会誌 21 (4)；271-278.
29) Lohmander A, Willadsen E, Persson C, *et al* (2009)：Methodology for speech assessment in the Scandcleft project—An international randomized clinical trial on palatal surgery：Experience from a pilot study. *Cleft Palate Craniofac J* 46347-46361.
30) McWilliams BJ, Morris H, Shelton R (1990)：*Cleft Palate Speech*, 2nd ed, Decker, pp148-154, 248-251.
31) 道健一（編）（2000）：言語聴覚士のための臨床歯科医学・口腔外科学, 医歯薬出版, pp142-144.
32) 三浦真弓, 加藤正子, 峪道代, 他 日本コミュニケーション障害学会口蓋裂言語委員会（2009）：口蓋裂言語検査（言語臨床用）コミュニケーション障害学 26；230-235.
33) 中川達裕, 井上祐史（1995）：軟口蓋形成不全の1例. 日形会誌 15；268-272.
34) Nellis JL, Neiman GS, Lehman JA (1992)：Comparison of nasometer and listener judgments of nasality in the assessment of velopharyngeal function after pharyngeal flap surgery. *Cleft Palate Craniofac J* 29；157-163.
35) 日本音声言語医学会（編）（2009）：新編 声の検査法；医歯薬出版.
36) 日本音声言語医学会（監修）（1999）：口蓋裂の構音障害, インテルナ出版.
37) 日本耳科学会, 日本小児耳鼻咽喉科学会（編）（2015）：小児滲出性中耳炎診療ガイドライン. 金原出版, pp76-80.
38) 岡崎恵子, 加藤正子, 赤川徹弥, 他（1982）：口蓋裂術後瘻孔とスピーチ. 形成外科 25；525-531.

39) 岡崎恵子, 加藤正子, 鬼塚卓弥, 他（1986）：口蓋裂幼児における鼻咽腔閉鎖機能の診断. 音声言語医学 27；292-301.
40) 岡崎恵子, 加藤正子, 青山亮介, 他（1993）：先天性鼻咽腔閉鎖機能不全症をともなった小舌症, 下顎形成不全症の子どもの訓練. 音声言語医学 34；128.
41) 緒方祐子, 中村典史, 久保田泰孝, 他（2003）：ナゾメータ検査による口蓋裂患者の鼻咽腔閉鎖機能評価―鼻咽腔閉鎖機能の客観的評価基準の検討. 日口蓋誌 28；9-19.
42) 大平章子, 岡崎恵子, 相野田紀子, 他（1993）：鼻咽腔閉鎖機能検査法について. 音声言語医学 34；298-304.
43) Peterson-Falzone SJ, Hardin-Jones MA, Karnell MP (2010)：*Cleft Palate Speech*, 4th ed, Mosby, pp315, 369, 380-397.
44) 峪道代, 西尾順太郎, 住田惠子, 他（2000）：口唇口蓋裂児の乳幼児期の発達―津守・稲毛式乳幼児精神発達検査による分析―. 大阪府立母子医療センター雑誌 16；53-58.
45) 佐々生康広, 舘村卓, 野原幹司, 他（2006）：吹き戻しによる鼻咽腔閉鎖機能検査の不確実性. 音声言語医学 47；166-170.
46) 佐藤亜紀子（2015）：口蓋裂言語検査による鼻咽腔閉鎖機能の評価―内視鏡検査, 側方頭部X線規格写真との関連―. 日口蓋誌 40；30-37.
47) 鈴木恵子, 岡本朗子, 原由紀, 他（1993）：口蓋裂児の構音発達―子音の習得と異常構音の経過. 音声言語医学 34；189-197.
48) 舘村卓, 平田創一郎, 福本雅美, 他（1999）：境界線上の鼻咽腔閉鎖不全状態における内視鏡所見と nasalance score の乖離. 音声言語医学 40；107-113.
49) 内山健志, 小枝弘美, 北村信隆, 他（1991）：Nasometer による開放性鼻声の客観的評価について. 日口蓋誌 16；130-138.
50) Witzel MA, Posnick JC (1989)：Patterns and location of velopharyngeal valving problems. *Cleft Palate J* 26；63-67.
51) 山根律子, 水戸義明, 花沢惠子, 他（1990）：改訂版 随意運動発達検査. 音声言語医学 31；172-185.
52) 米田眞弓（1996）：口蓋裂術後患児の構音習得に関する経年的研究. 大阪大学歯学雑誌 41；100-117.

第5章 口蓋裂言語と治療

　口蓋裂児は，口蓋裂の初回手術後の言語症状により，以下のように4つのグループに分類される（図5-1）。

　第1グループ：口蓋裂の初回手術後，言語管理すなわち言語発達支援と家族指導を行うだけで正常言語を獲得する群

　第2グループ：言語障害はないが鼻咽腔閉鎖機能が良好でないため，再手術や保存的治療を検討する群

　第3グループ：鼻咽腔閉鎖機能は良好であるが言語障害があり，言語（構音）訓練が必要な群

　第4グループ：言語（構音）訓練と再手術や保存的治療を検討する群である。

　現在，約半数の子どもは初回手術を行い，経過観察のみで正常言語を獲得するが，残りは，言語訓練のみが必要な群と言語訓練および医学的な治療が必要な対象となる。これらのグループはいずれも，就学前に正常言語の獲得を目的としている。したがって，言語訓練や再手術の可能性がある子どもについては，言語の評価を早期にまた正確に行い，就学までの言語治療計画を立てる必要がある。言語の改善が就学後にずれ込む場合は家族に治療計画を伝え協力してもらう。

　合併症や発達障害のある口蓋裂児に対する治療は第10章に述べる。本章では，口蓋裂患者が良好な言語を獲得するための必要な治療すなわち，1. 医学的治療（外科治療，保存的治療），2. 言語治療について述べる。

　口蓋裂児の上顎を少ない手術回数で早期に正常な形態に近づけることは口蓋裂治療の最終目的であるため，言語臨床家は医学的な治療法と言語の関係を常に考える必要がある。

1. 医学的治療

　口蓋裂の言語臨床において，個々の子どもの医学的治療の内容と実施時期について熟知する必要がある。チーム治療の流れの中で，医学的治療が言語にどのように影響するかを常に念頭に置く。手術が決定した場合は手術前と手術後に，また，補綴的発音補助装置の場合は装用時と悲装用時に言語評価をして担当医や他の専門スタッフ，本人・家族に結果をフイードバックする。

A　術前顎矯正 presurgical orthopedics

　現在，口唇口蓋裂の初回手術は，口唇裂，口蓋裂，顎裂部骨移植と基本的に3回行う施設が多く，その後の歯科矯正治療は長期にわたる。治療回数が少ないことは，患者の治療費の削減や通院時間の短縮につながる。近年手術侵襲を少なくして

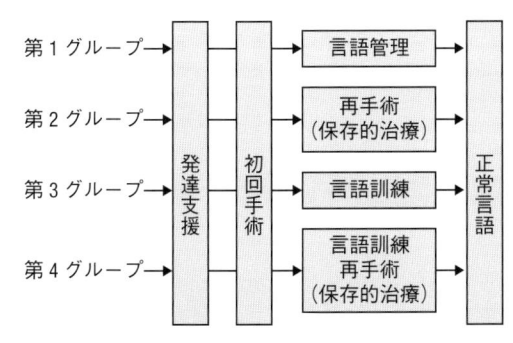

図5-1　口蓋裂の言語治療

長期にわたる矯正治療の負担を軽減するために，口唇閉鎖前に顎矯正を行い，正常に近い歯列を獲得することを目的にした治療法も開発されている。

第3章の表3-3に示したように，正常構音の割合は，裂型が軽度，すなわち口蓋裂単独例が多く，両側口唇口蓋裂が最も少ない。また乳児期の喃語音の産生状態はその後の語音産生に繋がり，正常な構音発達は一部の音を除き3歳でほぼ完成するので，言語のためにはできうる限り早期に健常に近い口蓋形成が望まれる。この点から考えると，術前顎矯正の意義は大きい。

a）ホッツ床　*Hotz plate*

顎矯正装置には，子どもが持っている顎成長力を利用する受動的装置と外部から積極的に矯正力を加える動的な装置がある。ホッツ床（6章の図6-2）は受動的な術前顎矯正装置である。本来のHotz床は，硬口蓋閉鎖が遅い二段階手術法で治療を行うチューリッヒシステム（Hotzら 1979）の中で用いられる。すなわち誕生直後から一次手術（軟口蓋閉鎖）までは顎裂の縮小が目的であり，二次手術（8〜10歳時の硬口蓋閉鎖）までは縮小された顎裂幅の維持と顎の形態を整えることを目的にしている。しかし，現在，ホッツ床を使用している多くの施設は，硬口蓋と軟口蓋を同時に手術を行っており，床の使用期間は1歳台の口蓋裂初回手術までである。口蓋床はホッツ床，哺乳床などと呼ばれているが，1歳台の口蓋裂手術まで装着する口蓋床は，顎矯正の効果よりも哺乳障害の乳児に明らかに効果がある。また舌が鼻腔に入ることを阻止するため，舌運動に効果がある（Suzukiら 2006）。しかし，口蓋床と構音障害，特に口蓋化構音の発現頻度については，発現頻度が減少するという報告（西久保ら 2007）と，関係しないとする報告（赤田 2002，Konstら 2003，中嶋ら 2006）があり結論は出ていない。

b）鼻歯槽矯正装置
　　　nasoalveolar molding plate（NAM）

nasoalveolar molding plate（NAM）は口唇閉鎖術前の乳児に対する動的な矯正装置で，顎だけではなく外鼻変形を矯正する侵襲の少ない装置である。生後1週間から治療を開始し，口唇形成まで用いられる。NAMは，レジンの口蓋床と口腔前庭から顎裂部外鼻に続くワイヤを主体としたnasal stentから成り，テープで頰部に固定される（Graysonら 1999，佐藤ら 2005，Levy-Bercowski 2009）。この床は顎裂狭小化を誘導するだけではなく，同時に骨・軟骨・軟組織の位置を調整することにより，鼻口唇の形態を改善させる。また口唇閉鎖前に裂幅が縮小するため，手術による組織の無理な伸展がなく瘢痕が抑制される。本邦においても本装置を使う施設は増えている（第2章図2-25）。

顎矯正力が短期間に大きく働く動的な矯正装置として，レジン床を硬口蓋にピンで留める方法を応用したLatham装置がある。この装置は両側口唇口蓋裂にみられる中間顎の突出を後方移動する矯正効果や顎形態の不良な口唇口蓋裂の歯列矯正に効果がある。

1歳までの短期間の口蓋床（プレート）の使用においても，歯槽弓幅の増加と裂部の狭小化がみられたという報告もある（平川ら 2004）。矯正装置は異なっていても術前顎矯正治療を行い，口唇閉鎖と同時に歯肉骨膜弁（gingivoperiosteoplasty；GPP）を行ったところ，顎裂部の骨架橋が形成された（小林 2008，大久保ら 2010）。また二次的骨移植が必要なかった例がほとんどであった（Millardら 1999，Pfeiferら 2002），さらに術後良好な顎形態が整復できたという報告がある（村松ら 2000）。

現在，口唇裂手術前に術前顎矯正を行っている施設が増えつつあるが，術前顎矯正装置を用いず骨移植時までは咬合管理のみ行っている施設も多数ある（幸地 2008）。

B　口唇裂の初回手術

片側口唇裂は，口唇のみならず裂側の外鼻に顕著な変形をもたらすため，手術の目的は裂側をいかに健側の口唇に近づけ左右対称性を得るかであ

る。片側口唇裂の手術は，Z形成術を応用したミラード（Millard）法に小三角弁を組み合わせた方法を用いている施設が多い。両側口唇裂は，鼻柱が短い，中央唇の組織不足，中間顎の突出などの問題がある。現在，両側例の手術はマリケン（Mulliken）法が一般的な方法で，手術を2回に分けないで，1回で行う施設が多くなっている（第2章参照）。口唇裂の手術後，瘢痕や組織欠損が多いと，口唇の運動制限がみられ，特に両側唇裂口蓋裂は鼻柱が短いため口唇音が唇歯音に誤りやすい。また，顎裂が未処置の場合，呼気鼻漏出による子音の歪みがみられる。

C 口蓋裂の初回手術

1. 口蓋裂の初回手術法

　口蓋裂の手術の目的は，第一に良好な言語の獲得のためであるが，それと同時に良好な顎発育を達成することである。口蓋の粘膜は，血行がよく感染に強いが，張力に弱いといわれる。したがって，口蓋を形成する時は，慎重に行わないと瘻孔が生ずる。口蓋裂の初回手術法については，現在行われている主な方法はpushback法，Furlow法（Furlow 1986）である。また，pushback法は硬口蓋弁の剥離方法で粘膜骨膜弁法や粘膜弁法などに分類されるが，術者によってさまざまな変法が工夫されている。多くの施設で，顎発育の抑制が少ないとされるFurlow法（小野ら 2001）がpushback法に代わって行われるようになった（第2章を参照）。

　近年，3～5か月時の口唇裂の手術時に，口蓋の手術も同時に行う一期的同時手術法で，言語ならびに顎発育とも良好な成績を得たという報告がある（Kaplanら 1982）。本邦においても，術前にプレートを装着して顎裂幅を縮小する，いわゆる術前顎矯正と歯肉骨膜弁（gingivoperiosteoplasty：GPP）を前提にして一期的同時手術を行っている施設もある（小林 2010）。1回で口唇裂と口蓋裂の治療が同時に済むことは，患者にとって手術回数の減少と経済的な面で大きな利点であるが，術後の顎発育やスピーチについては長期の経過観察が必要である。

2. 口蓋裂初回手術後の言語成績

　通常，口蓋裂初回手術後の言語成績は4～5歳時に，①鼻咽腔閉鎖機能，②構音（構音障害の発現率と構音障害の内容）について評価される。口蓋裂のチーム治療を行っている27施設の言語聴覚士に，訓練をしていない片側口唇口蓋裂4歳児の鼻咽腔閉鎖機能と構音について調査を行った（加藤 2001）。鼻咽腔閉鎖機能については，良好例80％以上の施設が18施設（67％）と多かったが，1/3の施設は良好例が80％に満たなかった。また構音障害の発現率は30～40％台の施設が多かったが，50％以上に構音障害が発現する施設が約4割あり，施設によりバラツキがみられた。一方，構音障害の発現頻度の順位では，27施設のうち20施設（74％）は口蓋化構音が最も多いと回答した（図5-2a・b・c）。

　手術法と鼻咽腔閉鎖機能の関係については，1歳台までに初回手術を行えば，pushback法（粘膜骨膜弁・粘膜弁），Furlow法などの術式によって，成績に大きな差はない（鈴木ら 1989，北野ら 1994）。しかし，構音障害の発現率と口蓋化構音の発現率は，pushback法よりはFurlow法のほうが（峪ら 2004），Furlow法の中では一段階手術よりは一期的同時手術（口唇裂手術時に口蓋も閉鎖）のほうが少ないという報告がある（小林 2010）。

　手術時期と言語成績については，年齢が高くなると言語の問題は明らかに大きくなり，2歳が境界年齢と言われている（岡崎ら 1992）。口蓋裂の初回手術に関して，多くの施設は口蓋を一段階で閉鎖するが，施設によっては硬口蓋と軟口蓋に分けて手術を行う二段階手術を行っている。二段階手術は，一段階手術（pushback法）に比べて顎発育については良好であると報告されている（高木ら 2006）が，言語に関しては硬口蓋の閉鎖時期

a. 鼻咽腔閉鎖機能良好例（27施設）

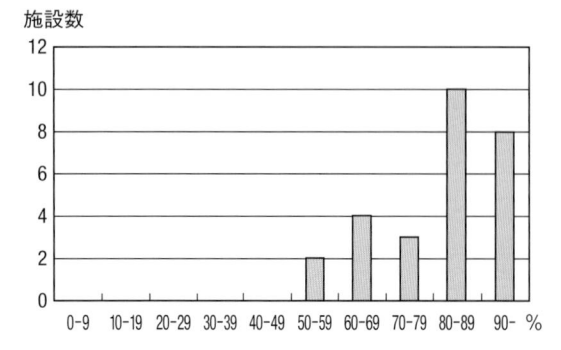

b. 構音障害の発現率

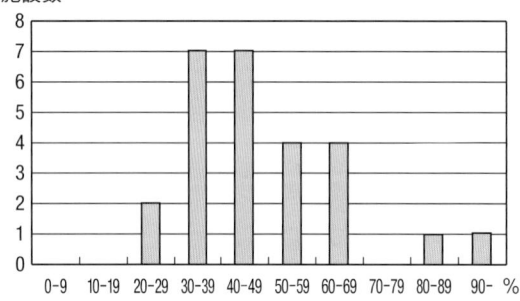

c. 構音障害の内容

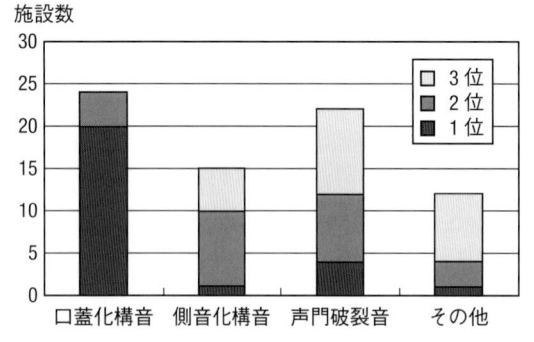

図5-2 口蓋裂初回手術後の言語成績（片側口唇口蓋裂4歳児）

で異なる．2歳までに硬口蓋を閉鎖する早期二段階手術の言語成績は，一段階手術結果と比較して大きな差はない（岻ら 2004）．しかし，口蓋の最終閉鎖が4〜5歳以降になる二段階手術法は，硬口蓋閉鎖床を用いても，手術のみではスピーチが良好でない例が多い（Rohrichら 2000）．幼児期は開鼻声だけではなく構音障害の発現頻度が高くほとんどの例が構音訓練を必要とし，最終的にスピーチが改善するためには一段階法に比べ長期間

を要することが多い（小枝 1993，今井ら 2001）．

本邦の現況として，口唇裂術前はHotz床やNAMに用いる口蓋床（プレート）を使用し，口蓋裂の初回手術はpushback法かFurlow法を一段階に行う施設が多い（日本口蓋裂学会編 2008）．組織量の少ない口蓋の裂を治療する方法を考えた時，すべての症例に最良の鼻咽腔閉鎖機能（言語）と最良の顎発育を同時に得られる手術方法は現在のところ考案されていない．したがって，ケースによってよりよい治療法を選択する，また言語と顎発育の両側面についてバランスのよい結果を示す治療法をチームで開発することが必要である．

D 口蓋裂の二次手術

1．鼻咽腔閉鎖機能不全の治療

口蓋裂の初回手術の後，鼻咽腔閉鎖機能が良好でない例は10〜20％，二次手術を受けるのは10％前後と言われている（長田 1995）．鼻咽腔閉鎖機能不全の原因として，①軟口蓋が短い，②軟口蓋の動きが悪い，③咽頭腔が深い，などが考えられる．二次手術が必要かどうかは，4章に述べているように正確な鼻咽腔閉鎖機能の評価に基づいて行われる．子どもの場合，協力が得られない場合があり，実施可能な検査が限られるが，できるだけ総合的に鼻咽腔閉鎖機能を評価する必要がある．

二次手術の適応や時期は年齢，手術法，言語症状，施設の治療方針によって異なる．言語症状は開鼻声や呼気鼻漏出による子音の歪みが顕著で，発話明瞭度が低い場合は早く再手術を行う．また，鼻咽腔閉鎖機能不全が軽度であっても声門破裂音のような構音障害があれば，訓練のみで構音が改善することは難しい例が多いので，早めに鼻咽腔閉鎖機能の改善を考える．

また，二次手術の前に，言語訓練や補綴的発音補助装置を装着する場合も少なくない．言語発達の遅れを伴う子どもは，発達に伴って閉鎖機能を

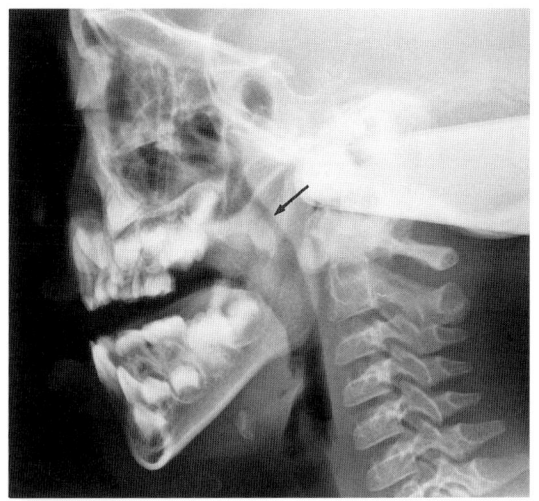

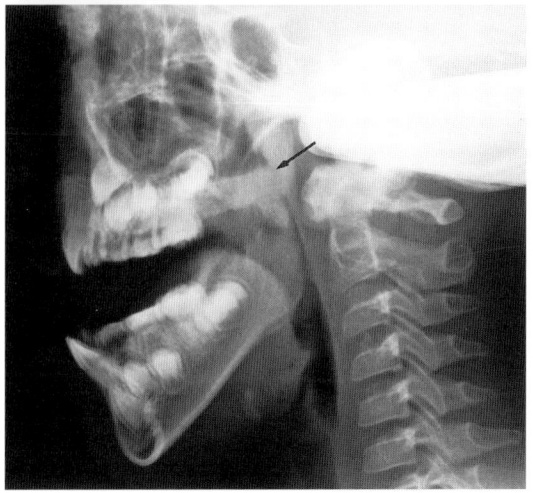

図 5-3 re-pushback 法
a：手術前（鼻咽腔閉鎖機能：軽度不全）
b：手術後（鼻咽腔閉鎖機能：良好）

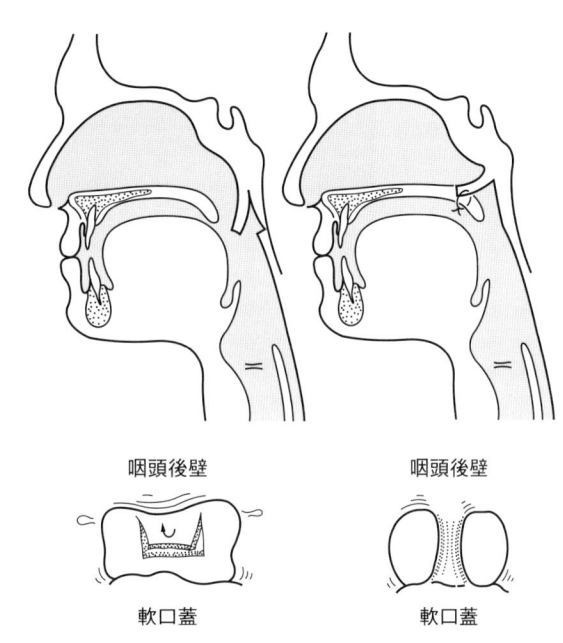

図 5-4 上茎法による咽頭弁形成術

獲得していくことがあるので，経過観察を行いながら再手術の必要性や時期を判断する。

現在，口蓋の二次手術の手術法として，re-pushback 法，Furlow 法，咽頭弁形成術，咽頭形成術（pharyngo plasty）がある。

a) re-pushback 法

re-pushback 法は口蓋の前方部を剝離して後方に移動し筋束再建をすることによって，より長い口蓋を再建する手術である（図 5-3）。この方法の利点は，正常な口蓋形態を保った状態で鼻咽腔閉鎖機能を改善できるという点である。re-push-back 法は軟口蓋の動きは良いが，軟口蓋が短い例，軟口蓋が十分に後方移動されていない例，口蓋帆挙筋の剝離が不十分な例に有効である。一方，この方法の欠点は初回手術で瘢痕化した口蓋を再度剝離するため十分な後方移動ができにくいことと，術後，瘢痕拘縮により軟口蓋が短縮する例や口蓋への侵襲が大きいため，顎発育に影響する可能性がある。また，軟口蓋の動きが悪い症例や咽頭腔の深い症例には適用が難しい。

b) 咽頭弁形成術 pharyngeal flap surgery

咽頭後壁に茎を置いた弁を作成し，鼻咽腔部の狭小化を図る手術法で，口蓋の二次手術としては最もよく選択される手術法である。茎を上にとる上茎法（superior based pharyngeal flap, 図 5-4, 5）と，茎を下にとる下茎法（inferior based pharyngeal flap）があるが，安静時の呼吸を妨げることが少ないということで主として上茎法が行われている。咽頭弁を折り畳むことによって露出創面をなくし，弁が瘢痕収縮をきたさないようにした，折りたたみ咽頭弁（folded pharyngeal flap）（一色 1979，図 5-5）もある。

術前に鼻咽腔ファイバースコープによって鼻咽

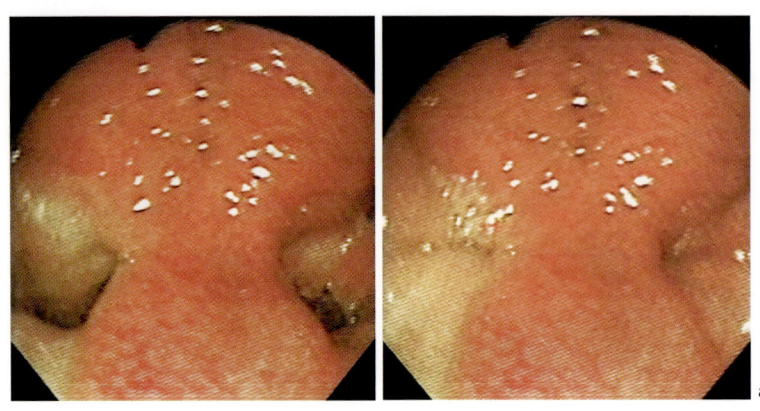

図5-5　上茎法による咽頭弁術後のファイバースコピー所見
a：安静時
b：発声時

腔閉鎖が行われる位置や軟口蓋，咽頭壁の動きや間隙の程度，アデノイド肥大の有無，咽頭後壁の内頸動脈の走行異常がないかを確認して，咽頭弁の茎の位置や咽頭弁の幅を決定する．咽頭弁の茎が鼻咽腔閉鎖位置より低すぎたり，弁の幅が狭いと鼻咽腔閉鎖機能を改善することができない．また，幅が広すぎると鼻呼吸を妨げたり，閉鼻声の原因になる．鼻咽腔閉鎖が行われる位置の咽頭腔が深い症例には自家肋軟骨を咽頭弁で包み軟口蓋に縫着する retropharyngeal augmentation が有効であるという報告がある（近藤ら 2008）．

咽頭弁形成術の利点は，鼻咽腔閉鎖機能がかなり確実に得られることで，特に軟口蓋の動きが悪い症例，咽頭腔の深い症例ではこの方法が適している．欠点は，術後，鼾をかいたり，睡眠時の呼吸が妨げられる症例があることである．鼾はほとんどの症例にみられるが，通常は術後1年以内に改善する（岡崎ら 1988，高戸ら 1994）．幼児やロバン・シークエンスのように小顎症の症例では咽頭腔が狭いために睡眠時無呼吸症候群（obstructive sleep apnea syndrome；OSAS）が生じることがあるので，術前の検査を十分に行うとともに，術後の慎重な管理が必要である（Abramson ら 1997，Wells ら 1999）．また咽頭弁形成術を行った275例で，術後最も多い問題は弁の離開（3.1％）であったという報告（Hofer ら 2002）もあるので，術後スピーチが改善しない場合は，鼻咽腔ファイバースコープで検査し咽頭弁の状態を確認する必要がある．

咽頭弁形成術を行う時期については5歳以前の症例は鼻呼吸時鼻咽腔抵抗値が高い傾向があり，鼻閉もきたしやすいことから，5歳以降が望ましいという報告もある（澤田 1995）．5歳以降に関しては，5歳から14歳の症例に咽頭弁形成術を行った結果では，手術年齢は言語の結果に影響しなかった（Liedman-Boshko ら 2005）．また，6〜8歳の口蓋裂単独例に咽頭弁形成術を行い，術後5年後に鼻咽腔閉鎖面を評価し，非手術群と比較したところ咽頭弁は鼻咽腔の成長を抑制していなかった（小原ら 2009）．

咽頭弁の手術は軟口蓋の動きが悪い症例，咽頭腔の深い症例に適しているといわれるが，咽頭弁術後，正常な鼻咽腔閉鎖機能を獲得した割合は，全体で73％，裂型で比較すると明らかに裂のある群81％，粘膜下口蓋裂群70％，先天性鼻咽腔閉鎖不全症（CVPI）群55％であり，CVPI群は他の群に比較して不良であった（朴ら 2008）．

re-pushback法，咽頭弁形成術，Furlow法，咽頭形成術（sphincterplasty）などの二次手術法間の言語成績を比較すると，いずれも差がないという報告がある（VPI surgical Trial Group 2005，Dailey ら 2006）．しかし，re-pushback と咽頭弁形成術の比較では，術後の開鼻声消失は自験例74例のうち re-pushback 法は26％，咽頭弁形成

術72％（加藤ら 2002），116例のうち re-pushback 法24％，咽頭弁形成術57％であり（大久保ら 2008），いずれも咽頭弁形成術のほうが良好であった。

2. 瘻孔閉鎖術 *fistulectomy*

口蓋裂初回手術後に残存する瘻孔の発生率は，6〜40％台と報告者によって大きく異なる。この差は瘻孔の定義，手術の術式や手術手技，裂型などによる。また発生部位は硬口蓋前方部が多いが，これは，pushback 法は硬口蓋前方の裂閉鎖が鼻腔側のみの一層閉鎖になることが多いことによる。特に pushback を大きく行うほど瘻孔発生の危険が大きくなる（高橋 1996）。しかし，最近は口唇閉鎖時に鋤骨弁を用いて硬口蓋前方部を閉じておくことで瘻孔発生率が減少している。

瘻孔はスピーチに影響を与えたり，食物の鼻腔漏出の原因になる。また，矯正治療が進むにつれ，瘻孔が拡大することがある。瘻孔が直径5mm以上であると，明らかな開鼻声が出現する。また前方部の瘻孔は小さくても呼気鼻漏出による子音の歪みを生じることがある。構音位置が瘻孔より前方の音に影響を与えるので，奥舌のkの音より p, s の音が歪みやすい。瘻孔例には構音障害の発現頻度が高く，特に口蓋化構音の発現が多い（加藤ら 1993，吉田ら 1997）。

瘻孔閉鎖の手術法としては，①口蓋粘膜，②口唇粘膜，③頬粘膜，④舌粘膜，⑤骨移植，⑥耳介軟骨を用いる法，⑦遊離皮弁を使用するもの，などがある。口蓋粘膜を使用することが多いが，瘻孔が大きく周囲の組織が瘢痕化している場合には，舌粘膜による閉鎖となる。瘻孔閉鎖にどの手術法を選択するかは瘻孔の大きさ，位置，形態，周囲の瘢痕組織の状態，症例の年齢，今後の治療計画などを考えて術者が決定する。

いずれの手術法であっても，小児期の瘻孔閉鎖手術は顎発育を阻害するので，遅い時期が良いとされ，硬口蓋前方部の瘻孔閉鎖は顎裂部への骨移植時に併せて学童期に行うことが多くなった。しかし，瘻孔が言語に明らかに影響をしている場合は，言語臨床家は術者，矯正科医と話し合い，手術や瘻孔閉鎖床を検討する。

E 顎裂部の骨移植 *alveolar bone graft*

近年，唇顎裂や唇顎口蓋裂の治療体系の中で，口唇形成，口蓋形成に加えて，顎裂部に対する治療がほとんどの施設で行われるようになった。顎裂部の骨移植は移植時期により一次的骨移植（口唇裂閉鎖時に移植）と二次的骨移植がある。通常，顎裂部は口唇裂あるいは口蓋裂手術時に粘膜で閉鎖され，その後，顎骨がある程度成長してから骨移植が行われる（二次的骨移植）。これは混合歯列期に新鮮自家腸骨海綿骨を移植することで犬歯の萌出誘導を促し，さらに顎発育にも支障をきたさない方法である（Boyne ら 1972）。現在は，顎裂部への歯牙の誘導（犬歯・側切歯），咬合の改善と口唇鼻の形の改善を目的に 5〜6 歳から行う場合もある（幸地 2008）。また，骨移植部位へのインプラントも可能である（松井ら 2004，平川ら 2005）。顎裂部の骨移植は矯正歯科医の咬合管理のもとで行われ，侵襲の少ない手術手技と移植後の骨の生着が重要である。

移植骨は自家海綿骨細砕片が多く採取できる腸骨を用いることが多いが，人工骨や再生医療の手法が試行されており，今後，自家骨を使用しないですむことが期待される。また，生成された骨架橋は幅，高さ，厚みと三次元的に評価することが重要であるため，検査機器は 3DCT が有効である。

骨移植手術が言語を悪化させる例はほとんどない。術直後は舌先を歯茎部に触れないようにするため，スピーチが一時的に悪化する症例がいるが，ほぼ 1 か月で元に戻る。硬口蓋前方部に瘻孔がある場合，顎裂部の骨移植と同時に瘻孔を閉鎖すると呼気鼻漏出による子音の歪みは改善する（図 5-6）。

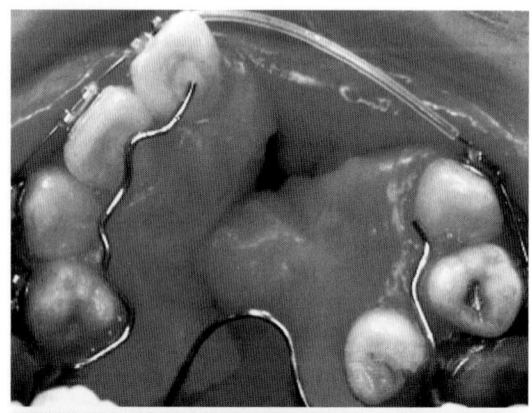

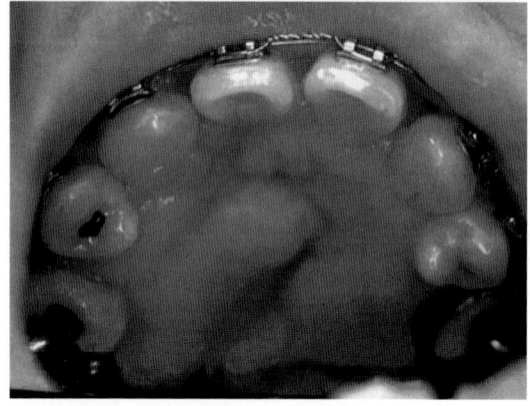

図5-6 瘻孔閉鎖（顎裂部の骨移植時）
a：手術前
b：手術後

F 顎矯正術 orthognathic surgery

1. 骨切り術と骨延長術
osteotomy and distraction

　上顎の発育不良，すなわち中顔面の後退と重度の反対咬合を改善するための方法として，一期的に上顎を前方移動する骨切り術と骨延長術がある（第9章-C「顎の治療」参照）。骨切り術は，上顎骨を主にLe Fort I型で切ったあと前方移動する方法と，下顎を後方移動する下顎枝矢状分割術と，その両者を併用した上下顎同時手術がある。しかし，これらの手術は移動量の制限や術後の後戻りに問題があるといわれている。

　近年，再生医学の延長上にあり，骨膜，粘膜，筋肉，神経などの周囲軟組織も同時に延長することにより，新生骨（仮骨）の形成を促す骨延長術が口蓋裂の患者に応用されるようになった。装置には内固定型装置と外固定型装置があるが，いずれも，骨切り後に，1日1mm前後の速度で延長を図る。一期的に前方移動する骨切り術は，移動方向の正確性が優れている。一方，骨延長術は，①骨移植による合併症の回避，②骨採取の不要，③手術侵襲の少なさ，④学童期に行える，⑤顎間固定の不要，⑥自己血輸血が必ずしも前提にならない，などの利点がある（杉原ら 2002）。今後，骨延長術は装置の開発により臨床応用例の対象は広がることが予想される。

　言語については一期的に前方移動する骨切り術は，術前鼻咽腔閉鎖機能が境界域である口蓋裂例は術後，言語が悪化しやすい（岡崎ら 1994，今泉ら 2001），また非口蓋裂と比較して口蓋裂例は術後，鼻咽腔閉鎖機能が悪化する例がみられる（内山ら 1994）。骨切り術と骨延長術を比較すると骨延長術のほうが術後の開鼻声の悪化例が少ないとする報告（木村ら 2004）があるが，39篇の文献レビューでは骨切り術と骨延長術のいずれもスピーチと鼻咽腔閉鎖機能に影響を与えないとする報告が多い（Chanchareonsookら 2006）。

　小顎症に対して下顎を前方移動する骨延長術が行われているが，気道確保のために一時的に舌と口唇を牽引した4か月から3歳のロバン・シークエンスの3例が報告されている（Leeら 2009）。合併症例に対する骨切り，骨延長は特別な注意が必要である。

G 保存的治療

1. 補綴的発音補助装置
speech appliance

外科治療により正常なスピーチが得られない場合，あるいは鼻咽腔閉鎖機能不全の確定診断ができないときには，症例により補綴的発音補助装置を装用して訓練を行う。補綴的発音補助装置を装着した場合は，作成した歯科医の定期診察を受け，言語臨床家は担当歯科医と緊密に連絡をとり適合状態と言語症状を評価して報告する必要がある。

a) バルブ型スピーチエイド *speech bulb*

鼻咽腔閉鎖機能を助けることを目的とした装置である。口蓋床とバルブ，それらを接続するワイヤから成り立っている（図5-7）。口蓋床はクラスプによって歯に保定され，バルブが鼻咽腔閉鎖の位置になるようにワイヤを調節して保定される。安静呼吸時にはバルブの周囲に空隙があり，発声時には軟口蓋，咽頭壁が内方に寄ってバルブに接し，呼気が鼻腔へ流出しないようになる。軟口蓋や咽頭壁が最大限に内方に寄ったときの位置に合わせてバルブの大きさと形を調整する。バルブが大きいと閉鼻声や鼻呼吸障害を起こし，小さいと開鼻声の改善が得られない。軟口蓋や咽頭壁の動きが悪い場合，音によって動きにバラツキがある場合にはスピーチエイドの効果があがりにくい。バルブ型スピーチエイドを装着した症例の85％は鼻咽腔閉鎖機能が良好になった。特に3歳未満手術例に効果があり，そのうち，37％は手術を行わずに装置の撤去が可能であった（山下ら 1998）。

スピーチエイドの長所は手術侵襲を加えないので，上顎の成長発育を阻害しないことと，鼻咽腔閉鎖不全の診断が確定しない症例ではスピーチエイドを装着して構音訓練を行うことができる点である。また，軽度鼻咽腔閉鎖不全の場合はスピーチエイドを装着した訓練によって鼻咽腔閉鎖機能が改善する例がある。欠点としては，歯の欠損や

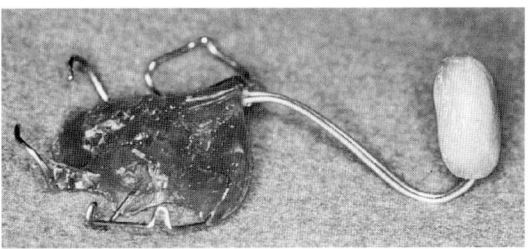

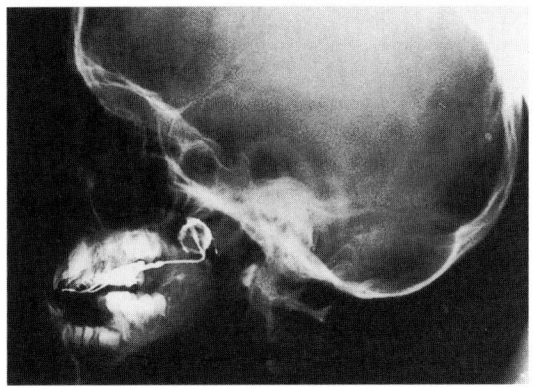

図5-7 バルブ型スピーチエイド
a：上面
b：装着した状態

齲歯が多い，嘔吐反射が強い場合には装着が困難であること，上顎の発育に合わせて作り替えていかなければならないことである。食事の後は必ず口腔内を清掃する必要があり，症例によっては違和感，疼痛などの不快感や味覚の減退を訴える場合がある。また，矯正装置を装着する場合は，スピーチエイドと兼用の特別の装置を作るか，スピーチエイドを取り外さなければならない。

b) 軟口蓋挙上装置（パラタルリフト）
palatal prosthesis：*PLP*

硬口蓋部の床と軟口蓋部の挙上子から成る。挙上子は軟口蓋を挙上させるように厚みがある（図5-8）。軟口蓋の動きの程度に応じて厚みが決められる。これは軟口蓋の長さが十分であるが，動きが悪い症例に適応となる。一定期間PLPを装着して経過を見た後に咽頭弁手術をすることがある。長所，短所はスピーチエイドとほぼ共通している。PLPを装着した鼻咽腔閉鎖機能不全の患者のうち，開鼻声の消失は全例，また，装置を撤

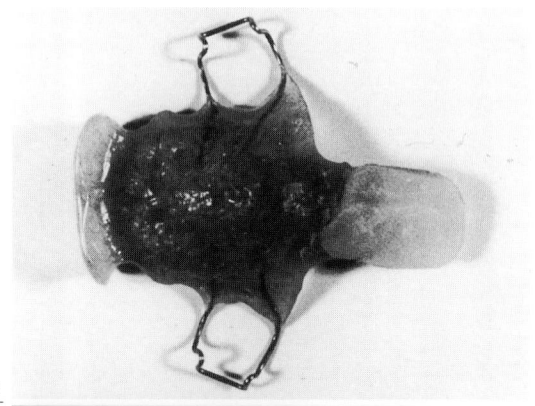

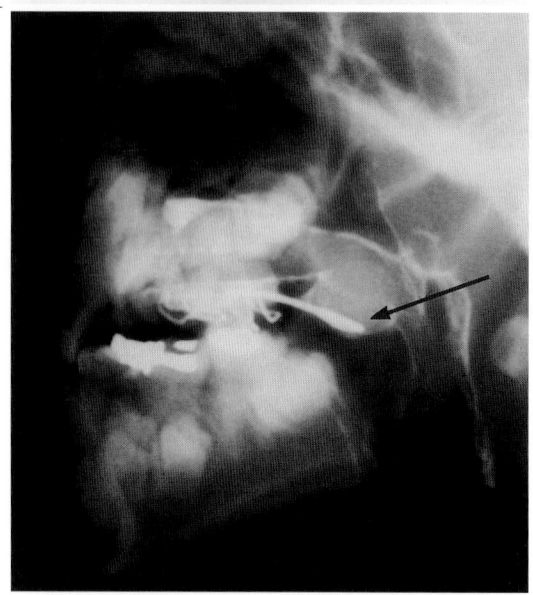

図5-8 軟口蓋挙上装置
a：上面
b：装着の状態（昭和大学歯学部第一口腔外科学教室 提供）

去しても開鼻声の消失が維持された例は13.4%であった。また、改善度は、装着前の鼻咽腔閉鎖機能不全が軽度のものほど効果があった（福田ら 1998）。また、PLPを装用して構音訓練を終了した3～10歳の口蓋裂児12例の結果では、PLP効果は装用して6か月から1年でみられ、軟口蓋の運動性が改善されてPLPを撤去できたのは2例（17%）であった（國吉ら 2005）。

2. 瘻孔閉鎖床

口蓋に瘻孔が残存しスピーチに影響を及ぼすときは、何らかの処置を考える。症例が低年齢であったり、瘻孔閉鎖手術を希望しないときには、閉鎖床によって瘻孔をふさぐ。床はレジンで作成して、口蓋に装着する。閉鎖床は手軽に瘻孔を閉鎖でき、顎の発育を阻害しないという利点がある。一方、幼児の場合には装着による違和感を嫌って外してしまう例があり、また、矯正治療が始まると装着できないという欠点がある。閉鎖床を付けた場合には、定期的に言語評価を行い口腔内の清掃に留意し、顎発育に応じて作り替えていかなければならない。

2. 言語治療

A 鼻咽腔閉鎖機能不全の言語治療について

鼻咽腔閉鎖機能が不全の状態で、開鼻声の改善を目的とした言語訓練を行うと、喉頭の挙上と声帯の過緊張のため音声障害が生じる例（McWilliamsら 1990）がある。鼻咽腔閉鎖機能が明らかに不全の場合は、前述したように、外科的にあるいは発音補助装置で改善を図るのが原則である。このことは声門破裂音などの構音障害を伴う場合、改善に長期を要したり正常言語の獲得が困難になるため特に重要である。一方、以下の場合は言語訓練の対象となる。

①鼻咽腔閉鎖機能不全がごく軽度や軽度、すなわち境界域である。
②口蓋の二次手術や補綴的発音補助装置装着後、鼻咽腔閉鎖機能は獲得したが語音に般化していない。
③発話のレベル（音節・単語・会話）や音の種類（母音・子音や破裂音・摩擦音）によって差がある。
④課題場面や生活場面によって閉鎖状態が異なる。
⑤構音操作が未熟である。

⑥言語発達の遅れのために開鼻声や呼気の鼻漏出による子音の歪みを生じている。
⑦構音障害がある。

鼻咽腔閉鎖機能に関する訓練方法としては，1.筋機能訓練（MFT），2.バイオフィードバック法，3.構音訓練がある。しかし，嚥下・ブローイング時と発話時の鼻咽腔閉鎖動態は同一ではなく，また筋機能訓練やバイオフィードバック法が発話時の鼻咽腔閉鎖機能を賦活するという考えに否定的な報告が多い（Peterson-Falzoneら 2010）。したがって，鼻咽腔閉鎖機能不全の訓練は一定期間（約3か月）試行し，改善がなければ医学的治療を検討する。

1．筋機能訓練

軟口蓋の電気刺激やマッサージ・綿棒やスプーンで舌根部を触り嘔吐反射を利用するなどの直接的な筋訓練法は，現在口蓋裂患者には使用されていない。睡眠時無呼吸症候群の患者に鼻腔から空気を送り込むことで気道の閉鎖を防ぐ持続気道陽圧法（continuous positive airway pressure；CPAP）を利用して，発声時の鼻咽腔閉鎖機能に関連する筋力を増強する方法がある（Kuehn 1991, Peterson-Falzoneら 2006）。

ブローイング時と音産生時の鼻咽腔閉鎖機能が類似しているので，吹く動作を訓練することで閉鎖機能の改善を図るブローイング課題は，間接的であるが筋訓練の一方法である。鼻咽腔閉鎖機能が不良であった幼児の場合，吹くための基本動作である口唇を閉じることを学習していないこともある。そのような場合，口唇を閉鎖することから訓練を始める。口腔内圧を高めるために鼻孔を指で閉鎖して長く吹けるように訓練をする。改善傾向が認められれば，片側の鼻孔を開放し次いで両側の鼻孔を開放して，吹く練習をする。ブローイング課題は一定期間のみ行うことは有効であるが，鼻咽腔閉鎖機能が不良の状態でブローイング訓練を継続すると鼻渋面（nasal grimace, 第4章参照）を生ずる危険性がある。ブローイング時に呼気鼻漏出が多いが開鼻声がごく軽度の患者がいる。このような場合，ブローイング訓練は不要である。

2．バイオフィードバック法

簡便なバイオフィードバック法としては，鼻孔の下に鼻息鏡を置き，発話時の呼気鼻漏出の有無を視覚的にフィードバックしながら発話の訓練を行う方法がある。また，患者に鏡を見せながら開口させ，発音時の軟口蓋の挙上をフィードバックする方法もある。メモリのついているシリンダの中に小さなボール（浮き）が入っており，シリンダとチューブが連結している。チューブの先を口に加えて発声させると口腔からの呼気流出でボールが上がることを視覚的にフィードバックする用具 See Scape（Spirometer）がある（Golding-Kushner 2001, Super Duper社）。また，オトスコープ（Otoscope）の原理を利用して，ビニールチューブの片方の先を患者の鼻孔に入れて発話させ，同時に患者，ST，家族の耳にもう片方のチューブの先をつけて聞くと，開鼻声，nasal emissionや鼻雑音が増幅して聴取できる。

機器を使用するバイオフィードバック法としては，鼻咽腔ファイバースコープで閉鎖状態を観察しながら訓練をする方法（Brunnerら 2005）やナゾメーターによって表示される開鼻声値（nasalance）を視覚的にフィードバックする訓練法（内山ら 1990, Peterson-Falzoneら 2006）が報告されている。

筋機能訓練やバイオフィードバックの訓練法はすべての症例ではなく特定の症例に有効であるが，どのような症例に適用されるかは明らかにされていない。

3．構音訓練

構音訓練のみで，発声時の呼気鼻漏出を減少させることには限界があるため，実際に臨床で行われているのは，口腔からの呼気流出を増大させることにより，結果として鼻腔からの呼気流出を減少させる方法である。また，訓練は口腔の呼気操

作を単に運動としてではなく語音に導入し，定着させることである。

a）ソフトブローイングによる呼気操作から導入

ソフトブローイングと発声時の呼気操作は類似しているので，ブローイングの息の出し方を利用して呼気を口腔に導く方法である。患者自身の手にそっと息を吹きつけさせたり，紙片を吹かせたりして，触覚的に，視覚的にフィードバックする。幼児の場合，洗面所や浴槽において，コップに入れた満杯の水を「ぶーぶー」と声を出しながら吹かせるのもよい。適宜鼻孔を閉鎖して行う。

次に吹く際の呼気操作を音の中に導入する。吹くと同時にΦːの音を産生させる。それに母音uを後続させると口唇摩擦音のΦuが音節で可能となる。母音uの産生時に鼻音化する時は，舌や口唇を動かさないで，吹く時の口腔の構えと感覚をそのまま維持した状態でuを出すように指示する。すなわち，母音の鼻音化が大きい場合は，始めに良好な子音を単音で産生させた後，音節，単母音を訓練するのも一つの方法である（C→CV→V）。同様に喉頭摩擦音hhːを出させ，haから鼻音化の少ないaを出させる方法もある。

b）低舌母音から高舌母音へ

母音の中で低舌母音a, oに比べて，高舌母音i, uで開鼻声が重度であることが多い。そのような場合は，開口させ高舌母音産生時の舌位置をよく観察する。正常よりも，舌の位置が高い場合は低くさせ，後方に位置している場合は，前方に移動させる。口の開きが狭いと鼻腔共鳴が大きくなるので，開口度を大きくして口腔からしっかりした声を出させる。

c）単音から導入

音節（語音）になると呼気漏出による子音の歪みや弱音化が顕著になる症例は単音のレベルを確実にしてから，音節，単語に進む。すなわち，sが呼気鼻漏出により歪んでいたり，弱音化している場合は，単音 sssːや∫ːなどの摩擦成分を強く口腔から持続的に産生させる訓練が有効である。訓練の間，指で鼻孔を開放したり閉鎖したりして，鼻腔共鳴と口腔共鳴のフィードバックを与えるとともに，良好な音産生時の運動感覚を学習させる。良好な音が定着してきたら，話す速度を少しずつ早くしていく。

d）音環境に配慮

鼻音性の少ない音から訓練する方法，すなわち音環境を配慮したアプローチも重要である。訓練音が非鼻音の音環境で良好になった後，鼻音と非鼻音から成る語・文で練習する。

鼻咽腔閉鎖機能不全の言語訓練は治療目標を明確にして訓練を開始することが重要である。鼻咽腔閉鎖機能が改善しない患者を，長期に訓練することは有効ではない。一般に3か月から6か月間，集中訓練をして，開鼻声が改善しない時は鼻咽腔閉鎖機能を再評価し，外科治療あるいは補綴的発音補助装置を検討する。

B 構音障害の治療

口蓋裂にみられる構音障害には，非口蓋裂に見られる誤り，すなわち機能性構音障害にもしばしば見られる誤りと，非口蓋裂には稀で口蓋裂に多く見られる誤りがある。口蓋裂に多く見られる誤りは，鼻咽腔閉鎖機能不全，瘻孔や歯列・咬合不正など口蓋裂に伴う形態と機能の障害が主な原因と考えられる。したがって，このような構音障害に対しては，患者の鼻咽腔閉鎖機能，口腔形態と口腔機能を常に評価しながら，訓練を行わなければならない。

また，実際の口蓋裂例の中には，種々の構音障害が重複している例も少なくない。すなわち，声門破裂音の構音障害のほかに，音・音節の省略，同化などの誤りが見られ，かつ産生可能な数少ない音には開鼻声や呼気鼻漏出による子音の歪みが見られるため，発話が非常に不明瞭な例である。このような患者は口蓋裂に起因する問題と音韻発達の問題が複雑に絡み合っているために，訓練前

には正確な診断とそれに基づく治療計画の立案が困難な場合がある。このような場合は診断的訓練から始める。すなわち、訓練による改善経過を分析することにより、構音障害の原因となる問題が明らかになり、それに対処する治療が可能となる。

1. 構音訓練法

正しい音と誤り音の認知が十分でないことが構音障害に影響している場合は、構音訓練を行う前に耳の訓練を行う。しかし、課題的に聴覚訓練が難しいと考えられる子どもには産生訓練から始める。また、構音障害の症例は、構音は誤っていても聴覚弁別はできる例が多いので、必ずしも聴覚訓練から始めなくてもよい。産生訓練から始めて、訓練の経過の中で必要な場合に聴覚訓練を行うほうが効率的である。

a) 聴覚訓練法（耳の訓練）

Winitz〔1984（訳＝船山ら 1993）〕は、聴覚弁別を構音訓練の重要な課題として位置づけ、産生訓練の前に聴覚訓練を行うことを薦めている。聴覚訓練法の目的は、誤っている音と正しい音の違いを、聴覚を通して理解させ、正しい音の聴覚的なイメージを患者の内部に作ることである。これには、語音の同定訓練と弁別訓練がある。同定訓練は誤り音を含め、いろいろな音の中から、正しい音を同定する。弁別訓練は、誤り音と正しい音を対にして聞かせ、正誤を弁別させる。例えば、sがtに置き換わっている場合は、saとtaの音をそれぞれ記号や絵で表し、聞こえた音に対応した絵や記号を選ばせる方法もある（船山ら 2002）。単語の場合はsai（犀）とtai（鯛）あるいはsora（空）とtora（虎）というように最小対の語形で示す。

口蓋裂に認められる構音障害のうち、側音化構音が最も聴覚弁別が難しく、次いで口蓋化構音であったという報告（米田ら 1999）があり、置き換え音に比較して歪み音の聴覚弁別は難しい。また、臨床で弁別させる音は言語臨床家（以下、訓練者）が産生して聞かせるが、口蓋裂の構音障害の場合、単純な音の置き換えは少ないので、訓練者は誤り音を産生できるようにしておかなければならない。

患者は、訓練者が産生した音については誤り音と正しい音の弁別（外的弁別または外的モニター）ができても、自分自身が産生した誤り音と正しい音の弁別（内的弁別または内的モニター）が困難である〔Bernthalら 1998（訳 船山ら 2001）、松中ら 2008〕。

正しい音が産生できるようになってから、自己音の弁別が可能になる例もあるので、聴覚弁別ができないときは、いつまでも聴覚訓練のみを続けないで産生訓練を始める。

b) 音の産生訓練（伝統的訓練）

音の産生訓練は基本的に運動アプローチで行う。これは、学習理論に基づいた治療法で、原因は何であれ、構音障害は誤って学習されたものであると考え、訓練は誤学習を除去し、新しい構音運動を学習させることを目的とする。したがって、この学習が成立するための刺激条件は、刺激の内容と方法を変数として提示することである。そしてそれに対する患者の反応を分析的に評価し、適切な反応に対しては正の強化を、不適切な反応に対しては負の強化をして、望ましい構音運動を徐々に確立させていく。その過程の中で最も重視するのは、構音が改善する過程で見られる般化である。般化がより大きく起こる患者の反応（構音運動）を見出し、その反応を高める刺激と強化子の選択が構音訓練の中心課題となる。これは伝統的な構音訓練ともいわれ、言語臨床で現在最も広く行われており、構音操作の誤りによる置換や歪み音や固定した構音障害を治すのに適している。

新しい音を産生する方法として以下のものがある。

①聴覚刺激法（模倣訓練）：患者に「口元をよく見て、音をよく聞いて」と教示して、正しい音を聞かせ、模倣させる。それを繰り返すことで、正しい音を産生させる方法である。この方法は誤りに浮動性のある場合には有効であるが、誤った構音運動が固定している患者には効果が少ない。聴

覚刺激法は単独で使用することは少ないが，構音訓練をするときは常に併用して使われる。

②鍵になる語を利用する方法：誤っている音が，ある単語では正しく使われているとき，その単語をキーワードとして正しい音を定着させる。例えば，「かさ」ではkaが産生できるが，他の単語では誤る場合，「かさ」のkaは声を出して，saはささやき声で言わせる。次に，saは「声を出さずに頭の中で言うように」と説明して，kaのみ産生させる。kaが音節のレベルで安定したら，単語の訓練に進む。

③漸次接近法：誤り音から，より近い音を出し，徐々に正しい音に近づけていくのを模倣させる。例えばtʃʃから ʃ やtssからsを導く方法がある。いずれも破裂部分を小さく，摩擦部分を強調して模倣させる。

④構音器官の位置づけ法：正しい音の構音位置や構音操作を教えることによって，音を習得させる方法である。構音訓練では最も利用されている方法である。構音位置の指示の仕方は，対象の年齢や学習能力によって異なるが，視覚や触覚を用いて行われる。口腔の解剖図を描いたり，発語器官を鏡で見せて舌の位置や構えを説明したり，鼻息鏡で呼気の流れを教える場合もある。音の産生訓練では最も効果的な方法である。

2. 系統的構音訓練

構音訓練を始める前に，患者の構音の問題と治療スケジュール（二次手術が必要か，補綴的発音補助装置が必要か，矯正治療との関連性など），訓練方法，訓練頻度・期間，改善度，最終目標，費用（保険適用か）などを本人，家族に理解できることばで説明する。この説明が不足すると訓練に対する協力が低く，改善が遅れる。

a）訓練音の選択

どの音から訓練を始めるかについては，いくつかの考え方がある。構音発達上で早期に獲得される音，誤りが固定している音，逆に浮動性のある音，発語明瞭度を上げる音，使用頻度の高い音，誤りの音群の中で代表的な音，他の音への般化が大きい音，本人が気にしている音などが挙げられる。どの訓練音を選択するかは，症例の構音状態，発達レベル，学習能力，言語生活，心理的側面などを考慮して，全体の治療計画の中で決定する。

b）構音訓練の形式・頻度・開始年齢

訓練には集団訓練もあるが，系統的構音訓練を行うには言語臨床家との1対1の個人訓練がよい。訓練は1週間に1～2回，訓練時間は幼児の場合30分程度，学童以上は30分から1時間とする。新しい構音運動を学習し，定着させるためには反復（ドリル）訓練が必要だが，飽きさせないように工夫する。養育者も訓練に同席し，訓練の内容を理解してもらい，訓練の最後に，家庭学習の宿題を与える。年少児の訓練は家庭が中心になるため，家庭での練習プログラムを作成し，家族が子どもに訓練できるように十分指導することが必要である。言語訓練室と家庭での訓練内容や宿題を書き込むノートを使用することは有効である。

構音訓練の開始時期は，構音発達がほぼ完成し母語の音韻操作が可能となる4歳から5歳である。しかし，症例によっては3歳から構音訓練が可能である。早期の訓練は，誤り音が固定されておらず，また誤りに対する本人の意識も少ないため，正常音の導入と般化が容易な点がある。また，親の不安も早期に取り除くことができるという利点がある。しかし，3歳台の指導法や訓練頻度はいわゆる系統的構音訓練とは異なり，子どもの発達レベルに沿って行われる必要がある。3歳あるいは3歳未満の口蓋裂児に対して，言語臨床家だけで訓練した群より，親を参加させて訓練した群のほうが，子どもの言語が発達したという報告（Pamplonaら 2000，Schererら 2008）があり，年少児ほど親の協力が訓練の成果に影響を与える。

c）構音訓練の段階

構音訓練の段階には以下の5つが考えられる。
①構音操作の随意化
②音（単音）の産生

③語音（音節）に定着
④単語，句，文に般化
⑤日常会話で使用

　正しい音を効率よく獲得させるためには，一段階が8割くらいできるようになったら次に進むというように，これらの過程が段階的にかつ系統的に実施される必要がある。また各段階で音が流暢に産生できることが必要条件である。例えば，訓練段階が単語の場合，1音節ずつ区切って，頑張りながら正しい音を出している状態では，次の句・短文段階に進めない。単語全体が自然なプロソディで発話できるように，音と音の渡りがスムーズにできるように反復（ドリル）練習する。

　訓練が成功するかどうかは，訓練者が行う**フィードバック**の適切さと**強化**の内容，また正しく産生できるようになった音を他の文脈に**般化**させることができるかに依存している。

　フィードバックについては，患者のどの反応に，いつ，どのように正誤のフィードバックをするかということを考える必要がある。適切なフィードバックは，訓練段階と訓練目標と患者の反応で異なる。例えば，誤り音が少なくなった文や会話段階では，誤り音が産生されたらすぐに誤りを指摘したほうがよい。一方，初期の構音操作や単音産生の段階では，誤りはすぐには指摘せず何回か産生させ，良好なものに対して正のフィードバックをする方法もある。小児と成人で異なり，また個人によっても異なり，誤りを指摘されることに対して耐性度が低い患者もいるので最も適した方法を考える。

　般化については，音声環境（摩擦音→破擦音），後続母音，語内位置間（語頭→語末，語中），言語単位間（音節→語→句→文），素性間（無声→有声，後部歯茎音→歯茎音），場面間（訓練室→家庭）などが挙げられている。フィードバックの方法と強化子の内容および般化に関する詳細は成書〔Bernthalら 1998（訳＝船山ら 2001）〕を参考にする。

①**構音操作の随意化**：音の産生前に，訓練対象音の舌運動や呼気操作を運動として教える。例えば，摩擦音の場合，吹くことから呼気操作を，ま

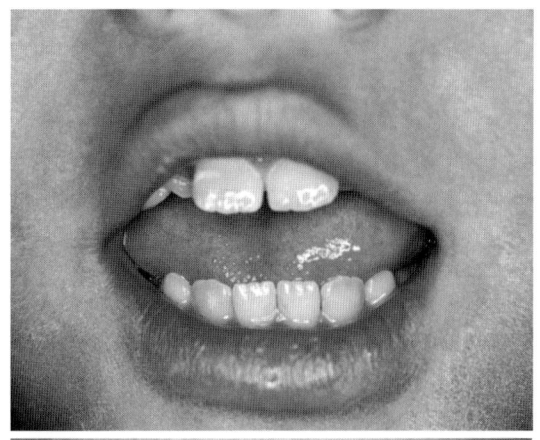

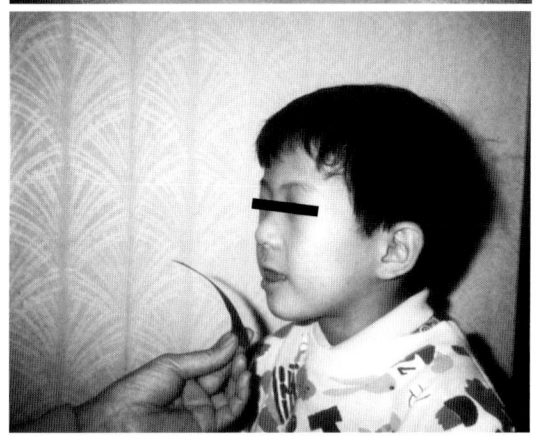

図5-9　構音操作
a：脱力した舌
b：舌先から呼気を出す

た口唇破裂音の場合，呼気を口腔に貯めて破裂音に必要な口腔内圧を高める操作を，舌先音の場合は舌を平らに突出させ，舌先から呼気を出す操作を導入する。これらの操作が，意識すればいつでも随意的に正しくできるように訓練をする（図5-9a, b）。

　また，患者の口唇や舌，顔面，あるいは体全体が緊張しているような場合は，それらを除去してから訓練を進める。緊張した状態で新しい構音操作あるいは音を獲得することは困難であり，その状態で段階を進めても会話で滑らかに話すことは難しい。

②**音（単音）の産生**：①の段階（構音操作の随意化）ができるようになったら，「訓練者」はよく口

元を見せ，構音操作と同時に目標音の単音を聴覚的に強調して提示し，模倣させる．この時，被刺激性検査と同様に「よく見て，よく聞いて，真似をして」の教示が必要である．

　吹く→ΦΦ，喉頭摩擦→hh，舌先と歯・歯茎部で摩擦を作る→θ，ss，口唇を閉鎖して，呼気をため開放する→pのように構音操作に音を導入する．

　このレベルでは，まだ正確な音を要求しなくてもよい．狭めの広い摩擦音や破裂が弱い破裂音でも許容する．なぜなら，正しい構音操作を運動としてできるようになっても，操作が定着していない時点で音が導入されると構音操作が崩れることがよくあるからである．単音段階の前半は音よりも構音操作の定着に注意し，音が導入されても学習した正しい操作が崩れないことをこの段階の訓練目標とする．構音操作と音との結合が安定した後に，音に注目させ，徐々に正確な目標音の産生に近づけていく．

　安定した音が単音で出るようになったら，産生速度を上げたり，連続pppで練習する．あるいは，訓練音の前に母音を付けて，ap, op, epなどVC形で練習するのもよい．

　③語音（音節）に定着：単音に後続母音を付け（音節CV形），すなわち，日本語音として音を産生する練習をする．子音から後続母音の渡りを容易にするために，後続母音は子音と口形が似ている母音から，すなわちpの場合は，pu，sはsu音節などから訓練を始める．また子音と母音を滑らかにつなげるためには，後続母音を強く発声する硬起声だと子音と母音間で呼気が途切れてしまうため，後続母音はそっと軽く出す軟起声がよい（阿部 2003）．

　また，患者が訓練音を語音として認知すると，誤学習をした構音操作が再現され，正しい音の産生を困難にさせることが多い．したがって，音節の導入部では，正しい音が定着するまでは，現在の訓練目標が語音であることを気づかせないほうがよい場合もある．音節が安定した時点で，puが日本語の「プ」であり，「プリンのプ」であることを教える．速度や高低，強弱，リズムなどプロソディを変化させて反復（ドリル）練習をする．音節で歌のメロディを唱える練習もよい．一方，前後に母音や他の子音を付け，いろいろな音環境すなわち無意味音節（母音および子音環境）や擬音，擬態語で練習するのもよい．

【母音環境の例】
pu＋a, o, e, u, i→puaなど
a, o, e, u, i＋pu→apuなど
a, o, e, u, i＋pu＋a, o, e, u, i→apuaなど
---

　④単語，句，文への般化：正しい音が語音（単音節）で定着したら，次に単語の中で正しい音が産生できるようにする．単語は，2音節から3音節のもので，産生しやすいように音環境を考慮し，かつ身近なものの語を選択する．子どもの場合，絵単語にして提示すると訓練意欲が高まる．単語イラスト集などを活用してもよい（加藤ら 2014）．

【例】
語頭単語（プリン）から始めて，語末（コップ），語中（エプロン）など語内位置を変化して練習する．

　目標音が単語で定着したら，他の後続母音の音節を導入する．

【例】
puが単語で安定したら，pに他の後続母音a, o, e, iを付けてpa, po, pe, piを単音節で産生させ，それらの単語を順に練習する．

　単語，2単語（プリンとプール），句（おいしいプリン），短文（プリンを食べた．プーさんとプリンを食べた．）から，文節を長くして，長文の中で目標音を練習する．長文になると本を用いた音読課題ができる．単語と短文例の掲載本（岡崎ら 2006）が市販されているが，患者自身や親に作ってもらうと，本人に身近な単語が選択され，訓練音への意識が高くなり，訓練参加に対する動機づけが高くなるなど利点が多い．

句や短文の段階で滑らかに産生できないときは，単語に戻り，自然なプロソディで正しい音が随意に出せるか確認する。音が安定していないようであれば，単語の訓練段階の幅を細分化して丁寧に行う。産生するのに易しい語から難しい語へと音声環境を考慮した単語リストを作成して練習する。速度は，ゆっくりからだんだん速くして，滑らかに発話できるように練習をする。

単語までは正しい音が産生できても，句・文以降の段階で改善が進まなくなることがある。そのような場合は，鼻咽腔閉鎖機能や口腔形態を再評価して全体的な治療計画を作り直す。

⑤日常会話で使用：構音訓練の目的は，誤った音の代わりに正しい音が産生できるようにし，発話全体の明瞭度を高め，スピーチによるコミュニケーションを改善させることである。したがって，構音訓練の最終目的は，患者がどんな場面でも，会話で正しい音を疲労せずに流暢に話せることである。意識してゆっくり話せば目標音を正しく産生できるが，音を意識しないで通常の速度で話すと誤る場合は，構音障害が改善したとは言えない。般化が良好で，会話の訓練を必要としないで改善する幼児もいるが，構音訓練のうち最も時間がかかるのは，正しい音を会話へ般化させる訓練である。

会話での速度とリズムで音読して，誤りがないようであれば，その文章を暗唱する。音読する本はシナリオや会話が多いものを用いて，音読の後，自発させる。また情景画や4コマ漫画，紙芝居など内容がわかっているものを材料にして説明させる。決まった核となるフレーズを正しく使うように指示して，音への意識が低下するゲーム場面などを設定する。なぞなぞや買い物ごっこ，電話の応対など場面を決めてロールプレイをするのもよい。訓練場面ではテーマを決めて，本人に音を意識させながら，5分間会話の練習をする。誤った場合，訓練者は即座に「え？」と応答するか，誤り音をすぐ模倣して，フィードバックすることが必要である。会話の時間をだんだん長くしていく。本人が誤り音を自己修正（内部モニター）ができるようになると会話で改善してくる。会話で改善しない状態が長引くような場合は，要因として鼻咽腔閉鎖機能不全，口腔形態不正のほかにドリル学習の不足，自分の音声のモニタリング，心理社会的要因が考えられる。原因が明らかになればそれを取り除くことを考える。

会話で意識しないでも自然な発話で正しい音が使用できるようになれば，あるいは完全に正常でなくても，早晩そのレベルに達すると見通しがつくようになれば訓練は終了となる。その場合，終了後3か月，6か月，1年後くらいまで経過を見て，正常構音が会話で維持されていることを確認して本終了とする。

3. 総合的な構音アプローチ

構音訓練は個々の音に注目して，誤った構音操作（構音運動）を改善する運動アプローチが主体である。しかし，語音の規則についての知識や音の認知・同定や音を操作する能力（phonological awareness；音韻認識）が不十分なため，言語発達や音韻の発達が遅れている子ども，多くの音を誤っているために発話が不明瞭な子どもがいる。また，全体に筋緊張が低く口腔器官の運動が弱い子ども，個々の音は産生できても，音が連続して発話が長くなると不明瞭になる発達性発語失行が疑われる子どもが存在する。そのような子どもには構音運動を指導する系統的構音訓練のみでは改善は難しく，個々の子どもの問題に合わせて発話の明瞭度を上げる複合的なアプローチが必要である（加藤ら 2012）。

音韻の知識が不十分なため，発話明瞭度の低い子どもや音韻発達が遅れている子どもには言語学的アプローチを用いる。言語学的アプローチでは音と音との対立や語音として成立する音の規則や音節構造，語を構成する音の配列の誤り（音節省略：terebi → tebi，音位転換：terebi → tebire，同化：rappa → pappa など）が訓練の対象となる。訓練は，例えばkがtに置換している場合は，貝kai―鯛tai などの単語（最小対語）を対にして提示し，誤り音と目標音の違いを教える訓練法がある。竹下（2003），弓削ら（2008）は，音の誤りや

誤り方に一貫性がなく，声門破裂音などの構音障害のほかに置換，音・音節の省略，同化などの誤りがみられた言語発達の遅れを伴う口蓋裂児に訓練を行った．通常の構音訓練に加えて，語彙を増やしながら，音節・モーラの分解・抽出・同定，音の聴覚弁別，文字学習の訓練を行った結果，いずれも構音の改善がみられた．

Phonological awareness を訓練する方法は成書を参考にする（Justice ら 2009）．

口唇や舌の筋緊張が低下している子どもの構音訓練に，口腔筋機能療法（oral myofunctional therapy；MFT）の導入は有効であったとする報告がある（遠藤ら 1997，藤井 1995，第 8 章参照）．

発達性発語失行の訓練の原則は言語学的アプローチである．個々の音の訓練や聴覚弁別課題は不要であり，連続音節の課題（異なる構音位置，複雑な音素配列の音節連続），鍵となるキャリアフレーズで始める短文の中で目標単語を長い単語，複雑な単語に変化させるなどの訓練をする．また，疲労しやすいので訓練時間は短くして頻度を多くすることが必要である〔Bernthal ら 1998（訳 船山ら 2001）〕．

4．構音障害別の訓練

ここでは，口蓋裂患者によくみられる構音障害を取り上げ，訓練のポイントと留意点について述べる．誤り音については，各構音障害に高頻度に見られる代表的な音を取り上げた．音ごとの訓練法は成書（阿部 2008，竹下 2015）を参考にされたい．また，以下の内容は主に構音操作，すなわち運動面の指導法に限定したが，正しい音が定着するには，誤り音との聴覚弁別が必要条件である．したがって，訓練課程で適宜，聴覚弁別の課題を取り入れることが望ましい．

a）声門破裂音

声門破裂音は，声帯と仮声帯を強く閉鎖して，起声と同時に破裂音を産生する構音障害である．無声破裂音 p, t, k に多いが，破擦音や摩擦音，また有声音にもみられる．鼻咽腔閉鎖機能が良好でないと，p, t などは，口唇や歯茎部と喉頭の 2 箇所で同時に破裂音を産生する，いわゆる二重構音（Gibbon ら 2002）になりやすい．また単純な置き換えの声門破裂音であっても，喉頭の閉鎖運動を完全に除去しないと，訓練により二重構音を作ってしまう危険性がある．したがって，声門破裂音の訓練のポイントは，目標音を産生するときに，同時に喉頭が閉鎖しないように注意する．そのため，正しい音の構音訓練と並行して喉頭の力を抜く訓練を行う．訓練初期には喉頭が強く閉鎖しない音，すなわち軟起声の母音や摩擦音を対象にする．また，子音，母音とも伸ばしながら破裂音の後は，pu → pΦu: や ka → khha: のように摩擦音を挿入すると，喉頭が開きやすい．

声門破裂音は鼻咽腔閉鎖機能が不良な場合の代償構音とも言われ，口蓋裂や先天性鼻咽腔閉鎖不全症に見られることが多い．鼻咽腔閉鎖機能が不良な場合は，構音訓練のみで改善することが難しいので，訓練前に鼻咽腔閉鎖機能の改善を図る必要がある．鼻咽腔閉鎖機能が良好な子どもにみられる声門破裂音は，置換の誤りとして構音訓練のみで改善する．

> **p の訓練**
>
> ①まず口唇をしっかり閉鎖して，口腔内に呼気を貯める．
>
> ②口腔内に貯めていた呼気を口唇から一気に開放し，破裂音 p を出させる．口唇の前に紙片を置いて，口唇からの呼気が十分に出ることを視覚的に確認させたり，掌に呼気を当てて，吹くときと同様の冷たい呼気流を触覚的に感じさせる．その際，喉頭に力が入らないように気をつける．
>
> ③破裂音 p ができるようになったら後続母音を付ける．p の場合は口唇の形が類似している u から始めるとよい．音節になると，声門破裂音になりやすいので，p と u の間に摩擦音 Φ を入れ，また母音 u も伸ばして，pΦΦu: の形にすると喉頭（声門）の閉鎖が起こりにくい．

> **k・g・ŋ の訓練**
>
> k と g がともに声門破裂音であるときは，通鼻

音のŋから始める。

ŋの訓練

①口を閉じた状態で「ん」(N)を言わせる。

②次に口を開けた状態(「あ」の口形)で「ん」を言わせると，ŋになる。

口腔内を見るとŋの発話時に舌背の中央部が挙上し，奥舌が軟口蓋に接するのが観察できる。

③ŋから続けてaを言わせる。

このとき，ŋとaを区切って，ŋ+aのように2モーラになるようであれば，「ŋの後，すぐaを言う」ように指示する。すなわち，ŋaと1モーラ(音節)になるように，渡りの部分を滑らかにする(ŋ: + a → ŋ:a → ŋa)。また，下顎を動かさないで，舌のみが挙上するように気をつける。

gの訓練

ŋaの音節が安定したら単語，句と進む。また，他の後続母音を付けたŋを音節，単語で練習する。その過程で自然にgが出てくることが多い。gが出てくれば，聴覚刺激もgに変えていく。gaが自然に出ないようであれば，鼻孔を閉鎖してgaの音を出させ，次に鼻孔を開放して，gaの産生ができるようにする。

kの訓練

gaのささやき声(教示:「内緒話を言ってみよう」)でkを誘導する。kができたら母音aを付けてkaを出させる。子どもによっては母音を結合すると声門破裂音に戻り，訓練が進まないことがある。そのときは，kとaの間に摩擦音hを入れて，khha:とする。後続母音aも軟起声で長く伸ばす。構音点が後方化して咽喉頭破裂音にならないように注意する。

図5-10は「カ」の声門破裂音の訓練前後の舌の状態である。訓練前は奥舌の挙上がみられない。

b) 口蓋化構音

歯茎音t, d, n, r, s, ts, dzの構音位置が後方移動して，硬口蓋後方で作られる歪み音であり，口蓋の形態が不良例に多い。舌先の使用は見られず，

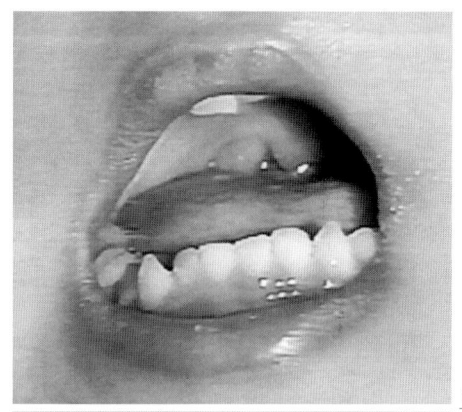

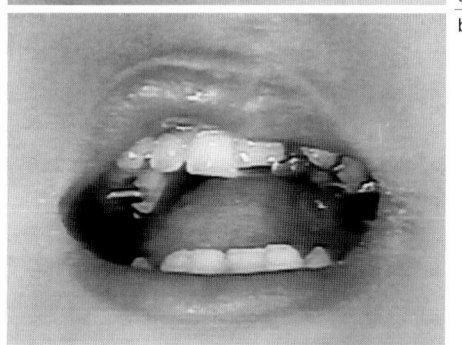

図5-10 声門破裂音の訓練前後(「カ」発話時)
a:訓練前(奥舌の挙上なし)
b:訓練後(奥舌の挙上あり)

舌中央部が挙上する。口蓋化構音は構音点が問題の構音障害と言われているが，加えて舌全体が丸まり必要以上に緊張するという特徴がある。したがって，音の産生前に緊張がない舌の形を随意的に作れることが訓練の第1目的になる。口蓋化構音は，舌先音がk, gへ置き換わっている誤りとは異なり，舌の余分な緊張をとる訓練をしないと改善が難しい。

第1訓練音としては，破裂音より舌の緊張が少ない摩擦音がよい。またsは舌先の持続音であるので，正しい構音操作を視覚的にも聴覚的にも長く提示することができるという利点がある。

sの訓練

[舌の脱力]

①舌を平らにして，緊張のない舌を歯間に保持する。舌を出すのは，舌背の挙上を抑制するため

と，視覚的に舌が平らになっていることを確認させるためである。

②舌を平らにして，安定した状態を持続させる。舌縁を左右の口角に付けていると，舌の安定が得やすい。緊張のない舌の形が随意的にとれるようにする（図5-9a）。

[θの産生]

上口唇と舌の狭めでθを出させる。この時口唇が開きすぎないようにする。口唇が開きすぎるとhに近い音になる。呼気を患者の手のひらに当てて，冷たい呼気かどうかを確認させる。歯間音のθを産生する。

③θに後続母音uを付け，θuとする。この時も，舌先から摩擦音を出すことを主眼とし，呼気を紙片などで確認させながら音を出させるとよい（図5-9b）。

④以下，単語，句，文の訓練へと進むが，短文訓練の段階で自然に舌が正常な構音位置に後退することが多い。舌が自然に後退しない場合には，舌の緊張がないことを確認してから舌を後退させる訓練を行う。音または音節の段階まで戻り，舌先を上顎前歯の切端まで後退させて舌先と上顎前歯の狭めで摩擦音を産生する訓練を行い，再び単語訓練の段階へ進む。口蓋裂患者の場合，前歯部が反対咬合であることが多いので，正常な構音点である前歯の舌側面まで舌先を後退させることが困難なことがある。無理にその位置まで後退させると再び口蓋化構音に戻ることがあるので，歯間音の状態で訓練をとどめ，口腔形態が改善される矯正治療後まで経過をみる。図5-11は，口蓋化構音の訓練前の舌と訓練後，正常な舌先の使用が認められる。

c) 側音化構音

イ列音や拗音時にʃ, tʃ, dʒ, s, ts, dz, ke, geにみられ，舌が硬口蓋のほぼ全面に接触した状態で，音は呼気流出側の舌側縁と臼歯部で作られる。したがって，呼気（音）は舌の中央から出ないで，歯列の頬側部を通って口腔前庭から出る。側音化構音は口蓋化構音と同様に，舌背の挙上と舌の緊張がみられるので，脱力の訓練から始める。舌の

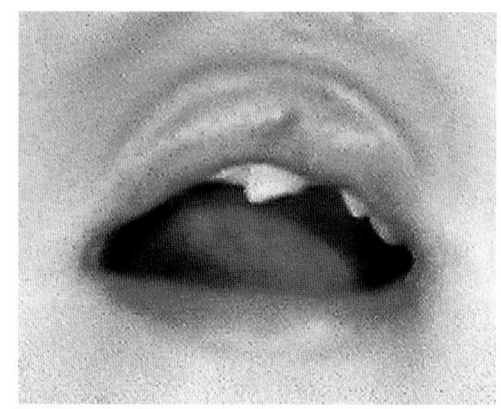

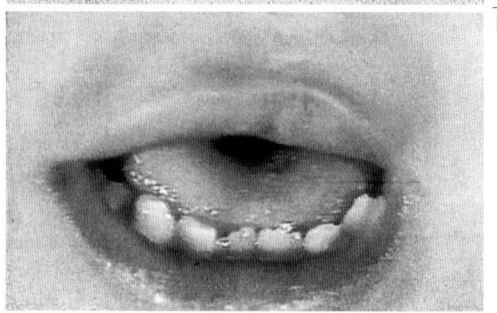

図5-11 口蓋化構音の訓練前後（「サ」発話時）
a：訓練前（舌尖が下がり舌中央部が挙上している）
b：訓練後（舌は平らになり，舌尖の使用がみられる）

緊張がなくなると，舌背の挙上も消失して，正しい舌運動が可能になる。

側音化構音は，イ列音に系統的に見られることが多い。母音iの改善によって，iを後続母音とするk, tʃ, rなどの子音の改善が得られやすいので，単母音iの訓練から始める。一方，ʃ, tʃ, dʒ, s, ts, dzなど子音が側音化構音になっている場合には，ʃかsの訓練から始める。イ列音の誤り群よりも，子音の誤り群のほうが容易に改善する。

| iの訓練 |

①口蓋化構音のsの訓練に準じて，舌の脱力から始める（図5-9a）。舌の脱力が十分できたことを確認して，音の産生に入る。

②舌を平らにして，歯間に置く。脱力した舌が安定したら，その状態でiを産生させる。音はeに歪んでもこの段階では許容する。iの場合は聴

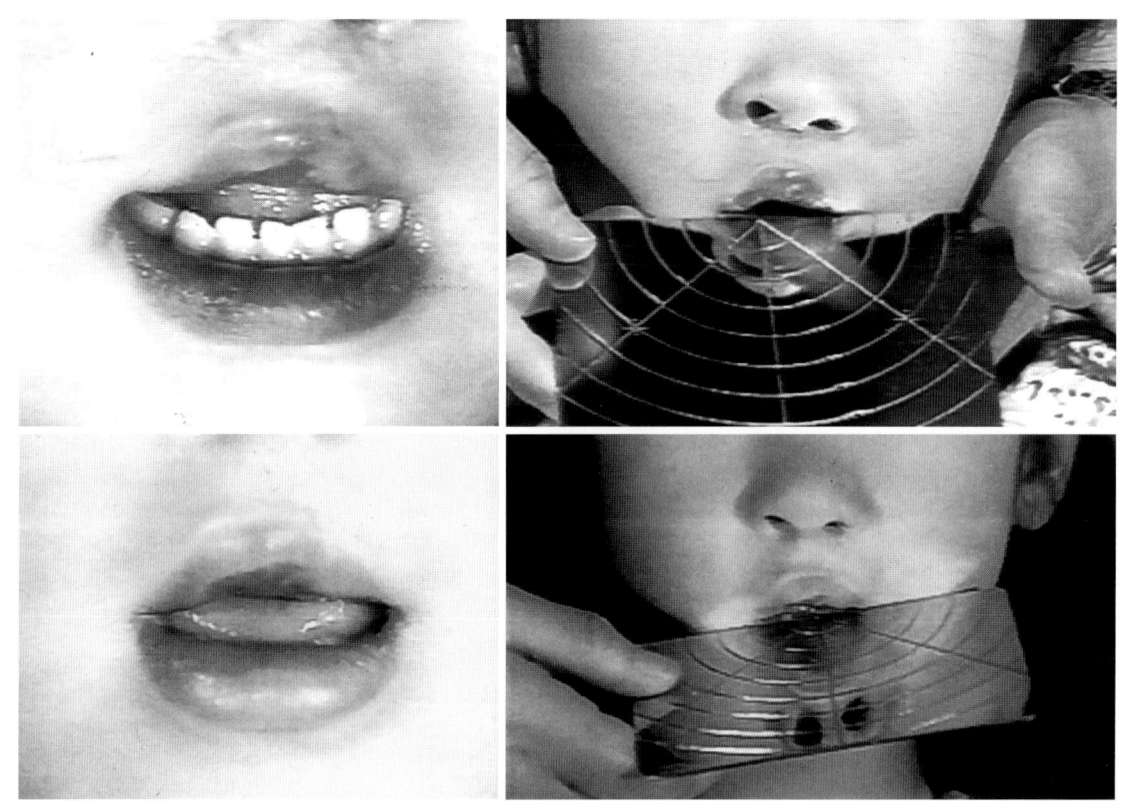

図 5-12　側音化構音の訓練前後（「イ」発話時）
①訓練前（a：口唇・舌の偏位あり，b：呼気は右口角部から流出）
②訓練後（c：口唇・舌は左右対称，d：呼気は口腔正中部から流出）

a	b
c	b

覚的に正しいiと側音化構音のiを弁別するのは難しいので，呼気が中央から出ているかどうかを口唇の前に鼻息鏡を当てて呼気の方向を見せたり，舌背の挙上や舌の形を鏡を見せたりして視覚的に確認させるとよい。また，呼気鼻漏出側の頬を押さえると音に変化があることを聴覚・触覚的に教える。

③舌が安定した状態で連続して，iを産生できるようになったら，他の母音や子音との連続音の訓練に入る。

④舌を後退させるのは，単語練習が終了してからのほうが舌の安定を保ちやすい。

図 5-12は，側音化構音の訓練前後の口唇・舌の形と，鼻息鏡による呼気（声）の流出方向である。訓練前は右の口角を引き舌は丸くなり，呼気は右の口角から流出している。訓練後，舌は平らになり呼気は口腔の正中から出ている。

d）鼻咽腔構音

イ列，ウ列の音に多く，時にs, ts, dz, ʃ, tʃ, dʒの子音の産生時にも見られる。発話の全体の印象は鼻音化が多いため，鼻咽腔閉鎖機能不全との鑑別診断が必須である。鼻咽腔構音は舌が口蓋に完全に接した状態のまま，軟口蓋と咽頭壁で音が作られる。呼気はすべて鼻腔から流出する。したがって，訓練は，口蓋に接触している舌背の挙上を抑制して呼気を口腔へ導き，口腔で正常な構音運動が行えるようにすることである。第1訓練音は，イ列音が誤る場合は単母音のiから，ウ列音の場合は，単母音のuから，子音群はsあるいは

ʃから始めると他の音への般化が良い。破擦音tʃ，tsは最後に行う。

iの訓練

①舌を平らな形にして歯間に保持し，そのままiを言わせる。このとき，舌縁は左右の口角に接し，舌が挙上したり，左右に動いたりしないようにする。

また，eからiを導入する方法がある。eを持続発声させた状態で，口唇の開きを訓練者が他動的に狭くしてiの口形に近づけていく。

e:i: → ei: → i:

このとき，聴覚的にeに近いiでも許容する。

また始めから口形をiの形にしてから，eを言うように指示すると，iに近い音が産生される例もある。症例によっては，鼻孔を閉鎖してiを発話させるだけで改善することもある。

②iができたら単音の連続や他の母音・子音との連続発話，単語の訓練に進む。歯間に保持したiの場合，舌を後退させて正常な位置に戻すのは，iの短文訓練が終了してからとする。

● 文献

1) 阿部雅子 (2008)：構音障害の臨床―基礎知識と実践マニュアル・改訂第2版，金原出版．
2) Abramson DL, Marrinan EM, Mulliken JB (1997)：Robin sequence—obstructive sleep apnea following pharyngeal flap. Cleft Palate Craniofac J 34；256-260.
3) 赤田典子 (2002)：Pushback法を行った唇顎口蓋裂患者の言語成績分析―Hotz床は言語成績向上に有効か？ 日口蓋誌 27；34-46.
4) Bernthal JE, Bankson NW (1998)：Articulation and Phonological Disorders, 4th ed.〔船山美奈子・岡崎恵子（監訳）(2001)：構音と音韻の障害，協同医書出版社，pp289-369.〕
5) Boyne PJ, Sands NR (1972)：Secondary bone grafting of residual alveolar and palatal clefts. J Oral Surgery 30；87-92.
6) Brunner M, Stellzig-Eisenhauer A, Pröschel U, et al (2005)：The effect of nasopharyngoscopic biofeedback in patients with cleft palate and velopharyngeal dysfunction. Cleft Palate Craniofac J 42；649-657.
7) Chanchareonsook N, Samman N, Whitehill TL (2006)：The effect of cranio-maxillofacial osteotomies and distraction osteogenesis on speech and velopharygeal status. Cleft Palate Craniofac J 43；477-487.
8) Dailey SA, Karnell MP, Karnell LH, et al (2006)：Comparison of resonance outcomes after pharyngeal flap and Furlow Double-Opposing Z-plasty for surgical management of velopharyngeal incompetence. Cleft Palate Craniofac J 43；38-43.
9) 遠藤由美子，鈴木規子，山下夕香里，他 (1997)：著しい舌癖を有する口蓋化構音の1治験例―特に筋機能療法を応用した /s/ 音の構音訓練について―．音声言語医学 38；11-19.
10) 藤井和子 (1995)：構音指導における口腔筋機能療法 (MFT) の有用性について．聴覚言語障害 57；57-64.
11) 福田登美子，和田健，館村卓，他 (1998)：鼻咽腔閉鎖不全症に対する発音補助装置の効果．日口蓋誌 23；75-82.
12) 船山美奈子，竹下圭子 (2002)：機能性構音障害．伊藤元信，笹沼澄子（編）：新編言語治療マニュアル，医歯薬出版，pp85-102.
13) Furlow LT (1986)：Cleft palate repair by Double Opposing Z-plasty. Plast Reconstr Surg 78；724-736.
14) Gibbon FE, Crampin L (2002)：Labial-lingual double articulation in speakers with cleft palate. Cleft Palate Craniofac J 39；40-49.
15) Golding-Kushner KJ (2005)：Therapy Techniques for Cleft Palate Speech and Related Disorders, Thomson, New York, pp113-117.
16) Grayson BH, Santiago PE, Brecht LE, et al (1999)：Presurgical nasoalveolar molding in infants with cleft lip and palate. Cleft Palate Craniofac J 36；486-498.
17) 平川崇，佐藤麻衣子，宮崎英隆，他 (2004)：片側唇顎口蓋裂の術前顎矯正による治療成績．日口蓋誌 29；287-297.
18) 平川崇，佐々木洋，大野康亮，他 (2005)：顎裂部デンタルインプラント植立後10年経過した片側唇顎口蓋裂の一例．日口蓋誌 30；35-44.
19) Hofer SOP, Dhar BK, Robinson PH, et al (2002)：A 10-year review of perioperative complications in pharyngeal flap surgery. Plast Reconstr Surg 110；1393-1397.
20) Hotz MM, Gnoinski WM (1979)：Effects of early maxillary orthopaedics in coordination with delayed surgery for cleft lip and palate. J Maxillofac Surg 7；201-210.
21) 今井智子，山下夕香里，鈴木規子，他 (2001)：二段階口蓋形成術における言語成績．音声言語医学 42；145-155.

22) 今泉史子, 石井正俊, 石井良昌, 他(2001)：上顎骨骨切り術が鼻咽腔閉鎖機能に及ぼす影響について. 日口蓋誌 26；325-332.

23) 一色信彦(1979)：咽頭弁手術の実際. 形成外科 22；768-772.

24) Justice L, Gillon G(2009)：Phonological awareness-Description, assessment, and intervention. In Bernthal JE, Bankson NW (eds)：*Articulation and Phonological Disorders*, 6 th ed, Pearson, Boston, pp357-383.

25) Kaplan I, Ben-Bassat M, Taube E, *et al* (1982)：Ten-year follow-up of simultaneous repair of cleft lip and palate in infancy. *Ann Plast Surg* 8；227-228.

26) 加藤正子, 岡崎恵子, 大久保文雄, 他(1993)：口蓋裂児に見られる構音障害—口蓋化構音と側音化構音について. 日口蓋誌 18；172-180.

27) 加藤正子(2001)：口蓋裂初回手術と言語成績—27手術機関のSTによるアンケート調査—. 日口蓋誌 26；63.

28) 加藤正子, 大久保文雄, 今富摂子, 他(2002)：口蓋裂二次手術後のスピーチ. 日口蓋誌 27；195.

29) 加藤正子, 竹下圭子, 大伴潔(2012)：特別支援教育における構音障害のある子どもの理解と支援. 学苑社, pp176-224.

30) 加藤正子, 竹下圭子(2014)：構音(発音)指導のためのイラスト集, エスコアール.

31) 木村智江, 佐藤亜紀子, 加藤正子, 他(2004)：上顎前方移動後の唇顎口蓋裂患者のスピーチ—一期的前方移動術と仮骨延長術の比較. 日口蓋誌 29；222.

32) 北野市子, 朴修三, 加藤光剛, 他(1994)：当院におけるFurlow法による口蓋形成後の言語成績. 日口蓋誌 19；16-21.

33) 小林眞司, 平川崇, 山本康, 他(2008)：片側唇顎裂に対する歯肉骨膜形成術. 日口蓋誌 33；34-41.

34) 小林眞司(2010)：胎児診断から始まる口唇口蓋裂 集学的治療のアプローチ, メジカルビュー社, 114-148, 266-267.

35) 幸地省子(2008)：口唇裂口蓋裂治療 顎裂骨移植術を併用した永久歯咬合形成；西村書店. 20-30, 95-100.

36) 小枝弘実(1993)：二段階口蓋形成術を施行した唇顎口蓋裂児の言語成績, 特に鼻咽腔閉鎖機能について. 日口蓋誌 18；79-106.

37) 小原浩, 西尾順太郎, 平野京子, 他(2009)：学齢期初期に咽頭弁形成術を行った患者の鼻咽腔の成長と鼻咽腔閉鎖平面の変化. 日口蓋誌 34；8-16.

38) 近藤昭二, 野口昌彦(2008)：咽頭弁形成術 retropharyngeal augmentation. 形成外科 51；1425-1434.

39) Konst EM, Rietveld T, Peters FM, *et al* (2003)：Phonological development of toddlers with unilateral cleft lip and palate who were treated with and without infant orthopedics—a randomized clinical trial. *Cleft Palate Craniofac J* 40；32-39.

40) Kuehn DP(1991)：New therapy for treating hypernasal speech using continuous positive airway pressure(CPAP). *Plast Reconstr Surg* 88；959-966.

41) 國吉京子, 楠本健司, 山本一郎：口蓋裂術後の構音指導における軟口蓋挙上装置の効果の検討 形成外科 48；271-279.

42) Lee JH, Kim YH(2009)：Temporary tongue-lip traction during the initial period of mandibular distraction in Pierre Robin Sequence. *Cleft Palate Craniofac J* 46；19-23.

43) Levy-Bercowski D, Abreu A, DeLeon E, *et al* (2009)：Complications and solutions in presurgical nasoalveolar molding therapy. *Cleft Palate Craniofac J* 46；521-528.

44) Liedman-Boshko J, Lohmander A, Persson C, *et al* (2005)：Perceptual analysis of speech and the activity in the lateral pharyngeal walls before and after velopharyngeal flap surgery. *Scand Plast Reconstr Surg Hand Surg* 39；22-32.

45) 松井義郎, 大野康亮, 福田雅幸, 他(2004)：顎裂部に対する歯科インプラント治療—アンケートによる多施設共同研究—. 日口蓋誌 29；40-47.

46) 松中絵美, 加藤正子, 平井沢子, 他(2008)：/sa/ /ʃa/の構音と外的・内的語音弁別力の発達. コミュニケーション障害学 25；19-25.

47) McWilliams BJ, Morris HL, Shelton RL(1990)：*Cleft Palate Speech*, 2 nd ed, BC Decker, Philadelphia, 367-368.

48) Millard DR, Latham R, Huifen X, *et al* (1999)：Cleft lip and palate treated by presurgical orthopedics, gingivoperiosteoplasty, and lip adhesion(POPLA) compared with previous lip adhesion method—a preliminary study of serial dental casts. *Plast Reconstr Surg* 103；1630-1643.

49) 村松裕之, 市川和博, 赤松正, 他(2000)：Latham Applianceを用いた口唇口蓋裂患者の術前顎矯正治療. 日口蓋誌 25；260-276.

50) 中嶋敏子, 中村典史, 三川信之, 他(2006)：片側性完全唇顎口蓋裂症例における口蓋化構音の発現と口蓋形態の関連—Hotz型口蓋床装着の効果の検討—. 音声言語医学 47；202-207.

51) 日本口蓋裂学会(編)(2008)：口唇裂・口蓋裂の治療プラン—全国111診療チームにおける現況. 一ツ橋印刷, pp1-15.

52) 西久保舞, 平原成浩, 五味暁憲, 他(2007)：Htoz型口蓋床の口蓋化構音発現に及ぼす影響—口蓋化構音が発現した片則性唇顎口蓋裂患者の口蓋

形態三次元的分析―. 日口蓋誌 32；57-67.
53) 岡崎恵子, 加藤正子, 鬼塚卓也, 他 (1988)：咽頭弁手術後の言語成績. 形成外科 31；202-208.
54) 岡崎恵子, 加藤正子, 大久保文雄, 他 (1992)：口蓋裂の手術年齢と言語成績. 形成外科 35；1467-1472.
55) 岡崎恵子, 加藤正子, 佐藤兼重, 他 (1994)：口蓋裂患者における上顎前方移動術後の開鼻声と構音の経過. 音声言語医学 35；266-273.
56) 岡崎恵子, 船山美奈子 (編) (2006)：構音訓練のためのドリルブック・改訂第2版, 協同医書出版.
57) 小野和宏, 朝日藤寿一, 今井信行, 他 (2001)；Furlow法を施行した口蓋裂児の混合歯列前期における顎顔面形態について. 日口蓋誌 26；23-30.
58) 大久保文雄, 木村智江, 佐藤亜紀子, 他 (2008)：口蓋裂二次手術としての再口蓋弁後退法の適応―咽頭弁形成術との比較をもとにして―. 形成外科 51；1417-1423.
59) 大久保文雄, 佐藤友紀, 野田浩二郎, 他 (2010)：術前顎矯正と歯槽歯肉骨膜形成による口唇裂口蓋裂の初回手術：第一報. 日本頭蓋顎顔面外科学会誌 26；1-9.
60) 長田光博 (1995)：咽頭弁形成術へのコメント. 波利井清紀, 上石弘 (編)：口唇裂・口蓋裂の治療―最近の進歩, 克誠堂, pp194-197.
61) Pamplona MC, Ysunza A (2000)：Active participation of mothers during speech therapy improved language development of children with cleft palate. Scand J Plast Reconstr Hand Surg 34；231-236.
62) 朴修三, 堀切将, 加藤光剛, 他 (2008)：Hogan変法による咽頭弁手術の臨床的検討. 日口蓋誌 33；345-353.
63) Peterson-Falzone SJ, Hardin-Jones MA, Karnell MP (2010)：Cleft Palate Speech, 4th ed, Mosby, St Louis, pp338-340.
64) Peterson-Falzone SJ, Hardin-Jones MA, Karnell MP (2006)：Treating Cleft Palate Speech, Mosby, St Louis, pp163-175.
65) Pfeifer TM, Grayson BH, Cutting CB (2002)：Nasoalveolar molding and gingivoperiosteoplasty versus alveolar bone graft—an outcome analysis of costs in the treatment of unilateral cleft alveolus. Cleft Palate Craniofac J 39；26-29.
66) Rohrich RJ, Love EJ, Byrd HS, et al (2000)：Optimal timing of cleft palate closure. Plast Reconstr Surg 106；413-421.
67) 峪道代, 西尾順太郎, 山西整, 他 (2004)：早期二期的口蓋裂手術を施した片側性完全唇顎口蓋裂症例の言語成績. 日口蓋誌 29；247-254.
68) 佐藤友紀, Grayson B, Cutting C (2005)：口唇口蓋裂における術前矯正治療― presurgical nasoalveolar molding (PNAM) について. 形成外科 48；255-262.
69) 澤田正樹 (1995)：咽頭弁形成術. 波利井清紀, 他 (編)：口唇裂・口蓋裂の治療―最近の進歩, 克誠堂, pp186-194.
70) Scherer NJ, D'Antonio LL, McGahey H (2008)：Early intervention for speech impairment in children with cleft palate. Cleft Palate Craniofac J 45；18-31.
71) 杉原平樹 (2002)：骨延長術の歴史. 波利井清紀, 他 (編)：骨延長術―最近の進歩, 克誠堂, pp2-8.
72) 鈴木恵子, 岡本朗子, 原由紀, 他 (1989)：口蓋粘膜弁法の術後言語成績. 日口蓋誌 14；123-131.
73) Suzuki K, Yamazaki Y, Sezaki K, et al (2006)：The effect preoperative use of an orthopedic plate on articulatory function in children with cleft lip and palate. Cleft Palate Craniofac J 43；406-414.
74) 高戸毅, 朴修三, 北野市子 (1994)：就学前における咽頭弁手術の術後成績および合併症の検討. 日口蓋誌 19；57-65.
75) 高木律男, 福田純一, 小野和宏, 他 (2006)：Hotz床併用二段階口蓋形成法の長期予後―片側症例の成長終了時側面頭部エックス線規格写真による評価―. 日口蓋誌 31；245-252.
76) 高橋庄二郎 (1996)：口唇裂・口蓋裂の基礎と臨床, 日本歯科評論社. pp455-504.
77) 竹下圭子 (2003)：言語発達の遅れを伴った口蓋裂児の構音指導. コミュニケーション障害学 20；103-108.
78) 竹下圭子 (2015)：機能性構音障害 構音訓練. 熊倉勇美, 小林範子, 今井智子 (編)：標準言語聴覚障害学 発声発語障害学 第2版, 医学書院, pp137-148.
79) 内山健志, 中根徳子, 小枝弘実, 他 (1990)：Nasometerのビジュアルフィードバックを応用した言語治療の経験. 日口蓋誌 15；242-243.
80) 内山健志, 中根徳子, 小枝弘実, 他 (1994)：全上下顎同時移動術前後における鼻音声の変化に関する研究――特に口蓋裂患者と非口蓋裂患者の比較について. 日口蓋誌 19；66-76.
81) VPI Surgical Trial Group (2005)：Pharyngeal flap and sphincterplasty for velopharyngeal insufficiency have equal outcome at 1 year postoperatively：Results of a randomized trial. Cleft Palate Craniofac J 42；501-511.
82) Wells MD, Vu TA, Luce EA (1999)：Incidence and sequelae of nocturnal respiratory obstruction following posterior pharyngeal flap operation. Ann Plast Surg 43；252-257.
83) Winitz H (1984)：Treating Articulation Disorders for Clinicians by Clinicians, pp1-20.〔船山

美奈子, 岡崎恵子 (監訳) (1993)：構音障害の治療, 協同医書出版社, pp5-20.]
84) 山下夕香里, 鈴木規子, 今井智子 (1998)：口蓋裂術後の鼻咽腔閉鎖機能不全に対する補綴的発音補助装置の長期治療成績. 日口蓋誌 23；243-256.
85) 米田真弓, 和田健 (1999)：口蓋裂異常構音における語音の弁別に関する研究. 日口蓋誌 24；1-9.
86) 吉田勝弘, 夏目長門, 神野洋輔, 他 (1997)：口蓋裂術後の口蓋瘻孔に関する研究. 愛院大歯誌 35；455-462.
87) 弓削明子, 岡部早苗, 石田宏代, 他 (2008)：音韻意識の遅れを伴った粘膜下口蓋裂児1例の構音訓練. 音声言語医学 49；265-272.

第6章 乳児期の言語臨床

　口唇裂・口蓋裂児にとって乳児期は，口唇，口蓋の初回手術が行われる時期である。

　誕生から1歳までのこの時期，子どもは運動，情緒，言語，社会性などあらゆる面での飛躍的な成長，発達を遂げるが，口唇裂・口蓋裂乳児は，口腔内の形態異常により，哺乳，摂食，発声発語の発達に問題が生じやすい。また，通院や手術，養育者の心理的不安により，一般的な育児環境と比較すると閉鎖的な環境に陥りやすく，乳児が積極的に探索しそこからさまざまなことを体験する機会が制限されるために発達面の遅れが見られる場合もある。そのような事態を未然に防ぎ，子どもを健やかな成長に導くために初回手術前から定期的な評価や支援をしていくことが乳児期の言語臨床には必要である。

　一方，家族にとって，わが子が口唇裂・口蓋裂をもって生まれたことにより受けたショックは大きい。乳児期の家族は，口唇裂・口蓋裂の治療に対してだけでなく，子どもの成長発達や育児全般に関しても多くの不安を抱えていることが多く，家族への心理的なサポートが特に必要となる時期である。家族が口唇裂・口蓋裂について正しい知識をもち，治療や育児の不安を解消するための支援をすることは大変重要である。また，最近では出生前診断で子どもが口唇裂・口蓋裂であることを知る両親も少なくない。出生前に告知された両親に対して診療スタッフが出産前から支援を行う施設も増えてきているので，言語臨床家も出生前の家族に関わることが多くなっている。言語臨床家は子ども自身に対してだけでなく，家族が子どもの疾患を受容し，親子の愛着形成を促しながら治療に前向きに取り組めるよう支援していくことが求められる。

1. 評価

A 乳児期の評価の特徴と留意点

　乳児期の口蓋裂児の評価は，①生育歴，②哺乳・離乳，③発達，④聴こえ，⑤親の心理・養育態度に対して行われる。乳児自身を評価するだけでは不十分であり，養育者である親の心理や態度の評価を含めることが乳児期の評価の特徴といえる。評価の対象である乳児はまだことばを話せないが，言語臨床家は親やカルテからの情報収集に終始するのではなく，目の前にいる子ども自身の様子をよく観察し，評価することを心がける。また，乳児期の発達に何らかの遅れが見られる場合でも，その後の発達の過程で，問題が軽減する例もあるので，家族への伝え方に配慮する。言語臨床家は，養育者が子どもに対する理解を深め，不安を軽減すること，さらには子どもの発達を促すことができるように努めなければならない。

B 生育歴

　家族，特に母親からの問診と，前院（出産した病院など）からの情報提供書の記載をもとに行う。母親の妊娠中から出産，そして現在までの経過は，できるだけ正確に情報収集する。口唇裂・口蓋裂は他の先天異常を合併する比率が高く（第2章参照），このような乳児は哺乳・摂食困難や

呼吸障害，精神運動発達に遅れがみられる比率が高いので，手術の時期や，治療の予後に影響を与えることがある。言語臨床家を含むチームのスタッフは，小児科医などの全身状態の管理を行う医師を中心に，連携して治療計画を進めること，わが子のもつ疾患や発達に対する不安を軽減できるよう，家族の心理的な支援を行っていく必要がある。

確認事項としては以下のことが挙げられる。

a）妊娠・出産歴

今回の妊娠中経過異常の有無（感染症の罹患，服薬，X線照射，羊水過多または過少，混濁の有無など），タバコ・アルコールなどの嗜好品摂取の有無と量，分娩形式や出産時異常の有無を確認する。

b）生育歴

在胎週数，生下時体重，仮死の有無，出生後から現在までの経過異常の有無を確認する（黄疸，呼吸障害，哺乳困難など）。

c）既往歴

合併症の有無とその疾患名（難聴，心疾患，アレルギー疾患，その他の形態異常など），行った検査があれば結果を聞く（新生児代謝スクリーニング検査，新生児聴覚スクリーニング検査，染色体検査など）。それぞれの治療の経過を確認する。

d）現病歴

口唇裂を有する口蓋裂児の場合は，出生後すぐに形態異常に気づくので，早期に病院を受診することが多いが，他院での受診歴がある場合は治療内容（口蓋床の作成，手術歴など）を聞く。

e）家族歴

口唇裂・口蓋裂の発現の原因は遺伝的要因と環境的要因の相互作用によるものと考えられている。よって，家族の疾病の情報を得ることは重要である。①同胞の有無と順位，②血族結婚の有無，③同族の先天性形態異常，④他の疾病の有無を聞く。

C 哺乳・摂食

乳児にとって，必要量を適度な時間で哺乳でき，体重増加が良好であることは成長発達の観点から重要である。また哺乳・離乳は口唇・舌など口腔器官の運動機能を高め，後の発声発語の発達を促進する。それに加え口唇裂・口蓋裂のある乳児は月齢と体重を目安に手術時期を決定することもあり，哺乳・離乳は母親・家族にとって大きな関心事である。

一方，乳児にとって哺乳は単なる栄養摂取以上の意味を持っている。優しい声かけとぬくもりを通してゆったりと哺乳することで，乳児の安定した情緒の発達を促し，哺乳力が育まれていく。しかし，口腔から十分な量が飲めない，時間がかかるなど哺乳困難がある場合，母親は不安や疲れで子どもに余裕を持って接することができず，子どもの情緒の発達にも影響を与えかねない。言語臨床家は，哺乳・離乳の様子を主に母親への問診から確認し必要な指導・助言を与え，場合によっては小児科などの専門外来への受診を勧めるなど適切に対応する必要がある。

1. 正常な哺乳行動

生後2〜3か月までは，口唇が乳首に触れた際に生じる反射で哺乳を行う。超音波断層法での観察によると，新生児期の正常な哺乳行動では，乳首は舌に包まれるようにして硬口蓋と軟口蓋の境界部付近まで取り込まれ，舌の前方部から後方部にかけて蠕動様運動が行われる。舌の後方部と軟口蓋との間で作られる陰圧空間形成時に，軟口蓋付近まで取り込まれた乳首から乳汁が噴出される（金子ら 1993）。生後2〜3か月になると乳児は随意運動により哺乳を行う。新生児期に見られた舌の乳首を包み込む様子は生後6か月ごろまでに，舌の蠕動様運動は生後10か月までには消失し，次第に下顎が下がると頬が内側に引き込まれ，下

顎が上がると頬が平らに戻るという運動が強くみられるようになる（水野ら 2000）。

2. 口蓋裂児の哺乳行動

　口蓋裂乳児は、裂の存在により前述の正常な哺乳行動で認められた口腔内の陰圧形成が困難であり、主に乳首を口蓋と舌で圧迫する力によって乳汁を押し出して哺乳を行っている。しかし、乳首が裂に陥入すると口蓋と舌で十分に圧迫できず、乳汁を口腔内に押し出すことができない。口蓋床のひとつであるホッツ床を装着すると裂への乳首の陥入は防げるが、吸啜陰圧は非装着時と同様認められない（新中須 2005）。そのため、乳房からの直接哺乳や、通常の哺乳瓶を用いての哺乳は難しいことが多い。未手術の口蓋裂児は健常児と比較し、1回の吸啜時間が短く、吸啜のペースが速い、1回の嚥下により多くの吸啜を必要とするなど、非効率的な吸啜パターンを示すという報告もある（Masareiら 2007）。

　口蓋裂児の出生時体重は健常児と同じであるが、哺乳困難があると体重増加不良に陥ることがあるため、1回の摂取量と回数、1日全体の哺乳量、哺乳時間、哺乳方法（直接哺乳、哺乳瓶使用、経管栄養の有無）などを母親に確認し、指導を行う。裂があることで直接乳房からの哺乳や通常の哺乳瓶の使用が困難な口蓋裂乳児でも、子どもに合った哺乳瓶の使用や哺乳方法の指導によって経口哺乳が可能であるため、経管栄養はほとんど必要ない。低出生体重児や合併症・症候群のある乳児の場合、哺乳状態と体重増加が不良であれば経管栄養を併用している場合があるが、合併症のない口蓋裂乳児は安易に経管栄養を選択しないように注意する。

　なお、手術前の口唇（顎）裂単独児は裂の程度にもよるが、乳房からの直接哺乳や通常の乳首・哺乳瓶の使用が可能であることが多い。

3. 離乳食

　乳児は5～6か月ごろになると哺乳反射が消失し、口唇で食物を取り込む準備が整い、離乳食を開始することができる。離乳期は口蓋裂が未手術であることが多く、その影響で取り込んだ食物が裂部より鼻へ流出して食べるのを嫌がる、摂取量が少ない、食形態の段階を上げることが難しいなどの摂食困難を生じることがある。食形態、摂取量、回数、食べさせ方、食べているときの子どもの様子について確認する。また摂食時に、表6-1に示すような機能不全や異常運動が認められる場合は専門医に相談する。

表6-1　発達期における特徴的な口腔器官の動きと機能不全症状・異常運動

	特徴的な動き	機能不全症状・異常運動
経口摂取準備期	哺乳反射、指しゃぶり、おもちゃなめ、舌突出など	拒食、触覚過敏、摂食拒否、原始反射の残存など
嚥下機能獲得期	下唇の内転。舌尖の固定、舌の蠕動様運動での食塊移送など	むせ、逆嚥下、食塊形成不全、流涎など
捕食機能獲得期	顎・口唇の随意的閉鎖、上唇での取り込み（こすり取り）など	こぼし（口唇からのもれ）、過開口、舌突出、スプーンかみなど
押しつぶし機能獲得期	口角の水平の動き（左右対称）舌尖の横口蓋ヒダへの押しつけなど	丸飲み（軟性食品）、舌突出、食塊形成不全（唾液との混和不全）など
すりつぶし機能獲得期	口角の引き（左右非対称）、頬と口唇の協調運動、顎の偏位など	丸飲み（硬性食品）、口角からのもれ、処理時の口唇閉鎖不全など

それぞれの獲得時期には重なりあいがある。

〔向井美惠：疾病のある小児の摂食・嚥下機能の発達．田角勝，他（編），小児の摂食・嚥下リハビリテーション．p76，医歯薬出版，2006より転載〕

D 発達

他に合併症のない口蓋裂乳児は，運動発達や精神発達に関しては健常児と同様の経過をたどる。正常範囲内の発達レベルを示した片側口唇口蓋裂児の全体の発達は，口蓋形成手術後の1歳半から2歳半に加速する傾向を示す（岾ら 2000）。

言語発達について乳児期は他領域と比較して遅れを認めたが，1～2歳になると正常範囲になったとする報告（伊藤ら 2010）がある。口蓋裂のある乳児の場合，言語表出の中でも口腔の形態異常により発声発語の発達に遅れがみられる。喃語期は口蓋の手術前であり，発声や，出現する子音の種類・数が健常乳児より少ない。口蓋裂児の言語発達，特に発声発語の発達に関しての見通しを伝えていくこと，遅れがみられた場合，親の不安を増大させることのないように，どのような関わり方が有効であるかなどの具体的な指導を進めていくことが必要である。

1. 発声発語

乳児は，誕生後間もなくは泣く以外に発声行動はほとんどみられない。生後2～3か月で「クー」「アー」のような発声（クーイング）が認められ，その後喃語が増大する。6か月ごろから子音が徐々に出現し，7～8か月ごろから mamama, bababa のようないわゆる反復喃語が産生されるようになる。これらの喃語が徐々に母語の音声に体制化され（市島 2003），その後簡単な音や言葉の模倣が始まり有意味語の発現につながっていく。

口蓋裂のある乳児も健常な乳児と同様の経過を辿るが，口蓋手術の前と後では，声の聴覚的印象や音声波形に変化が見られる。図6-1は，同一乳児のaの手術前後の音声波形とスペクトログラムを比較したものである。術前の発声ではエネルギーがさまざまな周波数帯に分散し，音響的特徴が正確に現れていないが，術後のスペクトログラムでは発声のエネルギーがフォルマント周波数に集約され，正確なaが産出されていた（村井

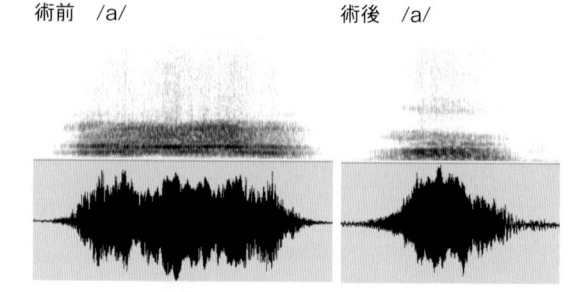

図6-1 aの術前・術後の音声波形とスペクトログラム〔村井（2004）〕

表6-2 口蓋裂児と健常児の音声の比較（加藤ら 1995）（月例：8～9か月）

症例		子音の種類
健常児	1	p, b, m, w, t, d, n, g, dʒ, j
	2	p, b, m, w, t, d, n, tʃ, dʒ
	3	p, b, m, w, g, j
	4	p, b, m, w, d
口蓋裂児*	5	m, w, ɲ
	6	w, 喉音（gに近い）
	7	m, n, ɲ, j
	8	m, w

*片側口唇口蓋裂

2004）。

また，口蓋裂の手術前は，出現する子音の数が限られている。表6-2は，聴力ならびに発達が正常であった片側口唇口蓋裂児4例の生後8～9か月（口蓋裂手術前）の音声のうち子音を調べ，同年齢の健常児4例と比較したものである。健常児は4例全例にp, bの両唇破裂音が，3例にt, dの歯茎破裂音が産生されていた。一方，口蓋裂児は4例とも破裂音がみられず，子音については鼻音，わたり音と健常児が2～4か月に出す喉音に近い音のみが認められた（加藤ら 1995）。口唇口蓋裂乳児9例（平均月齢13.4か月）の音声を記録，分析した報告（村井 2004）では，単音節の表出が多く，音節の反復は少ない傾向であった。同様の傾向が他の報告でも認められている（Chapman 2001）。裂型による比較を行った報告（Hardin-Jones ら 2003）では口唇口蓋裂乳児と口蓋裂単独乳児の反復喃語の数や子音数，構音点，構音方法に有意差はないが，口唇口蓋裂乳児のほうが

両唇音や歯茎音など，構音点が前方の子音の産生が少ない傾向を示していた。

また非口蓋裂児に比べ口蓋裂児の場合，構音障害の出現率が高いことは，乳児期に裂の存在により正常な喃語音を産生できないことと，中耳炎により正しい音がフィードバックされないことの両方が考えられるという指摘がある（Peterson-Falzone ら 2010）。

2．乳児の発達検査

既に述べたように，口蓋裂のある乳児は運動発達，精神発達について健常の乳児と同様の発達を示すが言語発達は遅れる傾向がある。しかし，乳児の場合，発達全般から言語発達のみを切り離して評価することは困難であること，さらに染色体異常や他の合併症により発達の遅れを伴うことがあるなど，全般的発達の評価は欠かすことができない。乳幼児の発達検査には，実際に子どもに実施してその反応を評価するもの（直接検査）と，母親を初めとした養育者に子どもの様子を質問し，評価するもの（間接検査）がある。直接検査は子どもの実施時の機嫌や体調などに結果が左右されやすく，間接検査は回答者の主観が入りやすいなどそれぞれに欠点もあり，留意して行うことが必要である。実際の臨床では限られた時間の中で評価を行うために，通常はスクリーニングとして短時間で実施可能な検査を用い，特に発達の遅れや偏りが疑われるケースについては，次に詳細な検査を実施するなど，目的に合った検査を選択する。現在使用されている乳幼児を対象とした発達検査では，①遠城寺式乳幼児分析的発達検査（遠城寺 1978），②乳幼児精神発達診断法（津守ら 1961），③KIDS（キッズ）乳幼児発達スケール（津守ら 1995），④新版K式発達検査（生澤ほか 1985），⑤LCスケール（大伴ら 2005）などが挙げられる（検査の方法については各成書を参考にされたい）。

E 聴こえの評価

乳児は，自分や他人の声が耳に届くとそれを楽しみ，時には応答，模倣することの繰り返しで発声経験を増やし，ことばの意味を覚え有意味語の発現につなげていく。その後も他者の音声発話を正しく聴き取って理解し，反応を返すことを繰り返しながら，発声発語によるコミュニケーション能力を獲得していく。また，正常構音の獲得のために必要な音の弁別能力や，自分の発した音声を聴き自己修正する能力は，聴力との関係が大きい。したがって，乳児期からの聴こえの評価と管理は重要である。

1．口蓋裂乳児の滲出性中耳炎

滲出性中耳炎は耳閉塞感や難聴が主症状であり，耳痛や発熱などの急性炎症を欠くために，乳幼児では気付かれずに治療が遅れる場合がある。口蓋裂乳児の口蓋手術前における滲出性中耳炎の割合を示した（表6-3）。健常児の1歳6か月検診時の滲出性中耳炎の罹患率が20～30％（兼子ら 1985, 佐伯ら 1989）との報告と比較すると，口蓋裂乳児は一般の乳児より滲出性中耳炎の罹患率が高いことがわかる。原因は大きく分けて2つ挙げられ，ひとつは，耳管咽頭口の汚染から生じる中耳感染である。もうひとつは，口蓋帆挙筋，口蓋帆張筋の形成不全，付着異常，耳管そのものの

表6-3 口蓋裂のある乳児の滲出性中耳炎罹患率

	後藤ら（1983）	三邊（1989）	中村ら（1996）	小林（2000）
評価実施時期（すべて口蓋形成術前）	0～1歳	1歳前後	平均1歳6か月	生後9か月まで
滲出性中耳炎の罹患率	35耳中11耳（31.4％）	44例中29例（65％）	34例，68耳中30耳（44％）	35例中30例（85.7％）

表6-4 口唇口蓋裂児の滲出性中耳炎と言語
（加藤ら 1995）

対象	始語年齢	二語文年齢	構音 正常	構音 構音障害
全体 58例	11か月	1歳 11か月	38例 (66%)	20例 (34%)
中耳炎なし 16例	1歳 0か月	2歳 0か月	10例 (63%)	6例 (37%)
中耳炎あり 19例	11か月	1歳 11か月	9例 (47%)	10例 (53%)

*中耳炎なし：0歳から2歳まで全くなし
　中耳炎あり：一貫してあり

形態異常により生じる耳管機能障害および中耳の換気障害であり，特に口蓋裂児は機能的に耳管の閉鎖不全が著明である（小林 2000）。耳管咽頭口の汚染について，藤谷ら（2000）は，生後3か月と1歳で上咽頭の細菌検査を行ったところ，滲出性中耳炎のある口蓋裂児では常在菌が少なく，特殊な菌が検出されたことを報告している。

乳児期の滲出性中耳炎が言語発達に及ぼす影響について検討するために，昭和大学口蓋裂診療班で生後2か月から耳鼻科と言語室が継時的に評価可能であった口蓋裂児のうち，完全口唇口蓋裂で口蓋裂手術後，鼻咽腔閉鎖機能が良好であった58例の「始語と二語文の開始年齢」と「4歳時の構音」を調べた。0歳から2歳11か月まで一貫して滲出性中耳炎を認めた口蓋裂児は，一貫して認めなかった子どもに比べると，始語と二語文の開始年齢に差がなかったが，構音障害の割合が高い傾向がみられた（加藤ら 1995, 表6-4）。

Polkaら（2005）は，乳児期に一過性の中耳炎に罹患した子どもは，音韻の違いを認識する能力に遅れがみられたことを報告している。言語発達の遅れは中耳炎だけではなく，個々の子どもの持つ学習能力や，環境要因などとの相互作用で生じると考えられるが，さまざまな言語発達の阻害要因を持つ口蓋裂児が乳児期に中耳炎を頻発することにより，言語習得をさらに困難にすることが予測される。したがって，乳児期から聴こえの管理を行うことは重要である。

2. 新生児・乳児の聴力検査

新生児・乳児の聴力検査は他覚的な検査が主体となるが，行動反応から得られる結果も考慮して総合的に子どもの聴力を評価する必要がある。新生児・乳児を対象にして現在行われている聴力検査について，新生児聴覚スクリーニング検査を中心に以下に述べる。

a) 新生児聴覚スクリーニング検査

頭蓋顔面の形態異常である口唇裂・口蓋裂は難聴のリスクファクターのひとつとされ，以前より早期に精密聴力検査を行い，早期診断・療育を進める傾向があった。それに加え，日本では2000年より厚生労働省が新生児聴覚スクリーニング検査に関するモデル事業をスタートさせ，それを契機に各地で導入が進んだ。現在は自治体や医療機関で任意に行っているが実施施設は増加している。

新生児聴覚スクリーニング検査は操作が容易で短時間に実施可能であり，結果はpass/referで示される。用いられている測定法は自動聴性脳幹反応（automated auditory brainstem response；自動ABR）と耳音響放射（otoacoustic emission；OAE）であり，新生児に用いられる耳音響放射は，歪成分耳音響放射（distortion product otoacoustic emission；DPOAE）と誘発耳音響放射（transient evoked otoacoustic emission；TEOAE）である。具体的な検査方法は成書を参考にされたい（原田 2005）。

新生児や乳児は中耳腔に滲出液が残存し，軽度の伝音難聴を伴っていることがあるが，口蓋裂乳児では耳管機能障害の存在によりその傾向がより強くなる。口蓋裂乳児は健常児と比較し新生児スクリーニング検査での要再検率が高かったとする報告がある（Chenら 2008）。口唇裂・口蓋裂だけでなく，聴覚スクリーニングで要再検査となった乳児の家族は，さらに強い不安感を持っている。治療のスケジュールの説明を受けて口唇裂・口蓋裂については安心できたが，聴力については再検査を行うまで難聴の有無や程度について不確定なまま過ごすこととなるため，今，最も心配な

のは「聴こえ」であると言語室で話す家族もいる。口蓋裂のある乳児の場合，耳鼻咽喉科で滲出性中耳炎の経過観察を行いながら，再検査を行う時期を決めることが多い。その間，言語臨床家は，面接時に普段の音への反応を確認し，実際に音を出した時の乳児の反応を観察しながら，子どもとの関わり方の助言を行っていく。再検査の結果，難聴が明らかとなった場合は早期療育を進めていく。

b）その他の聴力検査

その他，乳児に実施する聴力検査では聴性脳幹反応（auditory brain response；ABR），聴性行動反応聴力検査（behavioral observation auditory；BOA），条件探索反応聴力検査（conditioned orientation response audiometry；COR）などが挙げられる。聴力検査の具体的な実施方法は成書を参考にされたい（中村ら 2002）。

F 親の心理・養育態度

昭和大学口蓋裂診療班では，家族は初診時に医師から治療のスケジュールや手術についての説明を受け，その日のうちに言語外来も受診する。言語外来では，言語の治療スケジュールの説明を行った後で，「治療全般についてわからないことや診察時に質問できなかったことはありませんか」と必ず確認している。「現時点では何がわからないのか，何を質問したらよいかもわからない」と答える家族もいれば，「診察時，頭が真っ白になってしまい聞き忘れたが…」と言語臨床家の前では医師の診察時より落ちついて話すことができる家族もいる。初診時は，家族の心理としてわが子が口唇裂・口蓋裂をもって誕生したことのショックから完全に立ち直っていないことが多く，さまざまな思いが交錯し，不安定な状態である。そのため医療側が説明したつもりでも伝わっていなかったり，理解していないことは数多くある。家族に大切なことは何度でも確認し質問してよいことを伝えて不安を解消すること，また，早期に家族との信頼関係を築くためにも，言語臨床家が来院初診時から家族と関わり，支援していくことは大変重要である。

家族，特に子どもと密接に関わる母親が各治療段階でどのような心理状態にあり，どのように変化していくかを理解するために，出生前後から約1歳までの治療段階を3期に分け，その心理状態について述べる。

［告知時］医療技術の進歩により，胎児期の超音波検査で口唇裂・口蓋裂が疑われ，告知をされているケースも少なくない。わが子に口唇裂・口蓋裂があることを出生前に告知されたことで出産後，わが子と対面する前の心の準備ができたと話す親も少なくない。しかし告知の時期にかかわらず，親子心中など死を意識するまで悩んだ親が30％前後だったとの報告（森ら 2000）から，わが子の口蓋裂の事実を初めて知った時の衝撃の大きさがうかがえる。一方で，口蓋裂単独例の親は口唇裂単独例や口唇口蓋裂例の親より比較的余裕のある冷静な反応がみられたなど，裂型によっても衝撃の大きさは異なるという報告もある（夏目ら 1983）。口唇裂・口蓋裂治療に携わる医療スタッフは，告知をする際の家族の心理状態を理解し，状況に応じてきめ細やかな対応をする必要がある。

［口唇の手術まで］告知後，わが子に対面した後は，個人差はあるが少しずつショックから立ち直り，現実を見据え，前向きに治療に臨み始める。育児や哺乳の心配に加え，口唇裂のような顔面の形態異常は人目につきやすく，家族以外には知られたくないという心理や，予定どおりに手術に臨むために，感染症の予防も考え外出を控えるなどの気持ちが働きやすい。大人の働きかけに対する子どもの反応が見られ始め，わが子への愛情が増す一方で，授乳がうまくいかず体重増加が思わしくないために，「本当に予定どおり手術できるのか」と不安や焦りを感じる親もいる。口唇の手術が終わると，ほとんどの親は「無事に初めての手術が終わりほっとした」と心境を話す反面，入院中から傷の経過について心配する家族もいる。

［口蓋の手術まで］子どもの反応や行動範囲にも広がりがみられ，わが子との関わりを楽しめる

ようになる親が多い。しかし口蓋裂は未手術であるため，哺乳だけでなく新たに加わった離乳食の進め方や口蓋裂の手術について，発達面，特に言語発達に関して心配を訴える親もいる。

また，親の関心事についてのアンケート調査結果では，幼児期は「言語」に，学童期は「歯科的問題」に対する親の関心が高かったが，乳児期の子どもをもつ親は半数近くが「手術」に最も関心を示していた（佐藤ら 2011）（第7章 **表7-1** 参照）。また，口唇形成術時，口蓋形成術時に調査を行ったアンケート調査では，「言語障害の心配」に最も関心が集まっていたという報告もある（伊藤 1989）。

子どもへの接し方は，哺乳，離乳食での配慮以外には非口蓋裂児と同様の育児をしている親がほとんどである。しかし，知人・近隣者に対する母親の接し方として，口唇裂手術前は「子どものことは親戚や近所の人には話さず，手術まで実家にいた」「自分自身も外に出たくなかった」がほとんどであった（加藤 1995）。このように乳児期，特に口唇裂手術前の母親は不安が強く，口唇裂・口蓋裂児は，健常児にはみられない閉鎖的な環境で育てられている。健全な養育環境の確保のためにも，乳児期の母親と家族への心理的支援が口唇裂手術の前から強く求められる。

2. 治療

A 乳児期の治療の特徴と留意点

口唇裂・口蓋裂の乳児期は手術の時期と重なり，手術前の裂の存在が哺乳，摂食，発声発語の発達に直接的に影響を与えること，通院や手術，養育者の心理的不安などが子どもの成長発達に影響を与えやすいことはすでに述べたとおりである。したがって，口蓋裂をもつ乳児の治療に際しては，子どもの成長・発達に多大な影響を与える母親をはじめとした家族の関わり方や，環境整備も含めて言語臨床家は対応していく必要がある。指導は主に①哺乳・離乳の進め方，②発声発語も含めた発達促進と聴こえの管理，③養育者に対する心理的支援について行われる。乳児の全体の発育と術前後の管理ということを考えると，言語臨床家は小児科医・看護師・手術担当医との連携を密に行わなければならない。

B 哺乳・離乳指導

授乳中，授乳後の乳汁の鼻漏出や，排気ができずに授乳後の頻回な嘔吐や溢乳を認める例なども含めると，哺乳困難を示す乳児は少なくない。口蓋裂のある新生児の1/3で哺乳困難が認められ，口腔運動が正常に行われず乳汁の鼻漏出は合併症に関わりなく高頻度であった（Reidら 2006）。症候群やロバン・シークエンスなど，口蓋裂以外に合併症をもつ乳児の場合は経管栄養法を選択することがあるが，他の合併症がない場合，子どもに合った哺乳瓶を使用するとほとんどの例で経口哺乳が可能である。また，治療する医療施設の方針，裂の程度，子どもの状態によって，哺乳時に口蓋床を使用する場合がある。いずれにしても，それぞれの乳児がスムーズに，適度な時間で哺乳でき，月齢に見合った体重増加が認められること，母親をはじめとする養育者が疲れずに授乳できることが大切である。哺乳方法などの指導を行っても改善がみられない場合は摂食専門の医師と相談し，指導にあたる。

1. 哺乳

a）哺乳方法・哺乳瓶の選択

口蓋裂のある乳児の場合，裂があることで乳房からの直接哺乳が困難であるため，専用の哺乳瓶の使用が適している（**表6-5**）。普通乳首の穴の大きさや数を調節し，乳汁流出量を多くすることで哺乳が改善するケースもある。また，軟口蓋裂で

表6-5 口唇裂・口蓋裂乳児に使用される代表的な特別仕様の乳首

	スペシャルニーズフィーダー	P型	チュチュベビー口蓋裂用乳首メディカルタイプ
特性	口蓋裂のみでなく哺乳障害を有する児一般を対象に開発。乳汁の供給を増減両方向に調節可能。	乳頭部が太く、口に密着。押しつぶす力で哺乳可能。やわらかい専用の哺乳ビンで加圧可能。	乳首の上下が扁平。先端は丸型。ホッツ床処置をされている方を対象に開発。
乳孔	スリット	スリーカット	クロスカット
乳頭部の大きさ	直径14mm	直径16mm	平面部13mm
素材	シリコーンゴム	イソプレンゴム	シリコーンゴム
逆流防止機構	あり	あり	なし
専用哺乳ビン	なし	あり	なし
外部からの乳汁供給量調節機能	増量減量	増量のみ	なし
販売元	メデラ	ピジョン	ジェクス

(加古結子:唇裂・口蓋裂合併児の栄養管理. Neonatal Care 2008秋季増刊, 2008より改変して引用)

裂の程度が比較的軽度な場合は乳房からの直接哺乳や普通哺乳瓶の使用が可能な場合がある。医療側が一方的に指導を進めるのではなく、子どもの哺乳状態をよく観察し、その子どもに合った哺乳方法を家族と一緒に考えるようにする。

b) 哺乳量・哺乳時間

乳児がスムーズに、疲れずに哺乳できる時間の目安は15分から20分である。月齢に応じた1回の目安量にこだわらず、30分以上経過しても量が減らないようならいったん授乳を終了し、その分授乳回数を増やして1日の哺乳量が確保できるようにする。1回の哺乳が5分以内で終わってしまう場合は、口腔内に一度に乳汁が流入しすぎてむせや嘔吐がないか確認する。専用の哺乳瓶の中には、逆流防止弁がついているものや、乳首の向きで流入量の調節ができるものがあるため、短時間で飲める場合は弁を取り外し、流入量の調節をすることが可能である。

c) 乳汁の種類

直接哺乳が難しい場合でも、母親の体調が許す範囲で搾乳し、母乳を飲ませるようにする。量が足りない場合は人工乳を与える。

d) 姿勢

横抱きのまま飲ませると、裂部を通って鼻から乳汁が漏出するため、頭を支えて上体を立たせて飲ませる。片側口唇口蓋裂乳児の場合、顔を健側にやや傾けるようにすると飲みやすい場合がある。

e) 排気 (げっぷ)

未手術の口蓋裂乳児は哺乳時に空気を過剰に吸うことが多く、哺乳量が減少したり、1回の哺乳時間が長くなる。哺乳が進まない、飲みながら泣くなどの場合は途中で数回排気をさせながら授乳

する。飲み終わった後も排気をさせてから寝かせるようにし，どうしても排気できない場合は，嘔吐しても気道を閉塞しないように顔を横向きにして寝かせるなどの注意が必要である。

f) 口蓋床

口蓋床は，上顎の発育誘導，術前顎矯正を目的としたものや，哺乳困難の改善を目的とするものなどを広義に含む用語である。口蓋床を用いた非観血的な術前顎矯正には，顎裂部の成長方向を正しい方向へ誘導するホッツ床（Hotzら 1979，図6-2）を用いた方法や，マクニール（McNeil）法，顎裂の狭小化だけでなく口唇，鼻の軟組織，軟骨の形態改善を目的としたナム（NAM；naso-alveolar molding）装置を用いた方法などがある（佐藤 2007）。本邦ではこの中でもホッツ床を使用している施設が多く，これらの方法は顎発育の誘導と同時に哺乳改善にも効果的である。

図6-3は，口唇口蓋裂児のホッツ床装着，非装着時の哺乳時の舌背の動きを超音波前額断（Mモード）で観察したものである。非装着時は不規則な舌の動揺があり，舌背の上下運動は大きく，リズミカルではないが，ホッツ床装着時は舌背の上下運動は早く，リズミカルである（加藤ら 1995）。また，口蓋床を装着して直接哺乳を試みた報告もみられる（Kogaら 1997）。

g) 合併症のある乳児の哺乳

低出生体重児や，小顎・舌根沈下により呼吸障

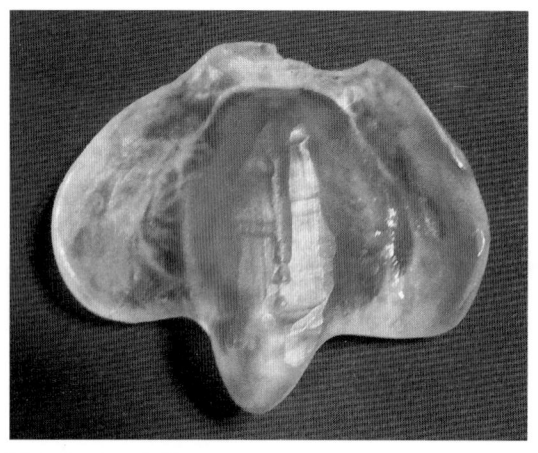

図6-2　ホッツ床

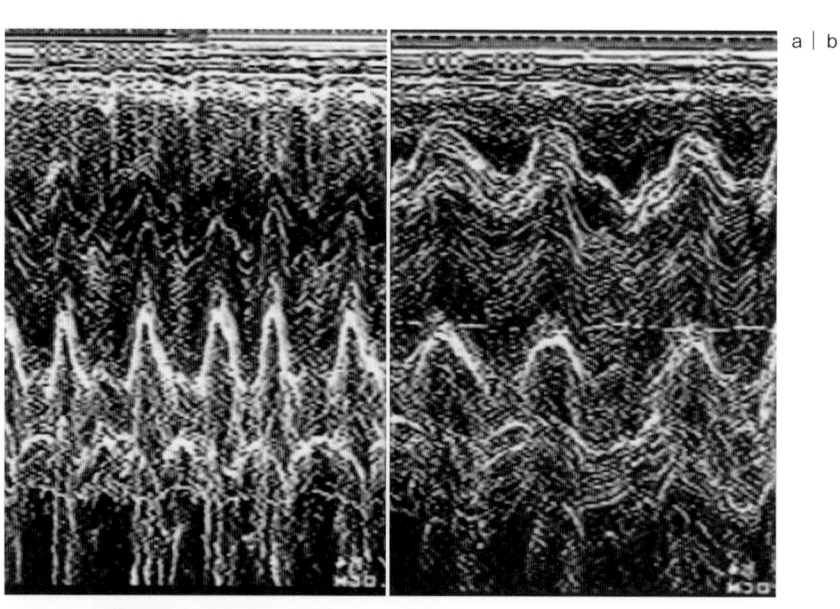

図6-3　口蓋裂児の哺乳運動〔加藤ら（1995）〕
超音波断層撮影法（Mモード）による観察
a：ホッツ床装着時
b：ホッツ床非装着時

害を呈するトリーチャー・コリンズ症候群などの重度の哺乳障害を示す乳児には、経管栄養法を選択することもやむを得ない。消化管の問題がない場合は一般的に広く用いられている経鼻経管栄養法（鼻腔より胃内にカテーテルを挿入、固定して人工乳や栄養剤を注入する）が選択される。経管栄養法は吸啜や摂食・嚥下能力を低下させ、周囲からの口唇・口腔への感覚刺激が減少するなどの問題点もあり（田角 2006）、その後の構音習得にも悪影響を及ぼすことが考えられる。そのため、安易に経管栄養法を選択したり、長期に使用するのは避けるべきである。

また、小顎・舌根沈下がみられるロバン・シークエンスの乳児でも、呼吸障害が重度なケースを除けば、指導により経口哺乳が可能となる乳児が多い。生後2か月以下のロバン・シークエンスの乳児に対して哺乳促進指導を行った結果、哺乳量や哺乳時間について効果がみられた報告がある（Nassarら 2006）。

乳児期に哺乳障害を示したが、言語臨床家が適切に関わったことにより問題が消失した症例について、以下に述べる。

> 症例1　両側口唇口蓋裂の男児

　在胎37週3日、2,385gにて出生。口唇口蓋裂以外の明らかな合併症はない。当院初診時より哺乳困難があったが、哺乳方法の指導とホッツ床の装着により改善した。しかし4か月時の口唇鼻形成術後、哺乳瓶での授乳に1回1時間かかるなど再び哺乳困難となったことで母の焦りと不安が増大したため、筆者との面接または電話相談を月に一度行った。月齢を目安とした1回量にこだわらず、時間がかかるようなら少しずつ飲ませて回数を増やしてもよいことや、体調不良のときは普段より哺乳量が少なくなっても焦らずに、子どもが飲めるだけ飲ませながら様子をみていくことなどを指導した。子どもの哺乳が安定すると母の対応にも余裕ができ、その後開始した離乳食については「口蓋の手術後に本格的に進める気持ちで、ゆっくり様子を見たい」など焦らずに子どものペースを受け入れようとする発言が聞かれるようになった。口蓋形成術後には離乳食も進み、現在は摂食面での問題はほとんどなくなった。

2. 離乳食の指導

　離乳食開始は一般的に月齢5〜6か月であり、口蓋裂のある乳児も同様で口唇形成術後になる。定頸し、哺乳反射が消失する、家族の食事に関心を示すことなどを目安に離乳を開始することが可能である。口蓋が未手術であっても、むせたり、誤嚥をすることはほとんどない。食物が鼻腔に入り、くしゃみと共に鼻腔から出ることはあるが、離乳食については特に問題は生じないことが多い。

　口唇の手術後の影響により上唇への接触拒否や動きの未熟さ、過敏が残るような場合には創傷治癒後、安全な玩具を与えておもちゃなめなどを経験させるとよい。なめらかにすりつぶした形態の時期は、哺乳時に比べ鼻漏出が生じやすい。この時期は体幹をやや後傾させた姿勢が食べさせやすいが、口唇口蓋裂児ではさらに角度を調整し、その子どもにとって食物を送り込みやすい姿勢を工夫する必要がある。食物は口腔の奥の方に入れずに前方の健側に入れるようにする。上唇の動きの未熟さや、口蓋裂の影響により舌で押しつぶす圧が産生されにくいなどの問題が生じる場合は、無理に食形態を上げず楽に食べられるもので力をつけながら徐々に進めていく（井上 2003）。多くの子どもは、口蓋の手術前に全粥から軟飯程度の固さの食物の摂取が可能となる。口蓋の手術前は月齢を目安にせず、子どもの状況に合わせてゆっくり進めるよう指導する。

　口蓋裂手術後は術部の安静を保つため、重湯のようなどろどろの形態から8日間かけて全粥の固さへと戻していく。術後1か月から1か月半はこの食形態で経過観察を行い、経過が良好であれば次の食形態へと進めていく（昭和大学口唇裂口蓋裂診療班 2010）。

C 発達援助

1. 全体の発達

　手術前の口唇裂・口蓋裂のある乳児を取り巻く育児環境は，家族の不安や乳児の体調管理などの理由から通常に比べて閉鎖的になりやすい。それに加え手術後は，手術部位の保護を目的として，一定期間抑制筒（図6-4）を使用する施設が多い。通常の発達過程では指しゃぶりやおもちゃなめにより口と手を協調させる経験を積み，次第に手づかみ食べが上手になる。しかし口蓋裂乳児ではそれらを経験する時期と手術および抑制筒使用の時期が重なることが影響して，母親から「物をまったく口に持っていかない」「手づかみ食べをしようとせず，食べさせてもらうのをただ待っているのが心配」などの相談を受けることがある。Tokiokaら（2009）は，3,4か月以前に口唇形成術を行う場合，術後の抑制筒の使用は不要であることを報告した。抑制筒を使用する場合でも，長期の使用は避けるよう指導していく必要がある。乳児は一人遊びや大人との関わり遊びを通して視覚，聴覚，触覚をはじめとしたさまざまな感覚が刺激され，周囲への好奇心を育んでいく。また，行動範囲が広がることで多くのことを経験し，発達が促される。健康であることがこれらの発達の基礎となるため，哺乳・摂食，睡眠，遊びの生活リズムを整え，体力作りを心掛ける。通常の生活が可能な時は積極的に子どもと関わるよう指導する。

2. 発声行動の促進

　乳児は自らが産生した声を聴き，さらに機嫌よく声を出して楽しむ。一方で自分が出した声に大人が応答するとさらに発声が促されることも知られている。また，乳児期の後半になると反復喃語が多くみられ，発声での要求伝達，口型模倣，指差しをしながらの発声など，有意味語の発現までにはさまざまな発声行動が認められる。口蓋裂乳児の場合，手術前は子音の数や発声量が少ない傾向があるため，子どもの様子をよく観察し，発声促進のための働きかけを行う。子どもへの働きかけが少なく，関わり方，遊び方に難渋している親には以下のような指導をしていく。①子どもが機嫌よく声を出して遊んでいるときは邪魔をしない，②大人に向かって声を出しているときには，間で相槌を打つ，子どもが出した音を模倣するなど，一緒に声を出す，③子どもが要求の意図で声を出したり，共感を求めていると思われる時には「～なのね」などと短く言語化して返す，④口型がよく見えるように，向かい合って声掛け遊びをする，⑤「教える」のではなく「子どもとともに楽しむ」姿勢をもつ。

　また，テレビやビデオなどのメディアは乳児のコミュニケーションの発達に影響を与える。乳児期からのメディア中心の生活が外遊びの機会を奪い，人とのかかわり体験の不足を招くこと，その結果ことばや心身の発達を妨げることが危惧されている。乳児期に手術を経験する口唇裂・口蓋裂乳児の場合，家の中で過ごす時間が多く，結果としてテレビやDVD視聴が長くなりがちである。2歳までのテレビ・DVD視聴は控える，関わって遊ぶ際にはテレビを消して大人の声が子どもに

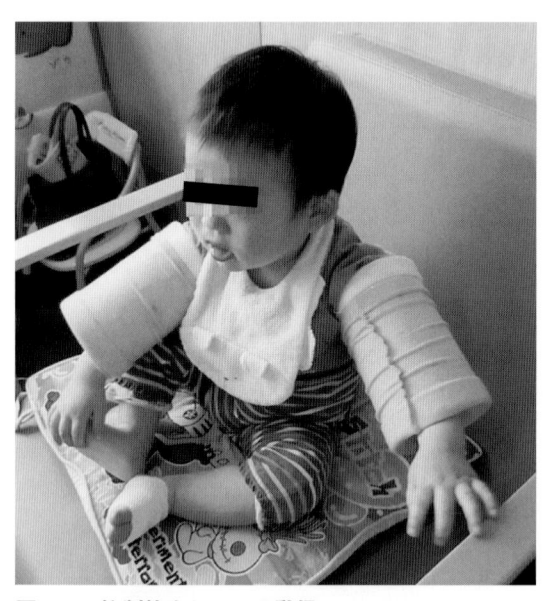

図6-4　抑制筒をしている乳児

届きやすくするよう心がける（日本小児科医会2004）。

3. 聴こえの管理

a）滲出性中耳炎

口蓋裂のある乳児は通常に比べて滲出性中耳炎の罹患頻度が高く，難治性である場合が多い。耳痛などの症状がなく，発見が遅れると聴力に影響を与える。重症化を防ぐためには家庭での音への反応を親に確認する，定期的に経過観察を行い必要な処置をするなど早期から治療，予防を行うことが必要である。滲出性中耳炎は急性中耳炎から波及したり，感冒後に認められることが多いため，日頃から体力作りを心掛ける。感冒症状が見られたら早めに耳鼻科を受診する。乳児の中耳貯留液の排除，換気不全の治療としては内服，鼻処置などの保存的治療を行うことが多い。口蓋形成術までは経過観察を行っていき，改善が認められない場合は口蓋形成術と同時に鼓膜切開や鼓室内換気チューブ留置を行う。

症候群の乳児の場合は口蓋裂の他に難聴を合併しているケースがある。また，新生児聴覚スクリーニング検査の普及で，難聴の早期発見，早期療育が進められている。明らかに難聴が認められる場合は，補聴器装用を含めた早期療育を進めていく。

b）聴覚活用

乳児は生後7か月ごろからいくつかの手がかりをもとに，連続的音声から特定の音系列を切り出して，その系列を記憶することが可能になる（林2008）。Newmanら（2006）は，この音声知覚能力と幼児期の言語能力に相関があったことを報告している。手術前の口蓋裂乳児は，発声が乏しく産生できる音が限られる。この状況を補い言語発達を促すために，音声への興味を持ち，音声知覚能力をはじめとした乳児の「聴く力」を育て，コミュニケーション意欲を高めることが重要になる。養育者からの適切な働きかけが音声知覚学習を促進する。そのためには①語りかける機会を多くする，②抑揚をつけて，大人に対してよりも高めの声で話す（対乳児音声），③音の繰り返しがある「ねんね」「ぶーぶ」などの幼児語や擬音語なども使用して乳児の興味を引きやすくする，④子どもの発声に応える，などを指導する。

D 家族への心理的支援

口唇裂・口蓋裂は顔面の先天性形態異常であり，現在の医療技術をもってしても，瘢痕を完全に消すことはできない。また，治療はほぼ成人までと長期にわたるため，家族の精神的な負担は大きい。心理的支援は子どもの入園・入学・就職・結婚・出産などの節目の時期にも必要となるが，前述したように手術前の口唇裂・口蓋裂乳児をもつ家族は他の時期に比べ，精神的に最も不安定であるため，この時期に積極的に（家族）支援を行う必要がある。親が精神的に不安定であると，子どもに対して拒否や過保護につながりやすく，健全な養育に影響する。

口唇裂・口蓋裂児の家族の心理は，わが子の誕生に対する喜びとショックや不安が混在する状態であり，対応する医療側の態度が父母をはじめとした家族の心理状態に影響を与える（深谷ら2006, 高尾ら2007）。家族の気持ちを配慮し，子どもの障害に対するショック，不安などの感情を受け入れると同時に，家族のわが子への愛情にも着目し，新しい命の誕生や成長への喜びに対しても共感する気持ちを忘れてはならない。

わが子が口唇裂・口蓋裂をもって誕生したという状況は同じでも，親の年齢や親の性質，家族構成，経済状況などさまざまであり，受容に要する時間や過程もひととおりではないため，個々の家族に沿った支援をするよう心掛ける。

1. 心理的支援の内容

①口蓋裂児の誕生に伴うショックと悲嘆や不安の入り交じった気持ちを，共感をもって受け入れ

る。親がこれらの感情を外に出せるようにして，精神的な混乱状態が長引かないようにする。言語室は親が気にかかることは些細なことでも話せる場であること，言語臨床家が単なる治療者ではなく，心理的支援ができる相談者であることを理解してもらう。

②子どもを育てるのは母親・家族だけではなく，治療スタッフみんなで一緒に育てていくという姿勢を明らかにし，親の「がんばらなければ」という必要以上の気持ちを取り除く。

③言語を含め口蓋裂に伴う障害と今後の治療や管理について，正しく理解してもらうように説明する。治療は治療者のみが行うのではなく，家族も治療スタッフの一員であることを理解してもらい，積極的に治療に取り組む姿勢を作る。

④現在，最も心配なこと，不安なことは何かを聞き，具体的に指導する。内容によっては専門家を紹介する。

⑤初回面接時は，医師から治療に関して初めて具体的な話を聞いた後で，気持ちが混乱している親も多い。不明な点は何度でも確認し，相談してよいことを家族に伝え，必要であれば一度ではなく複数回，相談の機会を設けるようにする。

⑥家族教室への参加を勧める。昭和大学口蓋裂診療班では，主に初回手術前の家族を対象として「父母教室」を開催している。医療ソーシャルワーカー，小児歯科医，形成外科医，小児科医，看護師，言語臨床家による説明と入院病棟の見学を行っている。各スタッフの説明を聞き，不明な点はその都度質問することで手術前の不安を解消でき，また他の家族と出会い，意見交換できる場としても役立っている。

⑦不安の強い家族に対しては，子どもの手術が終わり落ち着いて療育をしている患者の親や，患者の会を紹介している。

2. 出生前に診断された家族への支援

近年，染色体検査や先天性代謝異常に関する研究や遺伝学的診断技術の進歩により，出生前診断が広く行われるようになった。方法は，羊水診断法，超音波診断法，胎児鏡，母体血清による，いわゆるトリプルマーカー検査，遺伝子（DNA）診断，妊娠初期絨毛検査などである（山崎 1998）。このうち，超音波装置の精度が高くなったことにより，口唇裂・口蓋裂の出生前診断の確定が可能になってきており，1980年代から出生前告知の症例報告も散見されるようになった（Christら 1981）。

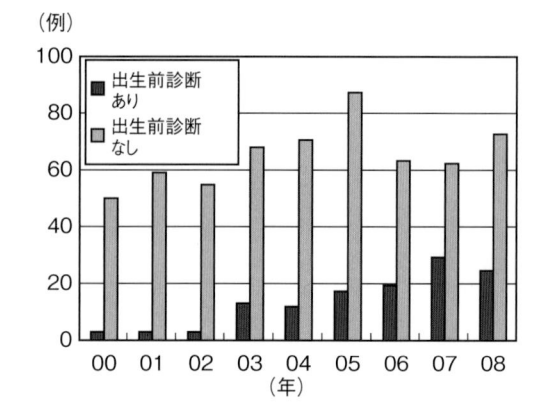

図6-5 出生前診断数の推移
2000年1月から2008年12月に昭和大学形成外科を初診した乳児のうち，口唇（顎）裂，口唇口蓋裂など，口唇裂のあった乳児。

図6-5は，2000年から2008年に昭和大学口蓋裂診療班を初診した口唇（顎）裂，口唇口蓋裂例のうち，診療情報提供書や診療録の記載から確認した出生前に診断された患者数を示している。2000年から2002年は年間5例未満（年間5％前後）であったが，2006年からは年間20例前後（年間15〜30％）と増加している。前院で口唇裂を指摘され，出生前からの継続的な支援を希望し当院へ転院した例も少なくない。実際，出生前診断・告知を受けた家族に話を聞くと，「自分（母親）自身だけでなく，生まれてくる子どもの兄弟にも事前に状況を説明できた。出産後落ち着いて対面させてあげられたのでよかった」「出生前に医師から十分に説明を受け不安はあまりなかった。インターネットなどで口唇裂・口蓋裂について調べ，出産前からこの病院で治療を受けようと決めていた」など，出生前診断・告知を受けてよかったとする意見が多かった。出生前診断の長所は，子ど

もを受け入れる心の準備ができること，出生後の家族のショックを和らげ，スムーズな治療の開始が可能であることである（松岡ら2008）。しかし一方で，告知後の医療側の支援やカウンセリングが不十分であったケースの報告も少なくない（武田ら2001，江口ら2003）。筆者も，妊娠6か月の超音波検査で胎児の口唇口蓋裂を指摘されたが，告知された病院で適切な情報提供や支援を受けられなかったために家族が不安な時期を過ごしたケースを体験している。

支援を伴わない告知は出産を控えた母親や家族を必要以上に不安にさせ，精神的不安定が妊娠経過に影響を与える可能性も否定できない。出生前診断・告知を行う場合は，告知と受容支援をセットとする考え方を基本として（中新ら2006），担当の産科医など，はじめに告知を行う医療従事者が口唇裂・口蓋裂についての正しい知識を持つこと，治療の説明や将来的な見通しなど，家族の持つ疑問に対して情報提供し，家族の心理的支援を行う口唇裂・口蓋裂の治療スタッフとの連携体制を確立しておくことが重要である。

告知後支援では，言語臨床家を含めた治療スタッフが情報提供をしながら口唇裂・口蓋裂についての理解と受容を促し，残りの妊娠期間や出産，そして出産後の治療に対して前向きに考えられるように支援することが重要である。筆者が経験した出生前診断・告知を受けた症例を以下に紹介する。

症例2　出生前に診断された口唇口蓋裂児の母親

本児の妊娠中，経過は順調であったが32週の超音波検査で口唇口蓋裂を指摘された。出産予定病院が総合病院であったため，告知後，同病院の形成外科医，小児科医から一度説明を受けたが，さらに詳しい説明を希望し両親で昭和大学口蓋裂診療班を受診した。受診時，告知による母親のショックは大きく，面接の中で時折涙を見せるなど精神的に不安定な状態であった。面接では主に出生後の治療の流れや言語の将来的な見通しを説明した。本児は第2子であり，母親はすでに育児を経験済みであるが，口唇口蓋裂を持って生まれてくる本児の育児に強い不安を感じており，「この子をどのように育てていけばいいのでしょうか」と問うなど混乱を示していた。哺乳や離乳に関しての配慮以外には第1子と同様の育児でよいこと，出産後は言語臨床家を含め，治療スタッフが皆で治療に携わっていくこと，出産までに疑問や心配があればいつでも相談してよいことなどを伝えると安心した様子であった。その後無事に出産し，当院での治療を開始した。母子の愛着形成も問題なく，治療も順調に進んでいる。

出生前診断，告知をされるケースは今後も増加が見込まれる。告知後の支援に対する医療側の意識を高めることや支援体制のさらなる整備が今後の重要な課題と考えられる。

• 文献

1) Chapman KL, Hardin-Jones M, Schulte J, et al (2001)：Vocal development of 9-month-old Babies with Cleft Palate. *J Speech Lang Hear Res* 44；1268-1283.
2) Chen JL, Messner AH, Curtin G (2008)：Newborn hearing screening in infants with cleft palates. *Otol & Neurotol* 29；812-815.
3) Christ JE, Meininger MG (1981)：Ultrasound diagnosis of cleft lip and palate before birth. *Plast Reconstr Surg* 6；854-859.
4) 江口智明, 高戸毅, 引地尚子, 他 (2003)：出生前に診断された唇裂・口蓋裂症例の検討. 日形会誌 23；360-366.
5) 遠城寺宗徳 (1978)：遠城寺式乳幼児分析的発達テスト. 慶応通信.
6) 後藤まゆき, 細見奉敏, 山本悦生, 他 (1983)：口蓋裂に伴う中耳疾患. 日形会誌 3；454-463.
7) 原田竜彦 (2005)：1. スクリーニングの機器と原理. 加我君孝 (編)：新生児聴覚スクリーニング—早期発見・早期療育の全て—, 金原出版, pp7-11.
8) 深谷久子, 横尾恭子, 中込さと子 (2006)：Drotarらの先天奇形を持つ子どもを出産した親の反応仮説モデルの信頼性の検討. 日本新生児看会誌 12；21-31.
9) 藤谷哲, 小林一女, 杉尾雄一郎, 他 (2000)：乳幼児期の口蓋裂児における上咽頭細菌変動について. 日耳鼻感染研会誌 18；18-21.

10) 林安紀子（2008）：前言語期の音声学習から始まる言語習得への道すじ．発達障害研究 30；144-152．

11) Hardin-Jones M, Chapman KL, Schulte J (2003): The impact of cleft type on early vocal development in babies with cleft palate. *Cleft Palate Craniofac J* 40; 453-459.

12) Hotz MM, Gnoinski WM (1979): Effects of Early Maxillary Orthopaedics in Coordination with Delayed Surgery for Cleft Lip and Palate. *J Maxillofac Surg* 7; 201-210.

13) 市島民子（2003）：日本語における初期言語の音韻発達．コミュニケーション障害学 20；91-97．

14) 井上美津子（2003）：口唇口蓋裂児の離乳食指導．母子保健情報 48；66-70．

15) 伊藤美知恵，神野恵里，加藤正子，他（2010）：口唇口蓋裂児の言語発達第2報—乳幼児精神発達診断法（0〜2歳時）とWPPSI知能診断検査（4歳時）による分析—．愛院大歯誌 48(1)；21-26．

16) 伊藤静代（1989）：口蓋裂児をもつ母親の患児に対する関心についての経年的研究．日口蓋誌 14；333-342．

17) 加古結子（2008）：唇裂・口蓋裂合併児の栄養管理．Neonatal Care 秋季増刊号；232-235．

18) 兼子順男，清水淑郎，木谷靖ほか（1985）：幼児の滲出性中耳炎の現状と1.5歳児検診．臨床耳科 12；290-291．

19) 金子芳洋（1993）：超音波断層法による吸啜・咀嚼・嚥下時の口腔諸器官の運動解析 平成4年度科学研究費補助金研究成果報告書（02454475）；11-29．

20) 加藤正子，岡崎恵子（1995）：口蓋裂乳児の言語指導．音声言語医学 36；298-305．

21) 生澤雅夫，他（編），島津峯眞（監修）（1985）：新版K式発達検査法．ナカニシヤ出版．

22) 小林一女（2000）：幼小児の口蓋裂と難聴．JOHNS 16；195-198．

23) 小林一女（2000）：滲出性中耳炎をどのように管理するか．東京小児科医会報 16；21-24．

24) Koga M, Okada G, Ishii S, *et al* (1997): Breast feeding for cleft lip and palate patient, using the Hotz-Type plate. *Cleft Palate Craniofac J* 34; 351-353.

25) Masarel AG, Sell D, Habel A, *et al* (2007): The Nature of Feeding in infants With Unrepaired Cleft Lip and/or Palate Compared With Healthy Noncleft Infants. *Cleft Palate Craniofac J* 44; 321-328.

26) 松岡隆，大戸秀恭，土佐泰祥，他（2008）：出生前診断と情報提供 口唇裂．周産期医学 38；1377-1382．

27) 水野克己，上田あき（2000）：乳児期における哺乳行動の発達．小児科 41；1750-1755．

28) 森浩，田中克己，平野明善ほか（2000）：唇・口蓋裂患者の親の意識調査．形成外科 43；989-995．

29) 向井美惠（2006）：疾病のある小児の摂食・嚥下機能の発達．田角勝・向井美惠（編）：小児の摂食・嚥下リハビリテーション，医歯薬出版，pp74-76．

30) 村井ふみ（2004）：口蓋裂児の発声行動について—口蓋形成術前と術後での発声の変化について—．上智大学大学院博士前期課程外国語学研究科 言語学専攻言語障害研究コース 2004年度修士論文．

31) 中村義敬，西澤典子，佐藤公輝，他（1996）：口蓋形成術前後における滲出性中耳炎の統計学的観察．耳鼻・頭頸外科 68；505-508．

32) 中村公江，廣田栄子（2002）：聴覚障害—小児の聴覚障害．伊藤元信，笹沼澄子（編）：新版言語治療マニュアル，医歯薬出版，pp179-186．

33) 中新美保子，篠原ひとみ，小林春男，他（2006）：口唇裂・口蓋裂の出生前告知を受ける母親に対する告知時支援モデルの提案．川崎医療福祉学会誌 15；393-401．

34) Nassar E, Marques IL, Trindade AS Jr, *et al* (2006): Feeding-Facilitating Techniques for the Nursing Infant With Robin Sequence. *Cleft Palate Craniofac J* 43; 55-60.

35) 夏目長門，山田茂，落合栄樹，他（1983）：口唇，口蓋裂児を持つ家族，特に母親の心理—出産直後の心理状態を中心として．日口蓋誌 8；156-163．

36) Newman R, Ratner NB, Jusczyk AM, Jusczyk PW (2006): Infants' early ability to segment the conversational speech signal predicts later language development: A retrospective analysis. *Dev Psychol* 42; 643-655.

37) 日本小児科医会（2004）：「子どもとメディア」の問題に対する提言．

38) 大伴潔，林安紀子，橋本創一，他（2005）：言語・コミュニケーション発達スケールLCスケール．山海堂．

39) Peterson-Falzone SJ, Hardin-Jones MA, Karnell MP (2010): *Cleft Palate Speech*, 4th ed, Mosby, St Louis, pp232-236.

40) Polka L, Rvachew S (2005): The impact of otitis media with effusion on infant phonetic perception. *Infancy* 8; 101-117.

41) Reid J, Kilpatrick N, Reilly S (2006): A Prospective, Longitudinal Study of Feeding Skills Cohort of Babies With Cleft Conditions. *Cleft Palate Craniofac J* 43; 702-709.

42) 佐伯忠彦，柳原尚明，藤原康雄，他（1989）：1歳半幼児滲出性中耳炎の現状．臨床耳科 16；196．

43) 峪道代，西尾順太郎，住田恵子，他（2000）：口唇口蓋裂児の乳幼児期の発達—津守・稲毛式乳幼児精神発達検査による分析—．大阪府立母子保健

44) 三邊武幸(1989)：口蓋裂と滲出性中耳炎. 野村恭也, 本庄巌(編)：耳鼻咽喉科・頭頸部外科MOOK, No.11, 滲出性中耳炎, 金原出版, pp74-79.
45) 佐藤亜紀子, 澄田早織, 木村智江, 他(2011)：口唇裂・口蓋裂児の親の関心に関する調査. 日口蓋誌 36：174-182.
46) 佐藤友紀(2007)：術前矯正. 鬼塚卓弥(編)：形成外科手術書・改訂第4版 実際編, 南江堂, pp355-357.
47) 新中須真奈(2005)：唇裂口蓋裂乳児の哺乳運動に関する研究—上唇筋電図ならびに口腔内圧力の分析—. 日口蓋誌 30；12-28.
48) 昭和大学口唇裂口蓋裂診療班(2010)：口唇裂・口蓋裂治療の手引き, 金原出版, pp34-35.
49) 髙尾佳代, 中新美保子, 永田千春, 他(2007)：口唇口蓋裂児をもつ父親の気持ち(第1報). 第38回日看会論集—小児看護—；251-253.
50) 武田康男, 小池多賀子, 竹辺千恵美, 他(2001)：口唇口蓋裂の出生前診断と出生前カウンセリング. 小児歯誌 39；966-973.
51) 田角勝(2006)：経管栄養法と経腸栄養剤—その特徴や注意点とは. 田角勝・向井美惠(編)：小児の摂食・嚥下リハビリテーション, 医歯薬出版, pp186-190.
52) Tokioka K, Park S, Sugawara Y, et al (2009)：Video recording study of infants undergoing primary cheiloplasty：Are arm restraints really needed？ *Cleft Palate Craniofac J* 46；494-497.
53) 津守真, 稲毛敦子(1961)：乳幼児精神発達診断法. 大日本図書.
54) 津守真, 稲毛敦子(1995)：乳幼児発達スケールKIDS. 発達科学研究教育センター.
55) 山崎孝一(1998)：出生前診断. 臨床科学 34；269-275.

第7章 幼児期の言語臨床

　本章では，口蓋裂の初回手術後から就学までの期間を幼児期として，言語臨床の留意点などについて述べる。口蓋裂以外に，言語発達を妨げる合併症がない場合は，子どもが口蓋裂による構音発達の遅れを取り戻し，就学までに正常構音を獲得することが目標となる。術後早期から，鼻咽腔閉鎖機能と構音を継時的に評価し，必要なら集中的に構音訓練を行う。聴力と全体的な発達の評価および指導も，他の言語発達障害への対応と同様に重要である。

1. 評価

A 幼児期の評価の特徴と留意点

　第1の特徴は，口蓋裂の初回手術後の鼻咽腔閉鎖機能と構音の評価が可能になり，評価に基づく治療方針が決定されるという点である。対象が発達途上の幼児なので，スピーチの獲得過程を継時的に評価する必要がある。スピーチが良好でない場合，いつ，どのような医学的処置や言語訓練を行うかという処遇の決定には言語臨床家の判断が重要な位置を占める。

　第2の特徴は，子どもの全体的な発達の評価が重要だという点である。口蓋裂児ではスピーチの発達が評価の中心になるが，運動，認知，社会性，言語理解の側面についても発達の遅れや偏りがないかを評価することが大切である。幼児期に関わる言語臨床家は，スピーチの問題以外の発達障害を早期に発見できる可能性がある。問題があれば，言語面への介入や他の専門家への紹介などを考慮する。

　第3の特徴は，子どもの発達段階や性格に合った方法で子どもの反応を引き出す工夫が必要だという点である。子どもにとって非日常的な訓練室内で，限られた時間内に十分なスピーチサンプルを得ることは年少であるほど困難である。定型的な検査に応じられない場合は子どもの興味に合うおもちゃや家族との遊戯場面を観察したり，シールなどの報酬を用いて，楽しく評価に応じられるよう工夫する。

　第4の特徴は，親などの養育者との話し合いが重要だという点である。初回手術が終わると，それまでよりは精神的に落ち着いた日々が訪れると推測されるが，幼児期には子どもの集団参加や就学準備など，家庭外にも活動範囲が拡大する。子どもが傷跡やことばのことでいじめられないか，他児よりも成長が遅いのではないかなど，養育者にとっては新たな心配が生じる場合もある。また，実際に子どもの発達障害が顕在化する可能性もある。家庭や集団における子どもの様子，親の育児態度や心理状態の把握に努め，安心して育児ができるように言語環境の調整や情報提供を行っていく。

　第5の特徴は，医師など他の専門家による診療情報を把握する必要があるという点である。他科の治療方針や合併症の診断の有無などを知っておくことは，言語訓練の計画を立てる際に必要であるだけでなく，養育者の質問に応対する際に有用である。手術担当医や歯科，耳鼻科，小児科からの情報を積極的に取り入れる。

　第6の特徴として，幼児期は粘膜下口蓋裂

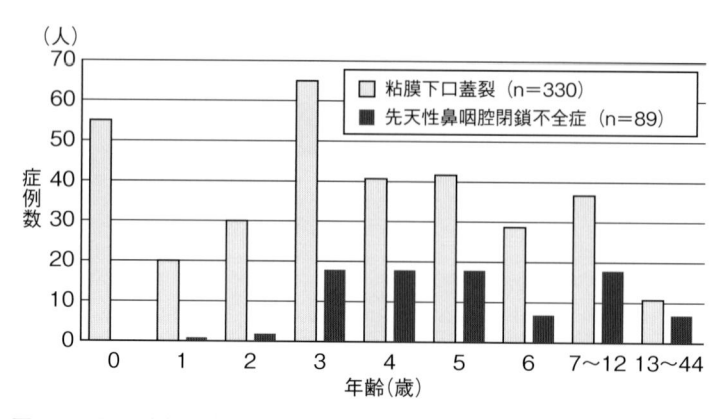

図7-1 初診時年齢（昭和大学形成外科 1981～2016年）

表7-1 児の年齢別でみた親の関心事 (n = 200)

順位	乳児期 n＝19	幼児期前期 n＝73	幼児期後期 n＝72	学童期 n＝36
1	手術 47.4	言語 26.0	歯科的問題 23.6	歯科的問題 27.8
2	歯科的問題, 容貌, 疾患の告知 10.5	歯科的問題 17.8	疾患の告知 16.7	手術 16.7
3		手術 16.4	言語 15.3	耳鼻疾患 11.1
4		疾患の告知 12.3	手術 12.5	言語, 遺伝, 社会適応・性格 8.3
5	言語, 発達, 耳鼻疾患, 遺伝 5.3	耳鼻疾患 8.2	耳鼻疾患 9.7	

数値は％を示す（佐藤ら 2011）

（submucous cleft palate）と先天性鼻咽腔閉鎖不全症（congenital velopharyngeal insufficiency）が発見される時期でもある。これらの疾患は明らかな口蓋裂がないので，3歳以降に発音の問題を主訴として言語臨床家のもとを訪れることが多い（図7-1）。これらの疾患が症候群に合併している場合は，スピーチの予後が不良な症例もいることから診断に基づいて注意深く対応する必要がある。

B 言語管理

幼児期は，養育者が子どものことばの問題に気づき，言語治療への関心が高まる時期である（表7-1）。幼児期の言語管理（clinical management of speech and language）で最も重要なことは，術後早期から定期的に面接を行い，発達途上にある子どもの言語を継時的に評価することである。口蓋裂の初回手術後1か月，3か月，6か月，それ以降は問題がなければ正常なスピーチを獲得するまで年に2～3回の経過観察が望ましい。次に重要なことは，言語臨床家が口蓋裂のチーム治療における他領域の専門家と常に連携を保ち，正常言語獲得のために必要な治療や指導を適切な時期に受けられるように治療計画を調整していくことである（相野田 1989）。

表7-2 舌の随意運動発達

90％通過年齢	検査項目
2歳2か月	舌をまっすぐ前に出す
2歳8か月	舌を出したり入れたりを交互に繰り返す
2歳11か月	舌で下口唇をなめる
3歳3か月	舌を左右の口角に曲げる
3歳7か月	舌を左右に曲げ，左右口角につける
3歳10か月	舌で上口唇をなめる

〔山根ら（1990）〕

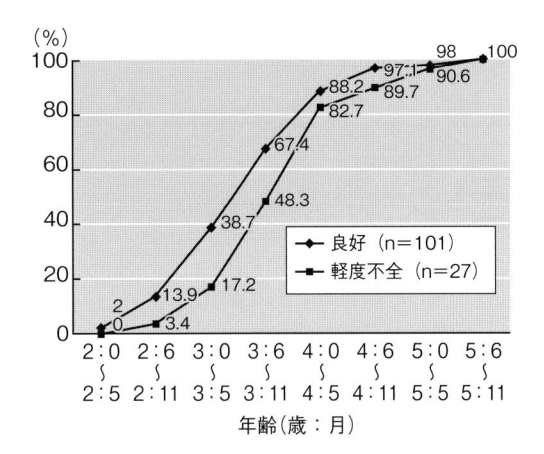

図7-2 鼻咽腔閉鎖機能の判定―年齢別の割合（％）
〔木村ら（2006）〕

C 口腔・顔面の形態と機能の評価

4章に述べた項目について，検査を行う。特に重要なのは，舌の運動能力と口蓋瘻孔の評価である。舌の運動能力は幼児期の構音の習得と関連があり，構音障害を示す子どもでは予後を推定するために必要な評価である（表7-2）。

手術後に生じた口蓋瘻孔で口腔と鼻腔が交通していると，瘻孔の大きさと位置によっては共鳴や構音に影響を及ぼすことがある。大きな瘻孔は呼気鼻漏出による子音の歪みや開鼻声の原因になりうる。鼻咽腔閉鎖不全との鑑別のためには，X線検査や内視鏡検査を行って鼻咽腔閉鎖機能を評価する必要がある。硬口蓋前方部に比較的大きな瘻孔があると，舌で瘻孔を塞ぎながら音を産成するので両唇音が歪んだり，歯音・歯茎音が口蓋化構音になったりしやすい。試験的に構音訓練を行い，舌背の脱力が困難である場合には，瘻孔閉鎖術や瘻孔閉鎖床の適応を考慮する。

D 鼻咽腔閉鎖機能の評価

言語臨床家が特殊な機器を用いずに実施できる鼻咽腔閉鎖機能の検査法には「口蓋裂言語検査法（言語臨床用）」（日本コミュニケーション障害学会口蓋裂言語委員会 2009）があり，音声の聴覚判定，ブローイング検査，口腔内の評価を行う。検査の結果，鼻咽腔閉鎖機能が良好であれば経過観察を継続し，良好でない場合は精密検査依頼，言語訓練，医学的処置依頼など，症状に応じて処遇を決定する。筆者の所属する昭和大学口蓋裂診療班言語室で評価を行った正常発達の幼児では，音声の聴覚判定が3歳までに，またブローイング検査は4歳までに90％以上の症例が可能であった。同じように総合判定は4歳半から5歳の間に90％以上の症例が可能であった。精密検査として行うセファログラムは平均年齢4歳9か月，内視鏡検査は平均年齢5歳5か月に実施していた。精神運動発達遅滞や鼻咽腔閉鎖機能が軽度不全の症例は確定診断が難しく，これよりも遅れる傾向がある（図7-2）（木村ら 2006）（第4章参照）。

1．口腔視診

開口を嫌がる子どもがいるので一連の検査の最後に行い，嘔吐反射を誘発しないように舌圧子の当て方に注意する。開口させてから軟口蓋の長さ，咽頭口蓋間の距離を評価し，それからaと発声させて，軟口蓋，咽頭側壁，咽頭後壁の動きについて，「口蓋裂言語検査法（言語臨床用）」の判定基準に基づいて評価する。年少の幼児では開口できてもaの発声ができない場合があるので，名前を呼んで「はーい」と言わせたり，舌圧子やペンライトを見せないで発声の練習をさせたりする。頭部が後屈していたり，最大開口位であった

りすると軟口蓋の挙上を妨げることがあるので，検者は子どもの口の高さまで姿勢を低くして観察するとよい．

2．ブローイング検査

コップに入れた水をストローから出す呼気で泡立てさせるソフトブローイングや，ラッパなどを吹かせるハードブローイングがあり，鼻息鏡で呼気鼻漏出の有無と程度を見る．口蓋裂の初回形成術後，大抵の幼児で容易に実施できる検査である．口蓋形成術後の期間が短く，吹く動作の経験がない児にはラッパを吹かせることから試みるとよい．ソフトブローイングは2歳代から徐々にできる児が増えてくる．吹く動作を習得できていない場合は，後述のような指導（7章-2Bを参照）が必要である．呼気鼻漏出が多い場合は，鼻渋面（nasal grimace）の習慣を強化することがあるので注意を要する．

3．音声言語の評価

鼻咽腔閉鎖機能に関する評価項目は，開鼻声，呼気鼻漏出による子音の歪みの有無と重症度である．開鼻声の評価は母音a, iの聴覚判定で行うが，発語の少ない低年齢児や言語発達遅滞を合併している症例では評価可能な発話サンプルの採取に工夫を要する．また，iの鼻咽腔構音と開鼻声を混同しないよう注意する．単母音と連続発話で開鼻声の聴覚印象に差がある場合は，重度の判定のほうを採用する．構音障害（特に声門破裂音や鼻咽腔構音），嗄声，閉鼻声を合併している症例では，開鼻声の聴覚判定はより困難になるため，判定に影響する要因として併記しておく．

呼気鼻漏出による子音の歪みはp(b), k, sの聴覚判定で行うが，構音発達の初期の段階ではp(b)を含む単語が評価しやすい．口唇閉鎖が未習得である場合や，鼻閉，口蓋瘻孔がある場合には判定に影響する要因として記録しておく．開鼻声や呼気鼻漏出による子音の歪みは，発達に伴い改善することがある．1歳前後で口蓋の手術を

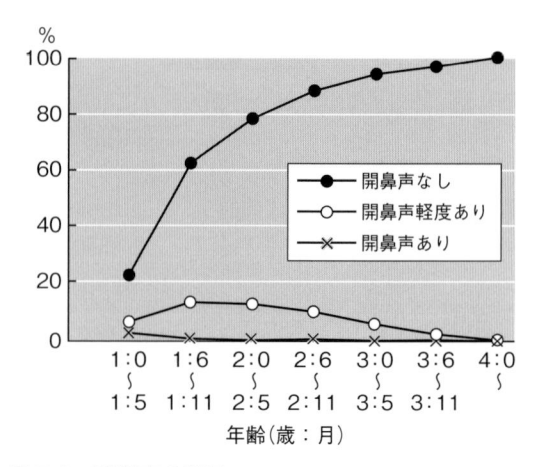

図7-3 開鼻声の経過
鼻咽腔閉鎖機能良好例の場合
〔岡崎ら（1986）〕

受け，4歳時に開鼻声なしと判定された子どもでも，1～2歳台では10％前後に軽度の開鼻声を認め，徐々に消失していった（図7-3）（岡崎 1986）．

4．X線検査

セファログラム（頭部X線規格写真）により判定する．3歳以上の発達段階であれば実施可能である．頭部を固定するイヤーロッドを嫌がる子どもが多いため，家庭でヘッドホンを着けて発声するなどの練習を行っておくと抵抗感を軽減するのに役立つ．筆者らは練習用イヤーロッドを用いて撮影前のリハーサルを行っている．咬合位と，母音aと∫で発声時の撮影を行うが，iが鼻咽腔構音になっている場合はeで行う．子音では∫が適している．

開鼻声の判定と発声時セファログラム所見に乖離がある場合は，咽頭側壁の運動が鼻咽腔閉鎖に関与していることが推測されるので，内視鏡検査などを併用して閉鎖動態を評価することが望ましい．

5．内視鏡検査

3歳以上から発声しながらの撮影が実施可能となるが，幼児の協力が得られにくく実施困難な場

合もある。鼻腔内の局所麻酔で疼痛はある程度軽減できるが，恐怖感を軽減するために子どもの洋服などをテレビモニターに映して見せたり，動かなければ痛くないことを話したりして協力を求める。言語臨床家は，子どもが構音操作が正しい音のモデルを示し，復唱を求める。閉鎖動態はテレビモニター上で評価するが，鼻咽腔閉鎖機能を継時的に評価するために，画像は録画しておくとよい。

E 言語の評価

1. 言語発達の評価

　口蓋裂児の初語期は健常児と同様に1歳前後であるが，2歳ごろまでは言語表出の発達が遅れる場合がある（峪ら 2000）。心身の発達に遅れがない場合は，言語発達は次第に追い付く子どもが多いが，乳児期の哺乳・摂食障害，中耳炎による聴力低下，術前顎矯正や手術による活動の制限など，口蓋裂患児は言語発達を阻害されやすい状況にあると考えられる。定期的に言語発達のスクリーニングを実施し，発達の遅れやバランスの悪さが認められる場合には精査を行う。

　言語表出の発達指標として1～2歳児では初語と二語文の初発時期を養育者に確認し，さらに言語室内の自由場面における子どもの自発話サンプルから語彙，構音，構文の獲得状況を分析する。2歳以上になると，呼称や復唱，質問応答課題に応じられる児が増える。

　言語理解の評価としては，1～2歳児では身近な事物名称や動詞，簡単な口頭命令の理解について養育者からの情報を得るとともに，言語室内での子どもの反応を評価する。3歳以上の児では絵画語彙発達検査やITPA言語学習能力検査，国リハ式＜S-S法＞言語発達遅滞検査（小寺ら 1998），LCスケール（大伴ら 2005）を利用することが可能になる。この他，後述の発達検査や心理検査に含まれる言語課題を利用する。他者からのことばかけに対する応答性やコミュニケーション態度が良好でない場合は，口蓋裂による二次的な問題なのか，難聴や広汎性発達障害など別の障害が存在するのかについても注意を要する。

2. 声の評価

　共鳴の異常に関連する開鼻声（第7章D-3を参照）と閉鼻声の有無を評価する。閉鼻声はマ行音とナ行音で聴覚的に判定し，鼻息鏡で鼻腔からの呼気流出を確認する。鼻汁の影響を除くために，可能な限り検査前に鼻をかませるなどして鼻汁を取り除いておく。嗄声の有無は会話の聴覚印象によって判定する。開鼻声に合併して嗄声がある場合は，呼気の鼻漏出を代償しようとして喉頭が過緊張になり生じている可能性がある（Peterson-Falzoneら 2001）。大声を出して遊ぶ習慣や，上気道感染の有無を養育者に尋ねる。嗄声が持続し，発話の明瞭度が低下している場合は耳鼻咽喉科医に紹介する。

3. 構音の評価

a) 構音／音韻発達の評価

　健常の1歳児で，表出語彙が50語以下の段階では，口音と鼻音の対立，唇音と舌音の対立の産生が可能になる。また，2歳児では鼻音，破裂音，流音，1～2個の摩擦音が産生可能になる（Stoel-Gammon 1985・1987・1991）。表出語彙が50単語以上の段階にある口蓋裂児で，音の産生が声門音 h，鼻音 m, n，母音に限定されている場合には，子どもに対して積極的に音声模倣を促す働きかけが必要である。口蓋裂児の場合，通鼻音・半母音・声門音の初発時期，完成時期は健常児とほぼ同じであるが，歯音・歯茎音・軟口蓋音の初発時期と完成時期は遅れる傾向がある（図7-4, 5）。

　口唇破裂音 p, b は，口蓋裂の初回手術後，鼻咽腔閉鎖機能が良好であれば，早期に習得される（鈴木ら 1993）。

　音韻プロセス分析は，個々の子音を音類や音群

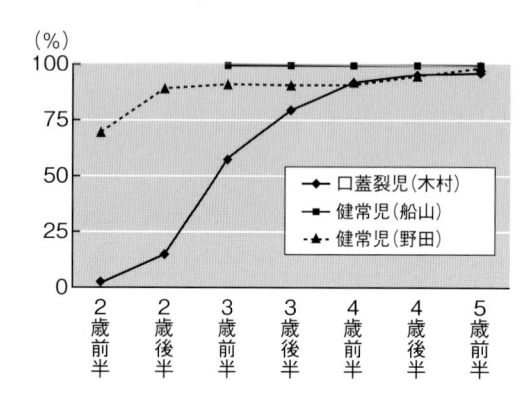

図7-4 健常児と口蓋裂児の /t/ の完成時期
〔船山ら (1989)，野田ら (1969)，木村ら (2010)〕

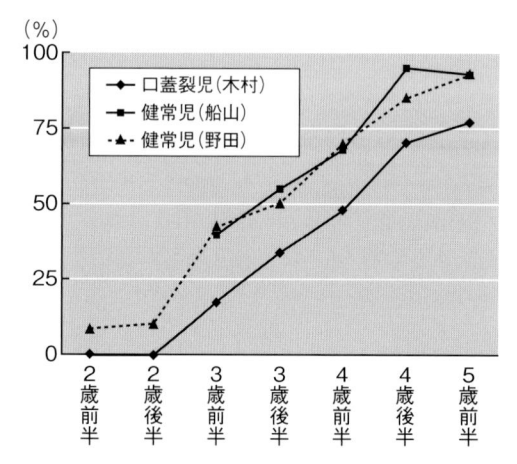

図7-5 健常児と口蓋裂児の /s/ の完成時期
〔船山ら (1989)，野田ら (1969)，木村ら (2010)〕

というより大きな単位でとらえて音の誤りを分類する方法で，50単語期以降の子どもの評価に使用できる。健常児においては，音韻プロセスは5～6歳で消失する。正常構音を習得する口蓋裂児では健常児と類似した音韻プロセスの経過をたどる。しかし，構音障害を示す口蓋裂児では正常な構音発達に見られる音韻プロセスの該当率は低くなる。健常児には見られない後方化のプロセスを示す口蓋裂児では，3歳以降正常構音へ移行する群と口蓋化構音へ移行する群に分かれる（岡崎ら 1998・1999）。

口蓋裂児の構音障害は口蓋裂による形態や機能の異常だけでなく，音韻発達の遅れによって生じる可能性がある。音韻的な構音の誤りは，表出言語の遅れと口蓋裂の両方に関連しており，後方化の誤りや鼻音への置換を呈する傾向があるといわれている（Hardin-Jones & Jones, 1997）。2歳時に表出言語の遅れを示した口蓋裂児では，言語発達に遅れのない口蓋裂児と比較して3歳時の構音能力に遅れが認められたとの報告（Morris & Ozanne, 2003）があり，初期の言語表出の遅れがその後の構音能力の遅れに繋がる可能性を示唆している。

子どもが正常構音を獲得するためには語音を聴覚的に弁別し，話しことばの音韻構造を正確に把握する能力である音韻意識（phonological awareness）が必要で，読みの習得にとっても重要であるといわれている。音韻意識が弱い子どもの中には，学童期になって読み書き障害（第10章参照）が顕在化する例があるので注意する。

健常児を対象とした研究では，音韻障害を示す子どもは自己の誤りの気づきが困難，音の誤り方に一貫性がない，呼称や自発話よりも復唱のほうが誤りが少ない，通常の音韻発達にはみられない音韻プロセスを示す，などの特徴がある（原 2003）。音韻意識の評価には語音の弁別（目標音と誤り音を聞き分ける），分解（単語を聞いて目標音の有無と語内位置を判断する），同定（単語内で指定された位置の語音を判断する），音削除（単語から指定された音を抜いて言う），単語の逆唱，非語の復唱などが用いられている。健常児では2モーラ語の音削除と逆唱が5歳から可能になり始め，就学前の1年間に3モーラ語の音削除と逆唱ができる音韻操作能力が備わってくるとの報告がある（原 2001）。

b）構音障害の評価

1～2歳児では遊戯場面での発話を音声表記により記録する。言語室内での発話サンプルが少ない場合は養育者から日常の発話の内容を聴取するが，実際にその音が使用されているかは不明なので参考にとどめる。2歳から単語呼称による構音検査が可能になり，3歳からは単音節と短文の復唱検査が可能になる。就学前期には文の音読がで

きる児が増える。

幼児の構音は呼称と復唱とで変化する場合があるので、誤り音の一貫性と被刺激性の有無を確認する。評価年齢によって誤り音が減少したり、新たに出現するなどの変化が見られるので、継時的に評価を行う。また、きょうだい間で構音障害が出現する事例もあるので言語環境についても養育者から聴取する(木村 2003)。誤り音の数と種類によって、発話明瞭度に与える影響が異なるので、訓練の適応を決定するときに考慮する。第5章で誤り音の詳細な説明をしているので、ここでは幼児期の評価における留意点を述べる。

1) 呼気鼻漏出による子音の歪み

構音発達の初期に出現するpやbで判定する。pは破裂性が弱く鼻に抜けたような音になり、bはmに類似した音となる。鼻咽腔閉鎖機能の獲得とともに構音訓練をしなくても明瞭な構音になることが多い。口唇閉鎖が不十分で弱音化していないか、口唇の動きにも留意する。構音操作が正しければ、鼻孔を閉じると聴覚的に正音に近づく。口蓋裂手術後の経過で弱音化や鼻音化の程度に改善がみられない場合は、原因と症状に応じた治療を検討する必要がある。

2) 声門破裂音

有意味語の表出が始まった段階で既にみられることがある。構音検査ができない年少児の場合は遊戯場面でp, t, kを含む発話(パパ、とって、カアカアなど)を誘導して評価する。子音の省略と判別しにくい場合は、目標音の単音節と単母音(例えばpaとa)を交互に復唱させると聴覚印象の差を比較できる。鼻咽腔閉鎖機能の獲得とともに自然消失する場合もあるため、家庭での関わり方を養育者に指導しながら音の経過を観察する。

声門破裂音が多数音にみられると、明瞭度を低下させ、養育者の不安を招きやすい。言語発達に遅れがない子どもには3歳ごろから試験的に構音訓練を開始し、4歳ごろに鼻咽腔閉鎖機能の精査を実施して医学的処置の必要性について検討する。

3) 口蓋化構音

構音発達の初期には、tやdを含む動詞や擬態語(とって、やって、だっこ、トントン、ドンドンなど)を誘導して評価するとよいが、k, gへの置換との鑑別が困難であることが多い。口蓋化構音を確認するには、taとkaを交互に言わせて聴覚印象を比較する。4歳以降、摩擦音が獲得される時期になると、破裂音ではなく摩擦性の歪み音に変化して正音に近い聴覚印象となり、鑑別が難しいことがある。舌が棒状になり、舌背と口蓋で音を産生する様子を視覚的に確認することが重要である。口蓋化構音を示す子どもでは、舌先の運動が拙劣なことが多いので、舌先を使った構音類似運動の課題を試みるとよい。また、正音の習得に必要な舌の脱力が随意的にできるかどうかを確認する。口蓋化構音が歯茎音全体にみられる場合と、選択的にみられる場合があり、構音発達を考慮して訓練開始時期を決定する。

4) 側音化構音

3歳ごろからtʃi, dʒiにみられるが、発達の過程で消失していく例や、他の構音障害から変化して側音化構音になる場合もあるので、幼児期後期以降も注意する。構音時に舌と口角が偏位するが、下顎の動きも伴うことがある。構音時に鼻息鏡を咬合平面に沿って置き、側方からの呼気の流れを視覚的に確認することができる。自然改善しにくいという点では訓練が必要であるが、発話明瞭度に影響がなく本人や家族が訓練の必要性を感じていない場合には側音化構音についての情報提供を行い、経過観察を継続する。

5) 鼻咽腔構音

幼児期早期からみられ、自然改善することが多い。「ン」や「クン」に近い歪み音で、イ列音・ウ列音に多くみられる。聴覚的な判定は容易であるが、構音時に鼻孔を塞ぐと音が出せなくなることから判断できる。

6) 咽(喉)頭摩擦音

鼻咽腔閉鎖機能の不良例に見られ、早期に鼻咽

腔閉鎖機能が獲得された子どもではほとんどみられない構音障害である。習得の遅いs, ʃ, ts, tʃに起こりやすいので，低年齢児ではまれである。鼻咽腔閉鎖機能が不良で，初期に声門破裂音であった音が咽頭摩擦音に変化することがある。のどの奥に力を入れて出したhのように聞こえる。正常なsでは口唇の開きが狭いので舌が見えにくいが，咽（喉）頭摩擦音は構音位置が咽頭なので，口を開けたまま舌を後方に引いて摩擦音を産生する様子から視覚的に判定できる。

7）咽（喉）頭破裂音

咽（喉）頭摩擦音と同様に鼻咽腔閉鎖機能が不良な例に見られるが，発現頻度は低い。声門破裂音のkを訓練するときに，構音位置が正常なkよりも後方に定着すると咽頭破裂音に変化するので，注意が必要である。聴覚的には正常構音に近いため，構音時に舌背が挙上せず，舌が後方に引かれることを視覚的に確認して判定する。

8）その他の構音障害

上記のほか，口蓋裂以外の構音障害でも出現する音の省略，置き換え，歪みがみられることがある。k (-i, -e), g (-i, -e)がtʃ (-i, -e), dʒ (-i, -e)に，またs, ts, dzがʃ, tʃ, dʒになり，これらの音の習得が遅れる子どもがいる。小学校低学年ごろまでに自然改善する子どももいるので，二次的問題が生じていなければ正常構音を習得するまで経過観察を行う。対人関係や情緒の問題があったり，小学校入学前にこれらの誤り音を直したいと養育者が希望したりする場合は，構音訓練を行う。

F　歯科領域の評価

乳歯列は3〜4歳で完成する。顎裂を伴う場合は，患側の上顎乳側切歯と乳犬歯の萌出異常や，歯数異常が多い（服部ら 1997）。歯数と萌出した位置や方向を調べる。咬合の前後関係は，正常被蓋，切端咬合，反対咬合に分類し，上下関係は開咬の有無を見る。幼児期は齲蝕に罹患しやすく進行が早い。口唇（顎）裂・口蓋裂を合併する児では，初回手術後，小児歯科での定期診察を開始し，齲蝕を発見したら早急に小児歯科の受診を勧める。幼児期は矯正歯科において，顎裂部骨移植の準備が始まる。上顎歯列の拡大装置により，口蓋瘻孔が拡大する場合もあるので，言語臨床家はスピーチの変化に注意する。

G　耳鼻咽喉科領域の評価

口蓋裂児は乳児期から滲出性中耳炎に罹患する率が高く，反復することも多いので定期的に耳鼻科の診察を受けることが望ましい。出生時に新生児聴覚スクリーニング検査を受けている場合は，結果を確認するとともに要精査であった場合はその後の経過について養育者に確認する。症候群を合併している症例で，外耳道閉鎖や感音難聴を伴っている場合は，補聴器の装用が必要になるため専門医による聴力管理は重要である。言語臨床家は，言語評価の際に子どもが示す難聴の兆候を見逃さないことが大切である。ささやき声の聴き取り検査を行って難聴が疑われる子どもの場合は，聴力検査を行う。

H　心理・社会面の評価

幼児期になると口蓋裂の初回治療は一段落するが，子どもの行動範囲が広がり集団生活への参加などをきっかけに養育者に新たな不安やストレスが生じることもある。子どもが，口蓋裂による乳児期からの発育の遅れを取り戻し生活環境により良く適応できているかを評価することは，養育者に適切な助言を行うために必要である。養育者に子どもの生育歴と既往歴を尋ね，子どもの行動観察と市販の検査を必要に応じて実施する。発達検査として，遠城寺式乳幼児分析的発達検査，KIDS乳幼児発達スケール，津守・稲毛式発達検査（0〜12か月，1〜3歳），新版K式発達検査，津守・磯部式発達検査（3〜7歳），新版S-M社会

生活能力検査，TS式幼児・児童性格診断検査，TK式診断的新親子関係検査などがある（第6章参照）。質問紙による発達検査では養育者の評価の信頼性の問題があるので，具体例を示したり，実際に子どもを観察して補う。評価の過程を養育者と臨床家が共有することで，養育者は子どもの発達に対する理解を深めることができ，発達を促す関わり方の指導につながる。多動や注意集中力に問題がある場合は，専門医による診断と適切な指導が併せて必要である。

幼児期に使用できる知能検査には，WPPSI知能診断検査，田中・ビネー知能検査があり，就学前期にWISC-IVやK-ABCも用いられる。検査の実施と結果の解釈には習熟が必要である。子どもの発達に不安をもつ養育者が，これらの検査が行われることに苦痛を感じる場合が少なくない。言語臨床家は，検査の実施について養育者の了解を得ることはもちろん，検査結果を伝える際には数値を知らせるのみでは不十分であり，子どもの特徴や発達段階に合った援助方法を共に考えていく姿勢が大切である。

2. 治療

A 幼児期の治療の特徴と留意点

幼児期は，術後の言語成績を評価する時期であると同時に，就学を視野に入れて言語訓練を集中的に実施することができる大切な時期である。鼻咽腔閉鎖不全が確定した場合には医師が手術や補綴物による治療を行ったうえで，構音障害が習慣化して自然改善しない場合は構音訓練を開始する。構音障害以外のコミュニケーションの障害を重複する子どもの場合は，構音訓練と並行して，子どもの特徴に応じた指導・訓練が必要な場合もある。幼児の言語治療を効果的に行うためには養育者の協力が不可欠である。養育者に十分に治療内容を説明し理解を求めるとともに，養育者に対する指導も重要である。

B 言語管理の実際

言語発達，摂食，鼻咽腔閉鎖機能，構音について，評価に基づいた家庭訓練プログラムを養育者に対して指導する。すなわち，養育者に子どもの状態を説明し，発達を促進するための具体的な方法を呈示し，家庭に戻って実施できるようにする。術後に行う家庭での訓練プログラムを目的別に述べる。

1. 摂食

口蓋の初回形成術後1～2か月は，術者の許可が出るまで硬い食物を避けて全粥と軟菜などで創の安静を保つ配慮が必要であるが，その後は普通食を食べられるように促していく。口蓋裂や手術の影響で，手づかみ食べや自発的な食具の使用経験が少なくなりやすいため，介助を減らして自発的に食べるよう促すことも必要である。哺乳瓶の使用には個人差があるが1歳半を目安に終了し，スプーンとコップを使った幼児食へ移行していく。ストローの練習は，術者の許可が出てから開始するが，術後2か月が経過したら開始できる場合が多い。ストロー飲みの習得が困難な場合は，紙パック入り飲料を用いて，パックを指で押してストローから飲料が出ることを教えたり，短く切ったうどんを口唇でくわえて吸い込む動作や，大きめのスプーンから汁物をすする動作を模倣させてみる。

2. 鼻咽腔閉鎖機能

術後早期から口腔に呼気を導く練習を開始する。「あっぷっぷ」や紙片を吹き飛ばす遊びをしながらpuやΦuの模倣を促す。術後数か月経ったらラッパを口にくわえて吹く遊びをする。鼻から呼気が出る場合は，指で軽く鼻孔を閉鎖して練

習し，徐々に鼻孔を開放して吹けるようにする．年少の幼児ではラッパに全く興味を示さないか，拒絶して練習ができないという養育者からの訴えを聞くことがある．幼児に無理強いは逆効果なので，やらせようとするのではなく，養育者やきょうだいが楽しそうにやっているところを見せるところから始めてもらう．吹く動作を伴うほかの遊び，例えば，熱い食べ物を冷ます動作やアップップの模倣，ろうそくの火を吹き消す，紙吹雪を飛ばす，風車を回す，などで楽しんでできそうなものを探して実施してもらう．

幼児期に鼻咽腔閉鎖機能が良好でないと判定された場合，すぐに再手術などの処置を行わず，試験的な訓練を行って，手術の必要性を慎重に検討する（加藤ら 1998）．

3．声・構音

術後の経過が短い年少の幼児では，産生できる子音の種類が少ないため，養育者の声の抑揚や大きさ，リズムを模倣するよう意図的に促すところから開始する．有意味語の産生がないか，少ない段階では，幼児の意図を大人が積極的に言語化して豊富な聴覚的フィードバックを与えるよう養育者に指導する．また，子どもの発話レベルに合わせてゆっくりはっきり短めに，幼児語を多用してわかりやすく話しかけることをこころがけてもらう．さらに絵本の読み聞かせやわらべ歌，リズム遊びなどを通じていろいろな子音を模倣させる．大人の音声を模倣することにあまり興味を示さない幼児に対しては，逆に幼児の発声を大人が模倣して見せ，幼児の自発的な音声模倣へとつなげていくよう助言する．幼児に強制的な態度で接することは逆効果であるので，楽しく遊び感覚で行うとよいことを養育者に説明する．言語臨床家が養育者に対し，子どもの発声発語の引き出し方のモデルとなることも必要である．子どもが上手に言えないと養育者は心配して繰り返し言わせようとしがちであるが，正しい構音を口元を見せながら聴覚刺激として頻繁に与えることが重要であることを説明する．

4．舌運動

口唇や舌の運動を模倣させる．口を大きくあける，口角を引く，口唇や舌を前方に出したり，舌先で口唇をなめる，すする，舌打ちなどの動作を見せて真似させる．

舌運動の練習を家庭で行う場合，養育者がその目的と指導法を正しく理解していることが必要である．無理をせず，短時間で楽しく行えるようにする．

C 構音訓練

幼児期は，学童期よりも訓練に専念しやすい．他に問題がなく構音障害がある場合は，就学までに正常構音を獲得できることが望ましい．就学後は学業が優先となり訓練に割ける時間が減少し，授業を欠席せずに利用できる訓練機関が居住地域にないなどの理由で訓練を中断せざるをえないケースもあることを養育者に説明し，可能な限り幼児期に集中して訓練を受けられるよう協力を依頼する．訓練の開始時期は，自然改善の可能性が少なくなる4歳以降になることが多いが，構音障害が固定化する前に，初発の段階から正しい構音操作を指導するという考え方もある（米田 1996）．知的発達は正常でも誤り音が多数あって発話明瞭度が著しく低下している場合，鼻咽腔閉鎖機能不全や瘻孔の影響が明らかで手術や補綴的治療が必要な場合などは，試験的な訓練を3歳から開始することもある．年齢にかかわらず，子どもの状態に応じて開始時期を検討する．

訓練の予後には，鼻咽腔閉鎖機能，口腔形態，舌運動の巧緻性，合併症の有無，子どもの学習能力，言語環境，養育者の協力，通院の条件などが影響する．幼児の訓練では，養育者の積極的な協力が不可欠である．訓練を開始するにあたって，必要な訓練期間や訓練効果の見通しを養育者に説明し，継続的な家庭学習などの協力を求める．

具体的な訓練方法については第5章の「構音訓練」の項で述べたので，以下に経過の異なる口蓋

裂症例を3例紹介する。

1. 就学前に構音がほぼ正常となった症例

症例1　5歳・男児。両側口唇口蓋裂

　5歳・男児。3,120gで出生し，他の合併症はなかった。生後1か月時に昭和大学口唇裂・口蓋裂診療班を紹介受診した。形成外科にて，3か月時に右口唇裂，6か月時に左口唇裂の手術を施行した。1歳時にpushback法による口蓋形成術を施行した。また，3歳5か月時に口唇鼻修正を行い，同時に耳鼻科が両耳に鼓膜チューブ留置術を施行した。聴力は正常範囲であった。

　初診時から言語聴覚士による言語管理を開始し，3～6か月に1回，発達と言語の評価および両親に対する助言を行った。定頸6か月，独歩1歳5か月，初語1歳9か月，二語文3歳3か月で，全体の発達に遅れを示していた。3歳4か月時の遠城寺式乳幼児分析的発達検査表による評価では，発語以外は年齢相応の課題を通過していた。3歳までは発語が乏しく構音の判定が困難であったが，4歳から活発に話すようになり，t, d, n, rに歪みとs, ts, dzに構音発達途上にみられる誤りを認めた。4歳台後半にt, dの口蓋化構音が認められた。開鼻声はなく，ソフトブローイング時にも呼気の鼻漏出がなかったので，鼻咽腔閉鎖機能は良好と判定した。

　4歳台後半に口蓋化構音が認められたt, dに対して，歯間に挺舌したtを作る練習を3か月に一度，試験的に実施した。その後，t, dの口蓋化構音とs, ts, dzの構音発達過程にみられる誤り音に改善が認められず，5歳4か月から系統的な構音訓練を開始した。言語室での週1回，40分の指導と，母親による自宅練習を行った。訓練はs, t, d, ts, dzの順に行った。訓練は6歳1か月までの8か月間で計30回行った。音，音節のドリルから開始し，絵単語呼称，しりとり，短文の復唱と音読，なぞなぞ，3行日記の作文と音読，会話の役割練習を順次行った。訓練終了時の評価では，文章音読では正常，会話ではte, deがまれに口蓋化構音に歪むがほぼ正常となった。就学を機に訓練を終了し，自宅での音読練習と会話時の注意を継続するよう母親に依頼した。就学後は3か月に1回の評価とte, deの復習を行い，6歳9か月時に会話で正常構音となった。

　本症例は乳児期から診療班による治療を開始し，言語聴覚士が継時的に発達とスピーチの評価を行った。3歳までは言語表出が遅れていたが，訓練開始時には正常範囲の発達段階に達していた。また，鼻咽腔閉鎖機能は良好で，聴力も正常であった。誤り音は，歯茎音に限定されていた。自宅は遠方であったが，本人ならびに母親の訓練に対する協力は良好で，毎週の訓練と自宅練習が確実に実施できた。訓練は会話でほぼ正常の状態で就学前に終了し，入学後早期に正常構音を獲得した。

2. 就学後も構音障害が残存した症例

症例2　5歳・女児。口蓋裂

　5歳・女児。口蓋裂。3,090gで出生し，合併症はなかった。生後10か月時と1歳6か月時に他院で口蓋形成術を施行したが，口蓋瘻孔が残存していた。主治医の退職を機に転院し，瘻孔閉鎖床を装着して構音訓練を行う予定であったが通院を中断した。3歳9か月時に両親の希望により昭和大学病院を受診し，口蓋裂診療班による診療を開始した。

　定頸3か月，独歩11か月，初語1歳3か月，二語文1歳6か月で，発達は正常であった。3歳9か月時，開鼻声と声門破裂音が顕著に認められた。また，口蓋中央部に大きさ2×5mmの瘻孔が認められた。このとき，鼻咽腔閉鎖機能の精査と口蓋の再手術について検討することが決定したが通院が中断し，4歳7か月時に精査を行った。セファログラムでは，母音発声時に3～4mmの口蓋咽頭間距離を認めた。内視鏡検査では軟口蓋の動きが不良で発声時に閉鎖

はみられなかった。

4歳8か月時に咽頭弁形成術と舌弁による瘻孔閉鎖術を行った。術後4か月で開鼻声は消失し，鼻咽腔閉鎖機能は良好となった。

術後，自宅近くの訓練機関へ紹介したが通院せず半年が経過したので，5歳2か月から筆者が訓練を開始した。

訓練開始時，声門破裂音がt, d, k, g, ts, dz, tʃ, dʒにみられ，sがhに置き換わっていた。毎週1回，1回40分程度の訓練を行い，家庭学習も指導した。訓練は6歳4か月までの14か月間で計38回行った。訓練中，ささやき声の模倣が困難だったため難聴を疑い，耳鼻科に紹介した。滲出性中耳炎による軽度難聴との診断で，鼓膜切開を行った。訓練中は継続して通院が可能で，家庭学習も積極的に行うことができた。訓練終了時，文章音読まで正常であったが，会話ではt, kがときどき声門破裂音に誤っていた。また，ki, gi, riは声門破裂音から側音化構音に変化した。就学後は家庭での音読練習を継続し，長期休暇ごとに構音訓練を行った。

本症例は，初回手術後に鼻咽腔閉鎖不全，瘻孔，構音障害，軽度難聴といった複数の問題が存在した。通院が中断したことによって医学的処置や言語訓練の実施が遅れ，就学後も構音障害が残存した。両親に転院先の治療方針を受け入れ難いという気持ちや，自然にことばが治るかもしれないという期待感があったのではないかと推察した。本症例のように初回手術の結果が不良な症例に対しては，両親の不安を受け止め，今後の治療方針と見通しを十分に説明し，適切な時期に治療を受けられるよう支援することが必要である。

3. 粘膜下口蓋裂の診断が遅れた症例

症例3　6歳・男児　粘膜下口蓋裂

A病院にて出生。正常分娩。出生時体重は3,620 gで合併症はなかった。

1か月：耳漏とミルクの鼻漏れがあり，A耳鼻科を受診したが「心配ない」と言われた。

2歳4か月：難聴を疑われ，B耳鼻科とC耳鼻科を受診。聴力正常，口腔内異常なしとの所見で，言語聴覚士に紹介された。

3歳：D小児科で粘膜下口蓋裂を疑われ，E大学病院とF大学病院を紹介受診した。E大学では「発音は放っておいても治る」と言われた。F大学形成外科では「1か月言語訓練をするように」と言われた。

3歳6か月：F大学にて粘膜下口蓋裂と診断され，口蓋形成術を行ったが口蓋瘻孔が発生した。「瘻孔は縮小しており，言語訓練で治る」と言われた。

3歳11か月：地元の福祉センターからH相談室の言語聴覚士に紹介された。再手術が必要なため，昭和大学形成外科に紹介された。

4歳1か月：昭和大学初診。重度の開鼻声と呼気鼻漏出による子音の歪みを認め，ソフトブローイング時の呼気鼻漏出も顕著であった。セファログラムでは，軟口蓋の長さは正常であるが薄くi発声時に8 mmの間隙を認めた。鼻咽腔内視鏡検査では軟口蓋・側壁とも動きがやや不良で閉鎖不全であった。再手術は咽頭弁形成術を行うことに決定した。

4歳5か月時に咽頭弁形成術を施行し，術後1週間で単母音の呼気鼻漏出が消失した。1か月後に構音訓練を開始し，開鼻声と呼気鼻漏出による子音の歪みは単音節レベルで消失した。9か月後に会話レベルで開鼻声が消失し，構音正常となったため，訓練を終了した。訓練終了後1年の評価で，良好なスピーチを保持していたので経過観察を終了した。

本症例のように，複数の医療機関に相談しても粘膜下口蓋裂の診断と治療が遅れる症例が存在すると考えられる。幼児を担当する言語臨床家は，このような相談を受けたらまず粘膜下口蓋裂を疑ってみるべきであろう。診察を依頼する場合は，口蓋裂の治療経験のある医療機関が望ましい。

D 重複障害児に対するケア

　口蓋裂に重複障害がある場合，特に知的障害や聴覚障害を合併している子どもでは，言語発達が遅れ，幼児期にコミュニケーションの問題が明らかになることが多い。親は口蓋裂以外にも，子どもにことばの問題があることに気づき，よりいっそう悩みが深くなる。言語臨床家は，親の不安を受け止め，心理的な安定を図るよう努める。また，子どもへの接し方について助言を行い，疾患に関する情報収集を援助する。子どもには言語発達を促進する指導を行うほか，居住地域の療育機関へ紹介する。重複障害を持つ子どもは，初回手術後の鼻咽腔閉鎖機能と構音の評価が確定するまでに時間がかかる場合がある。医学的治療や言語訓練の適応についての判断が可能になるまで，療育機関の専門家と連絡をとりながら，発達促進と鼻咽腔閉鎖機能の獲得を援助する（第10章　口蓋裂に他の問題を併せもつ症例を参照）。

- 文献

1) 相野田紀子（1989）：口蓋裂の言語ケアに関する考察．日口蓋誌 14；243-246.
2) 原恵子（2001）：健常児における音韻意識の発達．聴能言語学研究 18；10-18.
3) 原恵子（2003）：子どもの音韻障害と音韻意識．コミュニケーション障害学 20；98-102.
4) Hardin-Jones MA, Jones DL (1997)：Age of palatoplasty and speech in children with cleft palate. poster presentation, proceedings of the American Speech-Language-Hearing Association annual convention.
5) 服部基一，桑原未代子，辻川孝昭，他（1997）：口唇口蓋裂患者の乳歯歯数異常．日口蓋誌 22；53-66.
6) 船山美奈子，阿部雅子，加藤正子，他（1989）：構音検査法に関する追加報告．音声言語医学 30；285-292.
7) 加藤正子，岡崎恵子（1988）：口蓋裂児の構音発達．音声言語医学 29；91-92.
8) 加藤正子，今富摂子，大久保文雄（1998）：鼻咽腔閉鎖機能が不良であった口蓋裂患者の言語指導．LiSA 50；80-84.
9) 木村智江（2003）：口蓋裂と非口蓋裂の双生児にみられた構音障害と音の習得過程．コミュニケーション障害学 20；109-113.
10) 木村智江，佐藤亜紀子，大久保文雄，他（2006）：口蓋裂初回手術後の鼻咽腔閉鎖機能の判定時期について．音声言語医学 47；112.
11) 木村智江，佐藤亜紀子，今富摂子，他（2010）：口蓋裂症例の構音発達―1歳から6歳までの経過―．日口蓋誌 35, 125.
12) 小寺富子，倉井成子，佐竹恒夫（編）（1998）：国リハ式〈S-S法〉言語発達遅滞検査マニュアル（改訂第4版），エスコアール．
13) 三浦真弓，楠田理恵子，小薗喜久夫，他（1993）：口唇裂口蓋裂患者の親の関心事．日口蓋誌 18；133-141.
14) Morris H, Ozanne A (2003)：Phonetic, phonological, and language skills of children with a cleft palate. *Cleft Palate Craniofac J* 40；460-470.
15) 長崎勤，小野里美帆（1996）：コミュニケーションの発達と指導プログラム―発達に遅れを持つ乳幼児のために，日本文化科学社．
16) 日本コミュニケーション障害学会口蓋裂言語委員会（2009）：口蓋裂言語検査（言語臨床用）．コミュニケーション障害学 26；230-235.
17) 野田雅子，岩村由美子，内藤啓子，他（1969）：幼児の構音能力の発達に関する研究．日本総合愛育研究所紀要 4；153-171.
18) 岡崎恵子，加藤正子，鬼塚卓彌，他（1986）：口蓋裂幼児における鼻咽腔閉鎖機能の診断．音声言語医学 27；292-301.
19) 岡崎恵子，大澤富美子，加藤正子（1998）：口蓋裂児の構音発達―音韻プロセス分析による検討．音声言語医学 39；202-209.
20) 岡崎恵子，大澤富美子，加藤正子，他（1999）：口蓋化構音を認めた口蓋裂児の構音発達―音韻プロセス分析による検討．音声言語医学 40；357-363.
21) 大伴潔，林安紀子，橋本創一，他（2005）：LCスケール：言語・コミュニケーション発達スケール．山海堂．
22) Peterson-Falzone SJ, Hardin-Jones MA, Karnell MP (2001)：*Cleft Palate Speech*, 3rd ed, Mosby, St Louis, pp222-223.
23) 佐藤亜紀子，澄田早織，木村智江，他（2011）：口唇裂，口蓋裂児の親の関心事に関する調査．日口蓋誌 36；174-182.
24) Stoel-Gammon C (1985)：Phonetic inventories, 15-24 months—a longitudinal study. *J Speech Hear Res* 28；505-512.
25) Stoel-Gammon C (1987)：Phonological skills of 2-year-olds. *Lang Speech Hear Services in Schools* 18；323-329.
26) Stoel-Gammon C (1991)：Assessing phonology

in young children. *Clinics in Communication Disord* 1 ; 25-39.
27) 鈴木恵子, 岡本朗子, 原由紀, 他 (1993) : 口蓋裂児の構音発達―子音の習得と異常構音の経過. 音声言語医学 34 ; 189-197.
28) 峪道代, 西尾順太郎, 住田恵子, 他 (2000) : 口唇口蓋裂児の乳幼児期の言語発達―津守・稲毛式乳幼児精神発達検査による分析. 大阪府立母子医療センター雑誌 16 ; 53-58.
29) 山根律子, 水戸義明, 花沢恵子, 他 (1990) : 改訂版 随意運動発達検査. 音声言語医学 31 ; 172-185.
30) 米田眞弓 (1996) : 口蓋裂術後患児の構音習得に関する経年的研究. 阪大歯学雑誌 41 ; 100-117.

第8章 学童期の言語臨床

　口唇裂・口蓋裂の治療は誕生直後から開始され，手術などの多くが乳・幼児期を中心に行われることが一般的である．学童期の言語臨床では，こうした乳幼児期に行われた治療の延長線上にある未解決の問題に対処するという側面と，学童期特有の新たに発生した問題に対処するという側面がある．前者は主に構音障害であるが，学童期に入っても鼻咽腔閉鎖機能が改善していない症例も存在し，これに対する治療も引き続き行われる．また後者は主に歯科矯正治療に関する問題や鼻咽腔閉鎖機能不全の再発，そして学習面を含む学校適応や心理的問題（Endrigaら 1999）である．

1. 評価

　口蓋裂治療に必要な評価の基本は，年齢を問わず一貫して，鼻咽腔閉鎖機能および構音を評価することである．鼻咽腔閉鎖機能に関しては，音声言語の聴覚的評価とブローイング時の呼気鼻漏出の有無判定，そして機器による検査結果を総合的に判定する（詳細は第4章参照）．幼児期に（いったん）鼻咽腔閉鎖機能を獲得したと思われる症例でも，後で述べるように学童期は咽頭周辺の構造的変化を起こす可能性があり，鼻咽腔閉鎖機能不全が再発する場合もある．構音に関しては絵の呼称による単語検査のほか，音読，自由会話時の構音も評価する．これらの口蓋裂に直接関連する問題以外に必要な評価は，学校での集団適応がうまくいっているか，学習面で困難は生じていないか，などについて，本人および家族からの情報を収集することである．

　これは例えば容貌の問題や構音障害が，いじめの原因になっていないか，構音障害を長引かせるような音韻障害（船山ら 2001）があり，それが読み書きに影響して学習遅滞をきたしていないかなどを把握することである．さらに幼児期と異なる点は，評価の目的や方法について本人への丁寧な説明が必要なことである．特に鼻咽腔内視鏡検査など，子どもによっては苦痛を訴えるような検査を実施するときには，事前に十分な説明を行い，本人の意思を尊重しながら行う必要がある．これは後にも述べるように，学童期の治療が円滑に進むためには，患児が主体性を持って治療に取り組む姿勢を持つことが重要であり，こうした姿勢を養うことが必要だからである．

2. 治療

A 構音障害

1. 学童期の構音治療（指導）

　幼児期に認められた構音障害は多くの場合，就学前に改善することを目指して構音訓練が実施される．しかし構音訓練の成果は，手術時期，裂の程度，口蓋形態，瘻孔の有無・位置や大きさ，鼻咽腔閉鎖機能の状態，患児の能力や家族の協力度，訓練回数，歯科矯正治療との兼ね合いなど，

さまざまな要因に左右されるために，必ずしも就学前にすべての構音障害が解消するとは限らない。こうした場合，学童期以降も引き続き，構音障害への対応が必要となってくる。これら構音障害が遷延する事例の中には，本人の動機づけが弱く，訓練に積極的に臨めない例（第11章）や発達障害例（第10章）が含まれることもあるため，そのゴールの設定については改めて本人や家族との意見調整が必要となってくることもある。

一方，学童期は幼児期と異なり，患児自身の構音障害に対する意識が高まって，問題を解消したいと望むケースもある。このような場合には，訓練に自ら意欲的に取り組むことも多く，短期的に効果が上がる場合もある。

以下に筆者が実施した側音化構音の症例を示す。

症例1 11歳・男児。硬軟口蓋裂

発達的には問題が認められなかった。当院から遠方に居住し，口蓋形成術後から半年に1回の頻度で口蓋裂診療班（形成外科，歯科，言語）の定期診察を受けていた。鼻咽腔閉鎖機能の獲得は順調で，言語発達も良好であったが，3歳ごろよりイ列音すべてに側音化構音が目立つようになった。家族は一応の認識をしていたが，日常生活には困らない，ということで訓練への希望はなかった。もちろん，本人も問題意識をもっていなかった。ところが，小学校5年生になって，本人が「チとキが言いづらい」と訴え，「治したい」という要望が出てきた。そこで遠方に居住していることもあって，夏休み，冬休みなどの長期休暇に集中的に構音訓練を実施することになった。その経過を**表8-1**に示す。本人の能力が高かったことと，訓練への目的意識が明確であったことから，長期休暇の間の訓練中断も，訓練効果に影響することなく，構音訓練を実施することができた。

2. 地域の言語訓練

口蓋裂治療を専門的に手掛ける施設は各地域にあるが，その多くは地域のセンター的役割を担っている一方で，そうした施設に通う患者・家族は遠方から通院している場合が少なくない（第11章参照）。構音訓練は頻回にわたる通院が必要であるが，学童期になると学業との絡みで通院が困難になることが多い。こうした場合に，学校内の言語通級指導教室（ことばの教室）や地域の福祉センターなどの訓練機関を利用することが考えられる。ことばの教室は在籍児がいない通級指導教室と在籍児を必要とする学級とがあり，近年は特別支援教育の動向によって通級指導教室が増加傾向にある。さらに高機能自閉症児やADHD児を対象とする情緒障害児の指導にも通級制が認められたため，ことばの教室に発達障害を有する児の増加がみられる（全国公立学校難聴・言語障害教育研究協議会調査・対策部；平成20年度全国基本調査報告）。これらの児には構音障害の合併もみられる場合があるので，構音指導は重要な課題である。しかし，実際は担当者の専門性や資質にばらつきがあり，学校間格差や地域間格差が激しいため，安定した構音訓練機関としての役割が十分に発揮されていないのが現状である。

こうした現状を踏まえて，口蓋裂治療のセンター的な役割を担っている施設の言語臨床家は，地域の教育機関や福祉施設と連携し，担当者に丁寧な助言指導を行うことが必要であろう（第11章参照）。例えば患児の状況や指導内容について，単に書面で伝達するのみでなく，可能な限り子どもと来院することを勧めたり，ビデオを用いて実際の指導場面を示し，指導の目的，留意点などについて解説を加えて伝達することも有用である。

表8-1 側音化構音症例の指導経過

指導時期	回数	内容
5年生夏休み	4回	母音イの舌位修正 イ列子音全音の単音練習
5年生冬休み	2回	単音および無意味音節ドリル
5年生春休み	2回	単語および文章ドリル
6年生夏休み	4回	音読 絵の説明 自由会話での自己修正 訓練終了

例えば患者持参のスマートフォンで動画撮影を行って先方担当者に伝えたり，もっと直接的に，先方担当者のスマートフォンとビデオ通話を行い，意見交換しながら指導する，という手立てもある。また後に述べる読み書き障害を伴った構音障害児の場合（第10章）は，まさしく長期にわたるきめ細やかな指導が必要となってくるので，これらの教育・福祉機関の果たす役割が重要である。

次に述べる症例は，舌小帯短縮症を合併した硬軟口蓋裂児で，発達性の未熟な構音を示し，筆者が地域のことばの教室と連携して，ビデオレターでのやり取りを通じて構音訓練を実施した例である。

症例2 7歳・女児。硬軟口蓋裂（舌小帯短縮症合併）

硬軟口蓋裂女児で，ロバン・シークエンスと診断された。発達的には問題が認められなかったが，就学時点でsの∫への置き換え，rの省略，ki, keがt∫へと前方化する発達途上の誤りが出現した。

舌小帯短縮症が認められ，舌先を口角に接触させたり，反転挙上して上口唇や口蓋へ接触させるといった巧緻運動が阻害されており，rの省略もこのためではないか，と思われた。しかし家族が全身麻酔での小帯切除を拒否したため，局所麻酔で切除を行うこととした。そのため本人の協力が得られるようになった6歳時に切除術が施行された。しかし，舌の運動性は不良で，上唇および口蓋への舌先接触運動，口角接触運動などは全く困難であった。

構音訓練を実施するためには，まず基本的な舌，頬筋の使い方などの筋機能訓練（myofunction training；MFT）（藤山ら 1995, Landis 1994）を行う必要性があった。なぜなら，例えば口腔内圧力を高めて両口唇を持続的にププッププと素早く破裂させるとか，舌先を程よく弛緩させながら頬筋を緊張させるといった微細なコントロールが非常に稚拙であったからである。しかしこの症例は遠方に居住していたため，頻回にわたる当院での訓練は困難であった。そこで，筆者が本症例にアプローチする様子をビデオ録画し，その後に筆者が単独で，アプローチの目的と方法について解説を加えて，本児が通うことばの教室担当者宛てに伝達した。ことばの教室では週1回の訓練を実施し，その様子について担当者から報告を受けた。母親によると，この担当者は何度もビデオを見直して研究していた，ということであった。

1か月後の来院時には本児の舌運動性は向上し，上唇への舌先接触は未だ困難であったが，左右口角，口蓋への舌先接触運動は可能となっていた。その後，MFTから構音訓練に移り，サ行はほぼ正常構音となった。現在も当院へは数か月に1回の通院で，普段はことばの教室での訓練が実施されている。

3. 発達障害と構音障害

口唇裂・口蓋裂児の中には発達障害を伴う場合があり，こうした患児の構音訓練は成果が上がりにくく，学童期まで持ち越すことが多い。発達障害のうち，IQ 75以上85未満の軽度知的障害，あるいは高機能自閉症，アスペルガー症候群などの高機能広汎性発達障害児を杉山は軽度発達障害と分類した（杉山 2000）。2013年に刊行されたDSM-V（日本版 2014年）では，アスペルガー症候群，広汎性発達障害などの概念はすべて自閉スペクトラム症（自閉性スペクトラム障害）という用語に集約されており，若干の概念整理と変更が行われている。いずれにしても，これらの子どもの多くが，幼児期には注意集中困難，多動などの行動面の問題を抱えるため，直接的に構音そのものにアプローチすることが難しい。こうした行動上の問題は学童期に入ると収まってくる傾向があるが，構音障害は依然として残存することが多い。しかもこれらの子どもの多くは通常学級に在籍するため，構音障害，学級不適応，学習遅滞などさまざまな問題を複雑に示すことが多く，言語臨床家の丁寧な対応が必要となってくる（第10章参照）。

4. 読み書き障害

　学童期に入って鼻咽腔閉鎖機能は良好であるにもかかわらず，なかなか声門破裂音が解消しない例や，単音では正常構音が可能であるにもかかわらず，会話での般化が行われない例の中に，その原因が口唇裂・口蓋裂とは直接関係のない理由から派生している場合がある。それは音韻発達の障害である（Morris ら 2003）。詳細は第10章に譲るが，通常，音韻発達に障害のある子どもの場合，幼児期に発語の発達が遅かったり，表出語彙が増えず言語不明瞭であることが多い。しかし口唇裂・口蓋裂児の場合，鼻咽腔閉鎖機能不全が長引いたり，上顎に瘻孔などがあると，これらの原因で発話不明瞭である，と判断されがちである。したがって，幼児期には音韻発達の障害に気付かれにくく，多くは学童期に入って気付かれることがある。

症例3　9歳・男児。両側口唇口蓋裂

　3年生時のWISC-IIIではIQ 75と軽度の遅れが認められたが通常学級に在籍している。イ列音の鼻咽腔構音があり，単音や単語の復唱では正音の産生が可能であったが，会話ではなかなか改善しなかった。

　本症例は構音障害のほか，文章の組み立てが混乱しているため，話の要領を得ない，などの問題点が認められた。そのため会話はかなり不明瞭で，発話明瞭度は［3］（聴き手が話題を知っていれば了解できる）というレベルであった。

　本症例は読み書き障害を伴っており，特に拗音などの特殊表記には困難を示した。例えば，「じゃがいも」を「じがいも」と書いたり，促音の「っ」をどこに挿入したらよいかがわからなかったり，という問題を示した。

　本症例のような口唇裂・口蓋裂児の場合は外貌の変形が目立つため，発話不明瞭も口唇裂・口蓋裂によるものと考えられがちであるが，実際はそうではなく，音韻意識といった言語発達上の問題から派生していることについて，家族や学校関係者の理解を求めることが重要である。また，こうした症例に対しては，単に構音訓練を実施して明瞭度を上げようとするアプローチは無効であることが多い。文字言語を取り入れながら，読み書き障害と併せて指導を行うことが必要になってくる。こうした意味でも，先に述べたことばの教室や，特別支援教室など教育関係機関との連携は重要であろう。

5. 歯科矯正と構音

　学童期には次にも述べるように，歯科矯正も本格化するため，矯正プログラムと構音訓練との調整も必要になってくる。例えば，顎裂部骨移植を行うために上顎歯列弓を拡大すると，顎裂間隙は開大し構音位置がとりにくくなる場合もある。あるいは幼児期に瘻孔閉鎖床を装着して口蓋化構音に対する訓練を実施し，正常構音になったものの，歯牙交換期を迎えて閉鎖床を離脱せざるをえず，口蓋化構音が再発する，という症例もみられる。また，上顎拡大装置のワイヤーそのものが口蓋化構音を増悪させる場合もある。

　一方，幼児期にサ行の構音訓練で行った歯間音をそのままにしておくと，舌突出の圧力によって上顎前歯交換期を経て開咬（open bite），あるいは上顎前歯の舌側または唇側傾斜を引き起こす場合もある。このように構音訓練と矯正治療プログラムが両立しない場合には，担当矯正歯科医と言語臨床家，そして患者家族が十分に話し合い，その時期にどの治療を優先させるか，その後の見通しはどうなるのかなどについてよく理解したうえで治療に取り組むことが重要である。こうした意味でもチームアプローチは不可欠である。

B　歯科矯正

　口唇裂・口蓋裂児の場合，近年は顎裂部骨移植を行うことが多くなっている。通常は上顎歯列弓の形態を整えた上で，顎裂部へ2番，3番などの永久歯を萌出誘導するために骨移植を行う。その

時期は施設によって若干異なり，これまでは患児の歯の萌出時期を見極めながら8〜10歳ごろに実施されていたが（飯野ら 1994），6歳前後で実施する施設も増えてきた。またこの時期を逸した場合は，青年期に最終的に骨移植を行う場合もある。いずれにしても，学童期に入った患児にとっては乳幼児期と異なり，長期にわたる歯科矯正や骨移植手術が直接的なストレスを引き起こしたり，不安が増強したりする可能性がある。例えば上下顎の成長に著しいアンバランスがある場合，上顎前方牽引装置または下顎の成長抑制装置（chin cap）の装用を勧められる場合もあるであろう。あるいは上顎拡大装置自体が齲歯の原因となりやすいため，綿密なブラッシング指導が行われるが，こうした日常的に，そして持続的に強いられる努力が患児のストレスの原因となりかねない。また上顎骨移植は多くの場合腸骨を利用するため，患児の痛みや傷跡に対する不安は大きい。最近の報告では新生児期の外科的侵襲が患児の精神・知能発達に及ぼす影響などについても指摘されており（加藤ら 2002），乳児期から学童期にわたって複数回の手術を経験する口唇裂・口蓋裂児にとって，手術のもたらすストレスは看過できない。

このように患児に課せられるさまざまなストレスに対して，乳幼児期から彼らに接している言語臨床家は，丁寧な心理的サポートを行える立場にいる。言語臨床家は決して言語面だけのフォローに留まらず，患児を全人的に援助する役割を担っていると考えられる。

C 鼻咽腔閉鎖機能

通常，明らかな口蓋裂がある場合は，乳幼児期に鼻咽腔閉鎖機能に対して治療が行われている。しかし，粘膜下口蓋裂（submucous cleft palate；SMCP）や先天性鼻咽腔閉鎖不全症（congenital velopharyngeal insufficiency；CVPI）などのように，一見，口蓋形態に問題がないように見える場合は，鼻咽腔閉鎖機能不全に対する治療が遅れることがある（第7章，第11章）。これらの患児の中には言語発達が遅かったり，知的障害を伴う場合もあり（McWilliams ら 1991），言語不明瞭は発達障害によるものと理解されて，鼻咽腔閉鎖機能不全を見過ごされることも少なくない。このように学童期になって初めて鼻咽腔閉鎖機能不全が明らかになる場合があることを念頭に置いておく必要がある。

就学までに鼻咽腔閉鎖機能が獲得されている場合でも，学童期後半に鼻咽腔閉鎖機能不全が出現することがある（北野ら 2015）。その原因は，咽頭扁桃（アデノイド）の消退または顔面骨格の成長による口蓋平面（palatal plane）の下降が考えられる。例えば，幼児期後半のセファログラム上，軟口蓋挙上力が十分で，軟口蓋鼻腔側面と咽頭後壁の接触面が広く，アデノイドもさほど肥厚していない場合には，学童期後半に悪化することは少ない（図8-1）。しかし幼児期後半に正常言語であっても，軟口蓋が短く，挙上時にかろうじて咽頭後壁と接触している場合や，アデノイドが大きく肥厚している場合には注意を要する。これらはいったんは鼻咽腔閉鎖機能を獲得するので，聴覚的な言語評価としては問題が認められず，そのまま終了扱いになることも少なくない。しかし長期的に観察すると，徐々に呼気鼻漏出が出現し，開鼻声も目立ってくるようになる。

図8-2は16歳女児の「イ」発声時セファログラムである。本症例は初回口蓋形成術後よりずっと鼻咽腔閉鎖機能は良好であり，正常言語である。セファログラム上ではパッサーバン隆起とのわずかな接触で鼻咽腔閉鎖機能が得られているが，既に身長発育は止まり，口蓋平面も下降していることから，今後，咽頭形態の変化によって鼻咽腔閉鎖機能が悪化することはないと判断できる。

図8-3, 4は，片側口唇口蓋裂症例の7歳時セファログラムと10歳時セファログラムである。この症例は就学時には正常言語であったが，その後徐々に開鼻声が出現し，14歳で咽頭弁形成術を施行した。開鼻声が出現した当時は家族，本人からはさほど深刻な訴えがなかったので経過観察とした。しかし，その後も身長の伸びや頭蓋顔面の成長による咽頭腔の開大に伴って開鼻声が進行

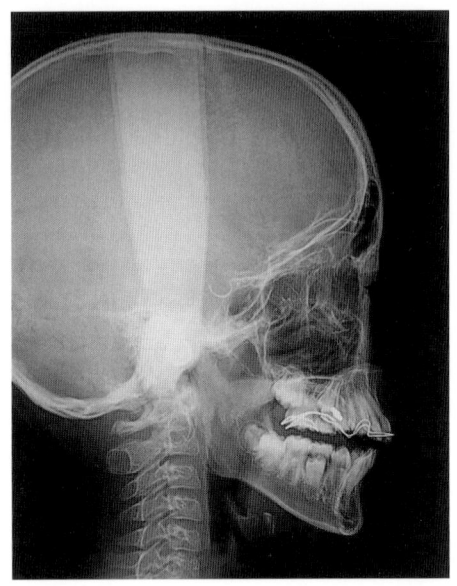

図8-1 「イ」発声時セファログラム：面接触状態
左側口唇口蓋裂，男児・10歳

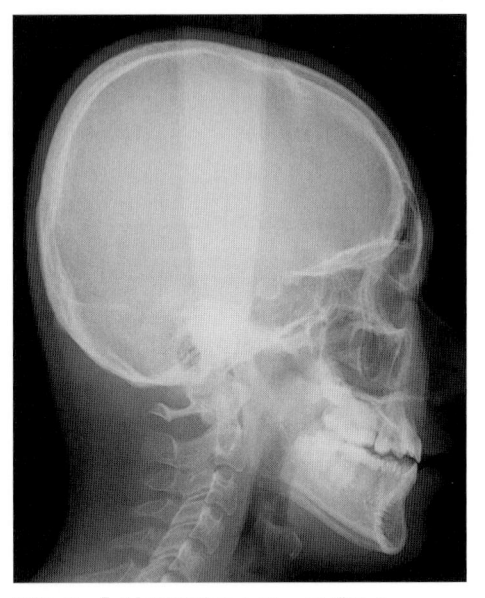

図8-2 「イ」発声時のセファログラム
女児・16歳

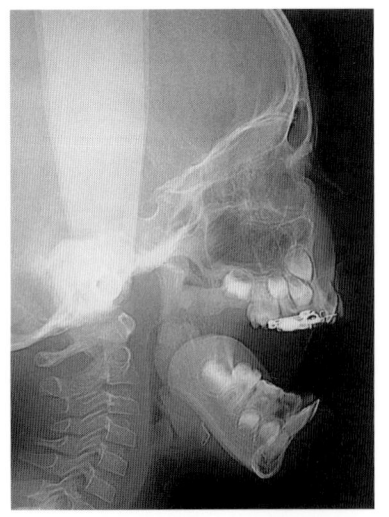

図8-3 「ア」発声時セファログラム
左側口唇口蓋裂，女児・7歳時

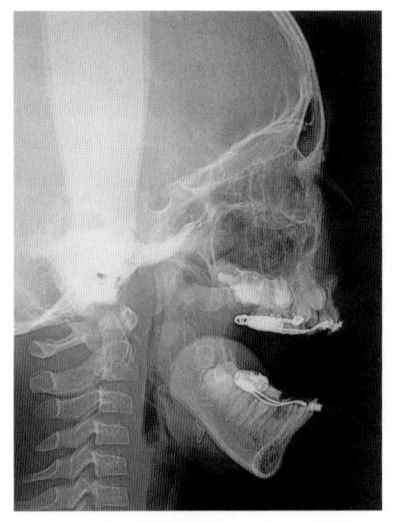

図8-4 「ア」発声時セファログラム
図8-3女児・10歳時

し，中学入学後に家族や本人からの希望があり，手術に踏み切った．このように，鼻咽腔閉鎖機能の評価に関しては，聴覚印象のみに頼らず，できればセファログラムや鼻咽腔ファイバースコープ検査を実施し，将来，鼻咽腔閉鎖機能が悪化する可能性の有無について予測を行う必要がある．そして，本人や家族に対して，現状と今後に予測される事態について，セファログラムなどを示しながらきめ細かく説明を行うことが必要である．

D 心理的問題

1. 治療に対する抵抗と不安

　幼児期には親の意向に沿って治療に応じていた患児も，学童期中期以降，思春期を迎えると，親の言うとおりに行動することを拒否する場合が出てくる。先にも述べたように，特に口唇裂・口蓋裂の治療は，歯科矯正を考えると青年期後期までの長期にわたる。その途上では先の見えない状況に苛立ちを感じる患児もいるであろう。また，現状と将来像についてきちんと説明を受けていない場合には，途中で歯科矯正治療を投げ出す子どももいる（野口 1995）。したがって，こうしたことを防ぐ上でも，本人の疾患に対する理解と治療への自覚を促すことは非常に重要である。そのためにも次に述べる告知の問題は，家族面接（Broderら 1992，三浦ら 1993，糟谷 2001）を行う言語臨床家にとっては，常に意識しなければならない問題であろう。

2. 告知

　口唇裂がある場合には，本人も病名や状態について了解していることがほとんどである。しかし中には口蓋裂単独例の場合「小さい時にケガをした」と親から説明を受けている患児も見受けられる（佐戸ら 2001）。口蓋裂単独例の場合には，両親が事実を本人に伝えていないこともある。また口唇裂・口蓋裂であっても，親子がオープンに本疾患のことを話し合えない雰囲気である場合には，子どもが親に聞きただせない気持ちを抱くこともある。これらは多くの場合，親の罪悪感から，できれば本疾患のことに触れたくない，という気持ちが親側に働き，話し合いを避けてしまうことから生じるようである。こうした問題は最終的には本人および家族の「障害の受容」に行き着く。しかし先にも述べたように，本人自身が主体的に治療に取り組むことが求められる学童期には，より一層，病名や現状に対する理解が必要であり，そのことを家族できちんと話し合える環境を整えることは，非常に重要である（三浦 1995）。

　情報化社会の中で，家族が本疾患のことを話題にしなくても，子どもはいくらでも情報を入手することが可能である。そうした中で，なぜ自分の親は口唇裂・口蓋裂のことをきちんと話してくれないのか，といった疑念を子どもが抱くことは大変不幸なことである。したがって，常日頃から家族が子どもに本疾患のことについて説明を行い，本人の治療への取り組みを励ますよう，言語臨床家による家族への指導助言が必要となってくる。

　口蓋裂単独例の場合，先にも述べたように，本人に告知をしない親もいる。筆者は，当院で治療した口蓋裂女児が，長じて口蓋裂児を出産し，当院を受診した例を経験している。この場合，本人自身にはおぼろげながらに当院に通ったという記憶があるようであったが，なぜ通院したのか，ということは明らかにされていなかった。結局，自分の子どもの治療が進展するにしたがって，本人は自身の状態を知るに至り，親との関係が非常に悪化した。こうした例も，患児の親に対する「うらみ」の感情を誘発させてしまう不幸なケースである。

3. いじめの問題

　構音障害や容貌の問題，歯科矯正器具の装着など，口唇裂・口蓋裂児が学童期にいじめを受ける可能性は少なくない。Huntらは，わが子の心理社会的な問題を親がどう捉えているか，についてインタビューやチェックリストなどから分析している。これによると，多くの親が口唇裂による外貌の変形のために子どもの自己評価が低く，不安が強く，不幸を感じている，と答えている。こうした親たちの報告に最も影響するのはわが子がいじめられた経験をもつか否かである，とも述べている。こうした場合でも，家族が本人を支える存在として機能し，何でも悩みを打ち明けられる関係であれば，比較的問題は軽く済むことが多い。しかし，先にも述べたように，家族間のコミュニ

ケーションが円滑に行われない場合には，患児は一人で悩みを抱え込むこととなり，問題が複雑化する．もし家族の機能が十分でない場合でも，ことばの教室担当者や学級担任など，患児の身近に存在し，患児が信頼できる大人がいれば，対応は可能であろう．

松本（1999）は，口唇口蓋裂児／者の容貌に対する自己受容について調査し，援助する側の視点について示唆に富む記述をしている．その中で，本人が自己の容貌について，どのような受け止め方をしているか，その段階を的確に把握し，段階に応じた助言や援助を行う必要性を強調している．

以上，学童期特有の問題について述べた．これらの患児・家族と接する言語臨床家は，言語治療といった視点から，より広い全人的な視点に立ったアプローチを行うことを求められるので，心理臨床学的な素養を身につけるための自己研鑽を行うことが望ましいといえる．

• 文献

1) Broder HL, Smith FB, Strauss RP (1992)：Habilitation of patients with clefts—parent and child ratings of satisfaction with appearance and speech. *Cleft Palate Craniofac J* 29；262-267.
2) Endriga MC, Kapp-Simon KA (1999)：Psychological issues in craniofacial care—state of the art. *Cleft Palate Craniofac J* 36；3-11.
3) 藤井和子（1995）：構音指導における口腔筋機能療法（MFT）の有用性について．聴覚言語障害 24；57-64.
4) 船山美奈子，岡崎恵子（監訳）（2001）：構音と音韻の障害，協同医書出版，pp157-218.
5) Hunt O, Burden D, Orth D (2007)：Parent reports of the psychosocial functioning of children with cleft lip and/or palate. *Cleft Palate Craniofac J* 44；304-311.
6) 飯野光喜，幸地省子，森川秀広，他（1994）：永久歯咬合形成からみた顎裂に対する骨移植の手術時期に関する検討．日口蓋誌 19；249-256.
7) 糟谷政代（2001）：口唇裂口蓋裂児の心理面について．日本聴能言語士協会講習会実行委員会（編）：口蓋裂・構音障害，協同医書出版社，pp80-98.
8) 加藤哲夫（2002）：新生児期外科侵襲の精神・知能発達への影響．慢性疼痛 21；23-31.
9) 北野市子，鈴木藍，朴修三，他：口蓋裂術後言語成績の経年的変化について（2015）．日口蓋誌 40；197-206.
10) Landis CF (1994)：Applications of orofacial myofunctional techniques to speech therapy. *Int J Orofacial Myology* 20；40-51.
11) McWilliams BJ (1991)：Submucous clefts of the palate—how likely are they to be symptomatic？ *Cleft Palate Craniofac J* 28；247-249.
12) 松本学（1999）：容貌の自己受容―口唇・口蓋裂の場合．現代文明学研究 2；88-106.（インターネットジャーナル www.kinokopress.com/civil/0202.htm）．
13) 三浦真弓，楠田理恵子，小薗喜久夫，他（1993）：口唇裂口蓋裂患者の親の関心事．日口蓋誌 18；133-141.
14) 三浦真弓（1995）：アンケートによる思春期口唇裂口蓋裂患者の心理．日口蓋誌 20；159-171.
15) Morris H, Ozanne A (2003)：Phonetic, phonological, and language skills of children with a cleft palate. *Cleft Palate Craniofac J* 40；460-470.
16) 野口規久男（1995）：口唇裂口蓋裂児の矯正治療期における精神医学的問題．日口蓋誌 20；181-192.
17) 佐戸敦子，石井正俊，石井良昌，他（2001）：口唇口蓋裂患者の病名告知に関する研究．日口蓋誌 26；97-113.
18) 杉山登志郎（2000）：軽度発達障害．発達障害研究 21；1-11.
19) 全国公立学校難聴・言語障害教育研究協議会．平成20年度全国基本調査報告

第9章 思春期（中学生，高校生）・成人期の言語臨床

　口唇裂・口蓋裂の治療では，誕生直後から成人に至るまでのチームによる一貫した連携治療が充実してきた。近年は医療の進歩によって胎児期に診断されることも多くなり，チーム医療は誕生前から開始されることもある。言語面を取り上げてみると，医療機関だけでなく，療育機関や小学校の言語通級指導教室（ことばの教室）などで訓練が行われ，正常言語の獲得率が高くなってきた。すなわち思春期には言語面の問題は解消している場合が多い。しかしながら現実には，一貫治療の枠から外れてしまい，思春期・成人期になっても鼻咽腔閉鎖機能不全や構音障害をもつ患者も存在する（山下ら 1995，Riski ら 1995，Peterson-Falzone 1995，阿部 1995）。したがって言語に問題をもつ患者はもちろんのこと，言語そのものに直接の問題はもたなくとも思春期特有の心の悩みを抱えるこの時期の患者にとって，言語臨床家の果たす役割は大きい。

1. 評価

A 思春期・成人期における評価の特徴と留意点

　思春期・成人期の患者には2つのグループがある。ひとつは，乳幼児期から言語も含めて一貫した治療を受けてきた患者が思春期を経て成人期へ移行するグループである。このグループではことばの問題はほぼ改善されているが，言語以外の学業不振，学校生活におけるいじめや友人関係の悩み，進学や就職や容貌についての悩みなどが問題となることが多い。もうひとつのグループは，この時期まで言語訓練を受ける機会に恵まれなかった患者，あるいは訓練を中断しそのままになっていた患者である。このグループの特徴は社会適応や容貌の問題については前者と同様の悩みをもつが，それに加えて言語に問題をもつ患者が多いことである。

　筆者が中学生以上で初回面接を行った患者55例（1984～2009年）を見ると，鼻咽腔閉鎖機能不全ならびに軽度不全は，55例のうち40例（73％）の患者にみられ，訓練を要する構音障害は37例（67％）の患者にみられた（**表9-1**）。思春期・成人期まで言語に問題を残した原因はさまざまである。治療者側の原因としては，幼児期や学童期に訓練を行った患者の場合，訓練終了時期の判定が不適切で，十分に般化する前に終了してしまった可能性が考えられる。あるいは訓練途中で転居し，転居先の訓練機関との連携が取れずに中断してしまった症例もある。また，初回口蓋形成術後に，ことばの観察が必要であるという説明や指導を全く受けていなかった患者もあり，これも治療者側が負うべき原因であろう。一方，患者側の原因としては，言語障害に対する認識の低さ，言語改善に

表9-1 初診時の鼻咽腔閉鎖機能と構音
　　　—中学生以上で初回面接を行った口蓋裂患者について

構音障害	鼻咽腔閉鎖機能			計（％）
	良好（％）	軽度不全（％）	不全（％）	
なし	3（5）	8（15）	7（13）	18（33）
あり	12（22）	3（5）	22（40）	37（67）
計	15（27）	11（20）	29（53）	55（100）

熊本機能病院言語治療室（1984～2009年）

対する諦めなどが挙げられる。

　思春期・成人期の患者は，学校生活や社会生活を送る中で，口蓋裂による不利益を被っていることがある。顎の形態異常や，口唇裂が合併している場合は鼻や口唇の形の異常や傷痕などが気にかかり，他者が自分をどう見ているかが常に気になって万事に対して消極的になりやすい。特に思春期の患者は傷つきやすい心を持っているのでそれを念頭に置いて評価を行わなければならない。

　評価を行う際の説明は重要である。ことばの障害は治らないものと諦めてしまっている患者に対しては，言語障害が治癒もしくは軽減できることを説明し，治療に対する動機づけを行ってから評価に入る。一方，ことばの障害を気にしないで生活している患者に対しては，治療をするかどうかは患者自身が選択することであるが，「少なくとも評価はしましょう」ということを話し，患者の同意を得てから評価をする心遣いが必要である。

B　鼻咽腔閉鎖機能の評価

　鼻咽腔閉鎖機能の評価は，これまでに述べたいずれの検査も可能であり（第4章を参照），症例に応じて検査を選んで行う。基本的な検査でかつ機器を要しない音声言語の評価，ブローイング検査，口腔内の評価は必ず行う。年長者では音声言語の評価とブローイング検査の結果に乖離が見られることがある。この場合は，口腔視診，X線検査，内視鏡検査による検査結果を総合して判定する。鼻咽腔閉鎖機能不全が疑われた場合は，内視鏡検査が必須である。

　幼児期から成人期まで鼻咽腔閉鎖機能と構音の長期経過観察を行った結果，年齢時期により悪化と改善が認められたという報告がある（木村ら2016）。鼻咽腔閉鎖機能が軽度不全（marginal VP closure）の患者については，長期間の経過観察が必要なことはすでに述べた。また幼児期・学童期には鼻咽腔閉鎖機能良好であったものが思春期になって開鼻声が出現し，軽度不全を示す患者もいる。これは思春期に上顎や鼻咽頭部分の成長が著しいことから，軟口蓋の成長が咽頭腔の成長に追いつかない，あるいは軟口蓋の後方への運動が成長による鼻咽腔の拡大に伴わない結果と考えられる。これらの大部分は思春期の成長が安定すると鼻咽腔閉鎖機能もまた良好となるが，少数の症例では軽度不全が残存しスピーチに影響が出てくることがあり，鼻咽腔閉鎖機能改善のための何らかの処置が必要となる場合もある。以上のことから，スピーチが正常と判定した口蓋裂患者についても，思春期までは鼻咽腔閉鎖機能を定期的に評価することが理想的であろう。筆者の言語外来では，最低12歳まで，できれば15歳まで経過観察を行うようにしている。

　咬合や顎顔面の形態を改善するために，骨切り術による上顎骨の前方移動や下顎骨の後方移動を行う場合がある。これらは骨成長が終了した17〜18歳以降に行われる外科的治療である。一方，成長期の学童に施行できる方法として骨延長術がある。上顎骨骨切り術，骨延長術を受けた患者の中には鼻咽腔閉鎖機能が悪化する例があり，術前および術後の鼻咽腔閉鎖機能の評価は必ず実施しなければならない。

C　言語面の評価

　構音検査は，単音節，音節連続，単語，短文，会話について系統的に行う。年長者では構音障害が複雑な形を取ることがあるので注意する。例えば，p, tなどで声門破裂音が正常構音との二重構音になると，聴覚的な判定が難しい。また，幼児ではほとんど見られなくなったために臨床上経験することが少なくなった咽（喉）頭摩擦音・破擦音や咽（喉）頭破裂音を成人には認めることがあるので，これらの構音障害の特徴を頭に入れておく。

　思春期前半は，歯科矯正治療が重点的に行われる時期である。拡大装置を用いて上顎の側方および前方拡大が強力に行われる。患者によっては，拡大装置によって口腔内の環境が変化することで構音に変化が生じる場合がある。つまり訓練によ

って正常となっていた音が，上顎拡大装置を装着してから再び構音に歪みを生じることがある。例えば歯茎音は，構音位置である上顎歯茎裏側に拡大装置が装着されるために構音位置が後退して，訓練前の口蓋化構音に戻ってしまうということが時折観察される。また，拡大矯正以前は不顕性であった硬口蓋前方部のスリット状の瘻孔が，拡大が進むことで顕在化してきてスピーチに影響することがある。この場合は，発話時の呼気鼻漏出と子音の弱音化が観察される。このように矯正治療が言語に影響を与えることがあるので，思春期の言語面の評価は慎重に行う必要がある。

成人の場合，系統的構音検査のほかに，会話の状態から会話明瞭度を段階[1]（よくわかる）〜段階[5]（まったくわからない）の5段階で評価する。

D 心理・社会面の評価

患者の心理状態をテストバッテリーを用いて評価するには，言語臨床家との信頼関係が前提である。心理面の評価には，既成の心理検査や性格検査として質問紙法のMMPIやY-G検査などがあり，比較的手軽に実施できる。ただし結果の解釈には専門的な知識が必要であり，言語臨床家が行う場合は慎重でなければならない。精神病や神経症などの精神疾患が疑われる場合は臨床心理の専門家や精神科医に紹介する。

自分の言語に対する気持ちを評価するものに「日常会話場面チェックリスト」（山本ら 1994）がある。67の会話場面が設定されており，「非常にいや」から「まったく平気」までの6段階で評価し，言語生活における患者の心理状態を把握できる。

2. 治療

A 思春期・成人期の治療の特徴と留意点

この時期における治療内容は，スピーチと心理的ケアの両面にわたる。スピーチ面の特徴は，治療をしても軽度の開鼻声が残ったり，日常会話で正常構音を使いこなす段階まで達しないなど，完全には治らない患者が存在することである。また，訓練が長期間にわたったり，訓練を中断したり，治療に対する意欲が低い患者もいる（三浦ら 1990）。

以上のような特徴を踏まえて，言語治療を開始する前に治療効果の見通し，およその治療期間，継続のための無理のない訓練計画などについて十分説明し納得を得ておくことが必要である。訓練を中断しないためには学業や仕事の遂行に支障をきたさないように訓練の時間を設定したり，訓練継続のモチベーションを維持するために互いの経験を発表する場を設ける（山本ら 2008）といった配慮を行う。また，訓練によることばの改善を望んでいない場合に，それが患者の理解不足によるものであれば，訓練で言語障害の軽減を図ることができるということを説明し，理解を得てから訓練を始めるようにする。

この時期のもうひとつの特徴として，患者の心理的なケアが必須である。それまで家庭や学校を中心とした比較的狭い集団の中で擁護されていた患者は，思春期を経て独立した個として社会の中に巣立っていく。その過程である思春期に，学校の中で孤立したり友人関係で悩む患者の訴えを聴くことがある。

思春期の調査で，口唇裂・口蓋裂患者は容貌に起因する社会的内向性を示すという報告（Richman 1983），いじめを経験したり異性に対する消極性

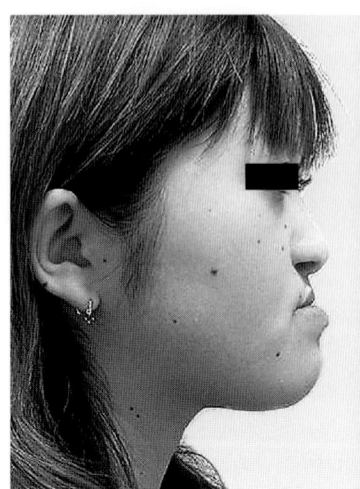

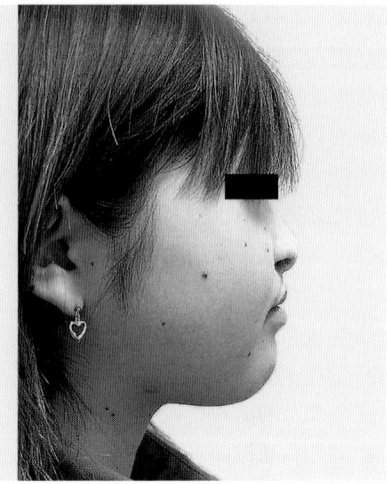

図9-1 骨切り術によるプロフィールと咬合の改善
a：上顎前方移動術・下顎後方移動術の術前
b：上顎前方移動術・下顎後方移動術の術後

を自覚しているという報告（Noarら 1991），また教育，結婚，職業などで不利な立場に置かれているという報告がいくつかある（McWilliams 1990）。

一方，社会的な能力，自己概念，感情や行動の適応，認知機能についての検討では健常者と差はなく，口蓋裂があることで心理的な問題を引き起こしてはいないという結果であったものの，口蓋裂児/者には社会的な引きこもりや攻撃的な側面，学習障害などがみられたという報告（Maryaら 1999）もある。

筆者は思春期の口唇裂口蓋裂患者の心理について本人と保護者に対してアンケート調査を行い（三浦 1995），患者本人は将来に不安を持っていないが，保護者は就職や結婚や遺伝に不安を感じているという結果を得た。この結果の差は，患者本人が13〜18歳の中学生・高校生であったために，これらを現実問題としてとらえることができなかったことによると思われる。このアンケート調査の対象となった本人のうち数例は現在もさまざまな問題を抱えて相談に訪れている。中学生・高校生の時点では不安をもっていないと回答したものの，成人になり社会に出て現実的な問題に直面しているという現実がある。

日常の臨床場面で成人の患者に接するとき，思うような就職ができなかったり，結婚問題や出産に関して悩む姿を目にすることはまれではない。現実的には，就職や結婚に際して多少なりともハンディキャップがあるのは事実である。こうした問題を持つ患者に対して，言語臨床家はことばの治療をするだけでなく心のケアをするとともに，問題解決のために専門機関に紹介することも必要であろう。

B 鼻咽腔閉鎖機能不全の治療

未手術の患者に対しては初回口蓋形成術，既手術例で鼻咽腔閉鎖機能不全がある患者に対しては口蓋の再手術を行う。手術法は症例に応じて選択されるが，成人の場合，再手術では咽頭弁形成術を選択することが多い。成人の場合，咽頭弁形成術後に鼻閉感が強くなり鼻呼吸が妨げられる症例があるので，術前に十分検査を行い，術後管理も慎重に行う必要がある。手術については術前に術者である医師が説明するが，言語臨床家は手術によってスピーチがどこまで改善するかについて説明する。構音障害がある場合には，手術をしただけでは構音障害の自然改善は望めないので訓練が必要であるということ，訓練による改善の程度，訓練期間についても説明し理解を得ておく必要が

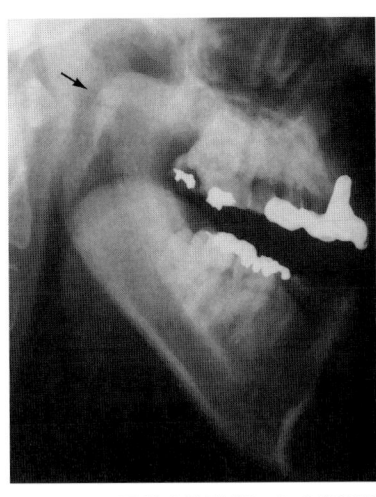

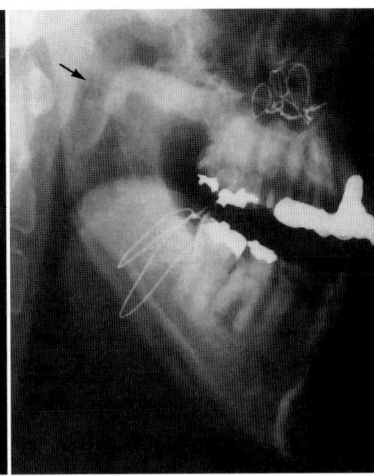

図 9-2 上顎前方移動術による鼻咽腔の拡大（「ア」発声時）
a：上顎前方移動術の術前
b：上顎前方移動術の術後
〔Okazaki, et al（1993）〕

C 顎の治療

　上顎の劣成長に対しては早期より歯科矯正によって咬合の改善を図るが，劣成長の程度が強い場合，あるいは思春期に下顎骨の過成長が生じた症例では，矯正治療単独では咬合の改善が得られないため，骨の成長が終了する思春期以降に外科的な治療を行うことがある．手術には，骨切りによって上顎を前方へ移動する手術と下顎を後方へ移動する手術があり，患者の状態によっていずれかまたは両方を組み合わせて行う（佐藤ら 1993）．

　手術によって咬合や顔貌は改善する（図 9-1）が，上顎前方移動術（上顎骨骨切り術）は硬口蓋および軟口蓋も同時に前方移動され鼻咽腔が広くなる（図 9-2）ために，症例によっては開鼻声が増大したり，子音の鼻音化が強くなることがある（表 9-2）（Okazaki ら 1993，今泉ら 2001）．特に鼻咽腔閉鎖機能軽度不全例では開鼻声が増大する例が多いことから，術前の入念な鼻咽腔閉鎖機能の検査と術後の経過観察が必要である．術後 1 年まではいったん増大した開鼻声が減少することが

表 9-2 上顎骨骨切り術による開鼻声の変化

症例	術前の開鼻声*	術後の開鼻声*	経過
1	3	5	悪化
2	2	3	悪化
3	2	2	変化なし
4	2	3	悪化
5	2	3	悪化
6	3	4	悪化
7	4	5	悪化
8	4	5	悪化
9	4	5	悪化
10	1	1	変化なし

*開鼻声の程度は，1（なし）〜5（重度にあり）の 5 段階で評価している．
〔岡崎，他（1994）：口蓋裂患者における上顎前方移動術後の開鼻声と構音の経過より引用〕

あるので，1 年を経過しても改善がない場合には口蓋の再手術を検討する必要がある．構音は，鼻咽腔閉鎖機能と直接または間接に関連する子音の鼻音化や声門破裂音は増加することがあるが，口蓋の形態に関連すると考えられている口蓋化構音は変化しないか，症例によってはむしろ改善する例がある（岡崎ら 1994）．構音に関しても術後 1 年を経過すると自然改善はなくなるので，その時点で構音障害が残っていれば訓練の適応となる．

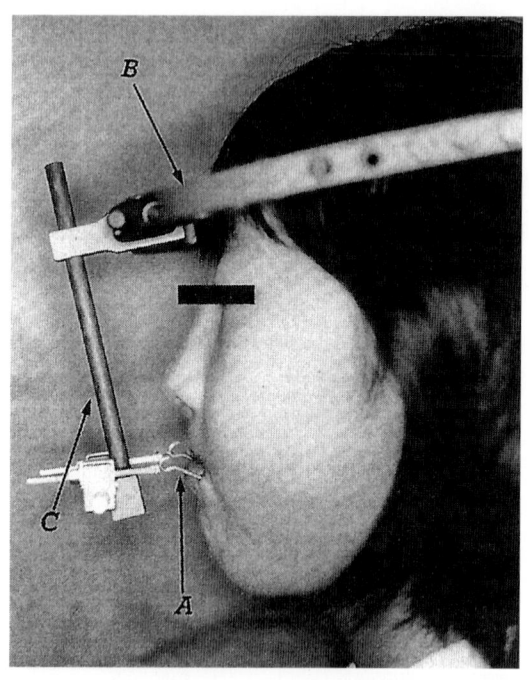

図9-3 ハロー型装置による骨延長具（RED system）の装着
A：歯列に装着した牽引用ワイヤー
B：頭蓋骨を固定源としたハロー型装置
C：牽引用軸棒
〔佐藤兼重, 他（2000）：唇顎口蓋裂後上顎骨低形成に対するハロー型装置による骨延長術．医学のあゆみ 194；116-117 より〕

長術に下顎後方移動術を同時に行う場合（宮崎ら 2002, 代田ら 2004）や，上顎骨切り術と上顎骨延長術を併用する場合（渡邉ら 2007, 代田ら 2008）もある。上下顎の劣成長を伴った症例では上下顎骨延長術を行ったという報告（代田ら 2006）もある。いずれも咬合異常と中顔面の後退は改善し，審美的にも満足が得られている。また，術後の鼻咽腔閉鎖機能への影響については，骨切り術に比べ骨延長術のほうが悪化しないという報告（大塚ら 2001, 木村ら 2004）があるが，上顎前方移動術（上顎骨骨切り術）施行例と同様長期に経過を見る必要がある。

D 構音訓練

思春期・成人期の患者には2つのグループがあり，そのうちこの時期まで訓練を受ける機会に恵まれなかった患者あるいは訓練を中断した患者グループに言語面に問題を持つ患者が多いことは，この章のはじめに述べた。ここでは，このような患者に構音訓練を実施することを念頭に置いて話を進める。

思春期・成人期の患者では幼児期・学童期に訓練を行う場合と比較して，訓練にプラスに作用する要因がある。音の産生方法についての説明の理解が容易であること，構音障害の克服が社会生活（学業や仕事など）に役立つと考えた場合には訓練に対する意欲が高いことなどである。一方，次のようなマイナス要因もある。訓練で習得した正常構音が他の誤り音に般化することが少なく誤り音のひとつひとつに対して訓練が必要であること，日常会話での習慣化が困難で訓練に長期間かかったり，患者によっては最終的に日常会話で正常構音を使いこなせない者がいることなどである。これらの特徴を踏まえて，訓練開始前には訓練方法についてだけでなく，どのレベルまで改善するかという訓練効果の見通し，およその訓練期間，継続のための無理のない訓練計画などについて十分説明する必要がある。

訓練は，基本的には第5章で説明した方法・手

口唇裂・口蓋裂の咬合異常と中顔面の後退を改善するための治療法として，骨切り術のほかに，1990年代から骨延長術が行われるようになってきた（McCarthy 1992）。これは上顎骨延長具を用いて骨を牽引し，骨切り部に持続的に骨延長を加えることにより，骨だけでなく骨に隣接する骨膜・筋・神経・血管などの軟組織も同時に延長し，骨新生（骨形成）を促す方法である（佐藤ら 2000, 佐藤ら 2001）。顎骨を一期的に前方へ移動する骨切り術と異なり，骨延長術は侵襲が少なく，顎間固定も不要で，成長期の学童にも施行できる。しかし，延長量の制限や装置固定期間が長いなどの問題がある。骨延長装置としては創内型骨延長器を用いる方法（田中ら 2001）や，創外型固定の一種で頭蓋骨を固定源とした装置が使われている（図9-3）（佐藤ら 2000）。著しい上顎劣成長を伴う重篤な反対咬合の症例では，上顎骨延

順を用いて系統的に実施する．成人では，音の産生方法の理解が良いために比較的容易に正常構音を産生できる．しかし，習得した正常構音を日常会話で使いこなす段階が困難なことが多い．幼児では文の復唱や短いお話の暗唱，絵本の音読などを繰り返すうちに自然に日常会話に般化することが多いが，成人の場合は自然に般化することはほとんどなく，何らかの意識づけを必要とする．その対策としては音節連続（「たたた」「あたあたあた」）や単語連鎖（「たまごとたいこ」）や訓練音を多く含んだ短文（「テントをはって，たいこをたたいたら，てがいたくなった」）を速く正確に繰り返す練習を十分にする．本の暗唱，まとまった長さの文の音読や内容の要約，テーマを設定してのディスカッションなどを録音しておき，後で聴きながら誤りをチェックするのも効果的である．言語臨床家との電話での応対も実用的訓練として有効である（山本ら 1994）．

患者によっては日常会話で正常構音を十分に使いこなすことが難しい場合があるので，言語臨床家は最終目標をどこに置くかを決めることが重要である．成人の訓練では，具体的な目標に向かって訓練に対する患者のモチベーションをうまく引き出し，維持することも言語臨床家の重要な役割と言える．

次に，成人になって訓練を行った患者2例について経過を述べる．

症例1 22歳・女性．左側口唇口蓋裂（術後）

従姉に，「顔面の傷痕はもっときれいになる」と勧められ，口唇鼻修正術を希望して受診．言語障害の訴えはなかったが，形成外科医から言語評価を依頼され言語室に来室した．

生後3か月で口唇形成術，2歳ごろに口蓋形成術をいずれも他機関で受けた．これまでことばの訓練を受けたことはなく，周囲の人からことばの障害を指摘されたことはなかった．4年制大学教育学部に在籍しており，中学校の国語教諭を目指していた．

鼻咽腔閉鎖機能は不全．構音は子音の弱音化に加えて，単音節レベルから p, t, k, b, d, g, dz, dʒ に声門破裂音，s, ʃ に咽(喉)頭摩擦音，ts, tʃ に咽(喉)頭破擦音が認められた．発話明瞭度（ことばの了解度）は対話者によって差があり，慣れた相手であれば[2]（時々わからないことばがある），慣れない相手であれば[4]（時々わかることばがある）であった．ことばの異常度は重度であった．言語の改善のためには，鼻咽腔閉鎖機能不全に対して医学的な処置を行ったうえで系統的な構音訓練の必要があると判断した．

主訴は容貌の改善であり，言語に関しては訴えがなかったため，言語障害については自覚が乏しいと判断した．そこで言語の検査結果について詳しく説明した．説明内容の理解は良好で，治療方針に同意が得られたため，方針にしたがって治療を実施した．

手術は咽頭弁形成術を選択した．術後5か月時には鼻咽腔閉鎖機能は軽度不全であったが，正しい音を産生するための鼻咽腔閉鎖は獲得していると判断した．

構音訓練は術前から行った．言語障害の自覚がなかったため，ことばの了解度（話した内容がどのくらい相手に伝わっているか）と，ことばの異常度（内容の伝達の程度とは別に，どのくらい違和感あるいは異常感なく相手に受け取られているか）の違いについて説明した．これまで周囲の人に言語障害を指摘されたことはなかったというが，それは慣れた人が相手だから話の内容が理解されていたからであって，話し方が異常だという感じは与えていたはずだ，ということを納得してもらった．患者は「そういえばそれほど親しくない人と話すときはよく聞き返されたり変な顔をされることがあります」と感想を述べた．

訓練は術前8回，術後34回，計42回（訓練期間は1年1か月）実施した．軽度の開鼻声は残ったものの構音は会話レベルで許容範囲となり，無事に中学校の国語教諭として就職し，現在は意欲的に社会生活を送っている．

この症例は初診時には言語障害の自覚がなく，訓練を開始しても継続できるかどうか危惧

した症例である。しかしながら，自己の発話の異常性に気づくように導いたことで，言語改善に対するモチベーションを高め順調に訓練を行うことができ，結果的には無事希望する職業に就くことができたものである。

症例2　63歳・男性。左側口唇口蓋裂（口蓋裂は未手術）

幼児期に口唇裂の手術を1回受けただけで，口蓋裂は未手術の状態であった。健康に対する意識を啓発する「市民健康フェスティバル」に来場した際に，偶然，言語聴覚士のブース「ことばときこえの相談コーナー」を見かけ，立ち寄った。

開鼻声と声門破裂音があり，会話明瞭度は[3]（話題を知っていれば大体わかる）であった。職業は洋服の仕立て業を自宅で行っており，特定のお客さん以外とはあまり話す機会がない生活であった。家族やお客さんとの会話に不自由は感じていなかった。しかし，中学生の頃ことばがうまく言えず，また，人から顔やことばのことを指摘され悩んだ時期があったという。成人になってからは，もうどうにもならないと諦めていたが，どうにかなるなら治療を受けたいと希望した。

手術は咽頭弁形成術を選択した。同時に口唇鼻修正術も施行した。術後，開鼻声が残り鼻咽腔閉鎖機能は軽度不全の状態であったが，正常構音産生のための口腔内圧は得られた。声門破裂音に対して，1か月に1回の頻度で約2年間訓練を行った。正常構音が日常会話に定着するのは難しかったが，意識すれば正しい音での会話が可能となり，本人の満足が得られた。現在は趣味の範囲が広がり，早起き健康会に参加したり，社交ダンスも始めるなどしており，これからの生活を積極的に楽しみたいと話している。

この症例は治療の機会を逸して60歳過ぎまで生活していたが，心の中では治療を受けたいとの希望があり，偶然の機会を利用して手術と訓練を行った症例である。術後，鼻咽腔閉鎖機能が完全には改善しなかったこともあり，構音の改善は十分ではなかった。しかし患者の満足度は高く，その後の活動を見てもわかるようにQOLは向上している。このように生活の質を高めるという意義もあるので，年齢の高い患者でも積極的に治療を行ったほうがよいと考える。

E　心理面のケア

評価の項で述べたように，思春期以降に言語外来を訪れる患者は言語に問題がある場合が多い。彼らの中には言語活動から逃避する傾向を示し，ことばが原因で社会的不適応を引き起こしている患者もいる。このような患者に対しては言語改善のための直接的な治療・訓練を行うと同時に，カウンセリングによって社会的不適応を解消するための援助を行う。

一方，乳幼児期から一貫して治療を受けてきた患者は，思春期・成人期には言語面の問題は解決されていることが多い。咬合や顔面についても継続して治療中であり，順調に経過していると思われてきた。しかし，中学生から高校生にかけての思春期に急に心理的な問題が生じる患者がいる。ことばの面では大きな問題はないにしても，顎の形態異常や鼻の変形，顔面の傷痕などが気になり，人から自分がどう見られているかを気にして消極的になり，友人関係がうまくいかなかったり，クラスの中で孤立してしまったりする。筆者も，授業時間中はずっと下を向き下唇を噛んで下顎が出ているのを隠そうとしたり，休み時間はトイレにこもったり，写真には絶対写らないといった患者を経験している。

長い期間にわたる経過観察や訓練を通して，言語臨床家と患者との間には信頼関係が育っている。言語臨床家はこの関係を生かして患者の悩みや訴えを聴き心理面のケアの一端を担うことになるが，患者によっては精神科的な治療が必要な場合があるので，精神科医や臨床心理士などの専門家との連携を図ることが必要である。

以下に，反対咬合や鼻の変形，顔面の傷痕から

くる容貌の異常が気になり高校生時代にクラスで孤立し，成人した後もこのような思春期の問題が尾を引き，社会的不適応をおこした症例について経過を述べる．

症例3 33歳・男性．右側口唇口蓋裂（術後）

生後3か月で口唇形成術，2歳ごろに口蓋形成術をいずれも他機関で受けた．当院初診は5歳9か月．鼻咽腔閉鎖機能は不全であったため咽頭弁形成術を施行し，小学校のことばの教室の訓練を経て当院言語治療室で訓練を行った．軽度の開鼻声は残ったが構音は会話レベルで許容範囲となり12歳で定期的訓練を終了した．その後は年に1回の定期観察を継続する予定であったが来院しなかった．21歳になってから本人より相談したいことがあると電話があり，来院した．

来院時は大学3年生．高校時代，特殊な目で見られているように感じ，顔のことが気になってクラス内で孤立していた．大学ではずっと下を向き下唇を噛んで下顎が出ているのを隠そうとしていた．大学3年生になってから手足がしびれ息がとまりそうになり過呼吸状態に陥ることがしばしばあった．何とかしたいと，筆者のところへ相談に訪れた．並行して大学の学生相談室を通して精神科医の診察も受けた．留年と休学を経て大学6年目で精神科に入院し，強迫神経症の診断で精神障害者手帳2級を取得．最後の半年は病院から通学し，24歳で卒業した．入院治療は約2年に及び，26歳で通院治療に移行した．

退院後は就職を希望したがかなわず，アルバイトをしながら正職員の道をさがしていた．治療面では反対咬合に対する治療を継続し，29歳で上顎前方移動術を施行した．最も気になっていた容貌が改善したことで積極性が出て，就職活動を行ったが希望する職種にはつけなかった．大学卒業という肩書きが本人の心の支えであったが，一方ではそれが妨げとなって職種を選ぶ際に自己の能力を適切に判断できずにいる

ようであった．精神障害者手帳の利用を勧め，32歳で障害者枠で病院の給食調理補助員として正規雇用された．就職後，前向きになり，調理員の資格をとるために現在勉強中である．また結婚についても相談を受けるなど人生を肯定的にとらえることができるようになってきた．現在も電話での相談に応じている．

この症例は訓練終了後の思春期に定期的な観察が実施できていれば問題を察知して適切な対応ができたと思われ，長期間にわたる心理面のケアが必要であった症例である．

チーム医療を行っている医療機関では親の会を組織しているところが多い．親の会は時間を経て発展的に変化している．当事者（患者本人）が成人となり，親の会の中で青年部をたちあげている．筆者の所属する施設でも成人した当事者6名ほどが中心となって後に続く子どもたちとの交流を積極的にはかろうとしている．本人たちが子どもの頃に疾患と治療について感じていたこと，家族との関係，クラスでの友人関係，将来についてどう思っているかなど，主に心理面について表現してくれることは親にとっても治療者にとっても今後の心理面のケアの参考になる．

医療機関の患者会だけでなく，全国的な規模の友の会も存在する．当事者達が一泊交流会を企画して自分の経験を話したり，機関紙に手記を発表したりなど積極的な活動を展開している．さまざまな問題を抱える思春期・成人期の患者にこのようなセルフヘルプグループ・ピアグループを紹介し，問題解決の糸口を見つけるための援助をするのも言語臨床家の重要な役割である．

F 社会的資源の利用

18歳以降に受ける治療は育成医療の対象とはならない．しかし，この時期は咬合改善のための骨切り術など顎矯正治療中で歯科補綴治療が本格化する時期であり，患者の経済的負担が大きい．この場合，更生医療という医療給付制度を利用す

ると治療費の負担が軽減できる．更生医療は口唇口蓋裂に起因した音声・言語・咀嚼機能障害に対する歯科矯正治療や口蓋裂手術が対象となる．更生医療を申請するには，あらかじめ身体障害者手帳を取得する必要がある．身体障害者手帳は，咬合異常がある口蓋裂患者の場合には，更生医療指定機関の指定歯科医師の意見書と身体障害者福祉法に基づく指定医の診断書をもらい手続きを行う．患者によっては身体障害者手帳取得を躊躇する人もいるが，医療費援助制度の仕組みを十分説明し，制度を利用するかどうかを自分で判断してもらうようにする．

• 文献

1) 阿部雅子(1995)：構音障害症例の思春期周辺の問題の検討．JOHNS 11：193-197．
2) 今泉史子，石井正俊，石井良昌，他(2001)：上顎骨切り術が鼻咽腔閉鎖機能に及ぼす影響について．日口蓋誌 26：325-332．
3) 木村智江，佐藤亜紀子，加藤正子，他(2004)：上顎前方移動後の唇顎口蓋裂患者のスピーチ――一期的前方移動術と仮骨延長術の比較．日口蓋誌 29：222．
4) 木村智江，佐藤亜紀子，萬屋玲子，他(2016)：口蓋裂初回手術後から成人期までの長期経過観察―唇顎口蓋裂 40 例の言語成績―．日口蓋誌 41：8-16．
5) McCarthy JG, Schreiber J, Karp N, et al (1992)：Lengthening the human mandible by gradual distraction. Plast Reconstr Surg 89；1-8.
6) McWilliams BJ (1990)：Cleft Palate Speech, 2nd ed, BC Decker, Philadelphia, pp148-154.
7) Marya (1999)：Psychological issues in craniofacial care. Cleft Palate Craniofac J 36；3-11.
8) 宮崎顕道，山口哲也，岡藤範正，他(2002)：上顎骨の発育不全を伴う両側性口唇口蓋裂患者への上顎骨延長術の経験―REDシステムを応用して．日口蓋誌 27：350-365．
9) 三浦真弓(1995)：アンケートによる思春期口唇裂口蓋裂患者の心理．日口蓋誌 20：159-171．
10) 三浦真弓，楠田理恵子，堀茂(1990)：口蓋裂患者の言語治療経験――年長者(中学生以上)について．日口蓋誌 15：21-28．
11) Noar JH, Orth M (1991)：Questionnaire survey of attitudes and concerns of patients with cleft lip and palate and their parents. Cleft Palate Craniofac J 28；279-284.
12) 岡崎恵子，加藤正子，佐藤兼重，他(1994)：口蓋裂患者における上顎前方移動術後の開鼻声と構音の経過．音声言語医学 35；266-273．
13) Okazaki K, Satoh K, Kato M, et al (1993)：Speech and velopharyngeal function following maxillary advancement in patients with cleft lip and palate. Ann of Plast Surg 30；304-311.
14) 大塚尚治，佐藤兼重，加藤正子，他(2001)：唇顎口蓋裂―上顎骨延長前後での鼻咽腔閉鎖機能への影響．日口蓋誌 26；224．
15) Peterson-Falzone SJ (1995)：Speech outcomes in adolescents with cleft lip and palate. Cleft Palate Craniofac J 32；125-128.
16) Richman LC (1983)：Self-reported social, speech, and facial concerns and personality adjustment of adolescents with cleft lip and palate. Cleft Palate J 20；108-112.
17) Riski JE (1995)：Speech assessment of adolescents. Cleft Palate Craniofac J 32；109-113.
18) 佐藤兼重，青山亮介，大原鍾敏，他(1993)：唇裂顎口蓋裂による顎変形症に対する顎骨骨切り術・その2――上下顎同時骨切り術．形成外科 36；1329-1340．
19) 佐藤兼重，保阪善昭(2000)：唇顎口蓋裂後上顎低形成に対するハロー型装置による骨延長術．医学のあゆみ 194；116-117．
20) 佐藤兼重，堤清明，高橋幸司，他(2001)：ハロー型上顎骨延長具による上顎骨延長術．日本頭蓋顎顔面外科学会誌 17；17-24．
21) 代田達夫，斎藤茂，中納治久，他(2004)：口唇口蓋裂患者に対する創内型装置を用いた上顎骨延長術の経験．日口蓋誌 29：57-70．
22) 代田達夫，宮崎芳和，歌門美枝，他(2006)：上下顎同時骨延長を行った両側性口唇口蓋裂の1例．日口蓋誌 31：319-328．
23) 代田達夫，渋澤龍之，石浦雄一，他(2008)：顎裂閉鎖および上顎前方移動に骨延長術を適用した両側性唇顎口蓋裂の1例．日口蓋誌 33：64-73．
24) 田中憲男，中村篤，笠原茂樹，他(2001)：上顎骨骨延長法を用いて治療した片側性唇顎口蓋裂患者の1例．日口蓋誌 26；142-152．
25) 山本悠子，工藤元義，富田喜内，他(1994)：未手術成人口蓋裂 2 症例の言語治療―術前言語治療の意義．日口蓋誌 19；32-41．
26) 山本悠子，工藤元義，岩崎弘志(2008)：口蓋裂言語障害に対する治療方針と言語成績．日口蓋誌 33：290-303．
27) 山下夕香里，今井智子，森紀美江，他(1995)：いわゆる口蓋裂 2 次症例の臨床統計的観察．日口蓋誌 20；146-154．
28) 渡邉武寛，岡藤範正，大嶋嘉久，他(2007)：上顎骨延長術(REDシステム)後にプレート固定を応用した右側唇顎口蓋裂症例．日口蓋誌 32：91-100．

第10章 口蓋裂に他の問題を併せもつ症例

はじめに

　口唇裂・口蓋裂児は，健常児と比較して知的障害や発達障害を伴う確率が高く，また，症候群の一表現型として口蓋裂が発生する場合もある．発達障害としては，近年，その特徴が明らかになってきた広汎性発達障害や注意欠陥/多動性障害，発達性読み書き障害などがある．また，口唇裂・口蓋裂を併せもつ症候群としては，頭蓋・顎顔面領域の先天的形態異常や心臓・大動脈系の先天的形態異常などを示す症候群がある．本章では，その主要な症候群として，ロバン・シークエンス，第一第二鰓弓症候群，トリーチャー・コリンズ症候群，22q11.2欠失症候群，プラダー–ウィリー症候群，カブキ症候群，CHARGE症候群を取り上げた．頭蓋・四肢・内臓系などすべての先天的形態異常についての合併率は，18.4％（國仲ら 2007），25.8％（小原 2008），22.5％（山下ら 2009），15.9％（山本ら 2009）など施設間で差はあるものの数値は比較的高い．その他に，口唇裂・口蓋裂児に多い聴覚障害や構音訓練時に問題となる吃音症例を取り上げた．

　口蓋裂の言語臨床は，話しことばの管理が中心になるが，このように他の問題を抱える子どもたちおよび家族に対しては，併せもつ重複障害についても対応していかなければならない．すなわち，鼻咽腔閉鎖機能や構音発達・言語発達の定期的な評価以外に，対人関係面での評価・アプローチ，学習面での評価・アプローチが必要である．また，聴覚障害をもつ子どもには聴力検査や補聴器の装用を検討することなどが必要となっていく．吃音のように環境調整が必要なこともある．いずれの場合にも家族への支援は大切であるが，吃音症例の場合は特に重要であり，場合によっては本人への直接訓練よりも奏効することがある．こうした症例を一機関の言語臨床家だけで支えるには限界があり，多様な症状に対して関係機関と連携をとっていかなければならない．言語臨床家として正確な評価を行い，できうる訓練・指導によって言語発達・構音発達を促すこと，そして適切な情報を伝え，新しいニーズを受け止めながら，口蓋裂児やその家族を心理的に支援していくことが必要である．

　なお，「知的障害」と「発達障害」の関係について，医学的には「発達障害」の一分野として「知的障害」が位置づけられることが多い．しかし，「知的障害」は知能の全般的な遅れを示すのに対し，「発達障害」は高機能自閉症や学習障害など認知発達の偏りをより表現する用語であると考える．言語臨床家としての対応をわかりやすく示すために，本章では「知的障害」と「発達障害」を別項として扱った．

- 文献

1) 國仲梨香，新垣敬一，天願俊泉，他（2007）：琉球大学医学部附属病院歯科口腔外科における口唇裂口蓋裂患者の臨床統計的観察――一次について―．日口蓋誌 32；299-306．
2) 小原浩，西尾順太郎，平野吉子，他（2008）：大阪府立母子保健総合医療センター口腔外科開設後20年間における口唇裂・口蓋裂患者の臨床統計的検討．日口蓋誌 33；330-337．
3) 山下佳雄，黒岩太助，木戸淳太，他（2009）：佐賀大学医学部附属病院歯科口腔外科における口唇裂口蓋裂患者の臨床統計的検討．日口蓋誌 34；45-51．
4) 山本真弓，稲川喜一，漆原克之，他（2009）：川崎医科大学形成外科教室で初回手術を行った，口唇裂・口蓋裂患者の臨床統計的調査―2002年4月～2009年3月までの7年間―．日口蓋誌 34；273-282．

1. 知的障害

A 知的障害の合併率

　口唇裂・口蓋裂に知的障害を伴う症例は少なくない。その合併率は5.8％（大原ら 1992，小野ら 1992），13％（西尾ら 1993）と報告されている。筆者らが行った調査で，昭和大学病院と昭和大学藤が丘リハビリテーション病院で扱った口唇裂・口蓋裂児1,628例中，知的障害を認めた症例は199例，12.2％であった。裂型別の合併率は，口蓋裂単独例が最も多く398例中74例（18.6％）であり，次に粘膜下口蓋裂192例中34例（17.7％）であった（表10-1）。これら知的障害を合併する199例は口蓋裂の他に先天的形態異常や症候群症例が多く，137例（68.8％）に見られた。中でも多かったのはカブキ症候群，ロバン・シークエンス，ダウン症候群であり，その他に，22q11.2欠失症候群（VCF症候群を含む），心疾患などであった。

B 知的障害を伴う口蓋裂児に対する評価と臨床

　口唇裂・口蓋裂児に対して，言語臨床家は鼻咽腔閉鎖機能と構音の評価，全般的な発達の評価を行う。しかし知的障害を伴う子どもは，系統的な鼻咽腔閉鎖機能検査や構音検査を実施することが困難であったり，時間を要することが多い。したがって，遊びを含む臨床観察により，喃語に含まれる発声や発語の様子から鼻咽腔閉鎖機能を推しはかり，言語発達を評価する柔軟な対応が必要である。このため，心身発達を重視した長期間の経過観察が必要である（峪ら 1989）。

　知的障害が重度で発語の見られない子どもにも，言語臨床家は積極的に関わり，口蓋裂の手術時期について術者と連携をとっていく必要がある。手術を行うことによって発語が促されないとしても，正常な口腔環境を整え（加納ら 1998），咀嚼嚥下機能の回復（北村ら 1993），摂食機能の改善に伴う体重増加や喃語の分化を図ることによる母子関係の強化（北野ら 1991），呼吸器感染症の予防（小野ら 1992）などが確保されるからである。したがって，知的障害や運動発達の遅れが重度で，体重が10kgに満たなくてもできるだけ2～3歳までに口蓋の手術を行う（北野ら 1991）ようにする。

　また，構音障害が認められる子どもには，知的障害があっても，構音の改善によって発話明瞭度が上がり，コミュニケーション能力が向上すると考えられる場合は，可能な限り構音訓練を行うことが望ましい。その際は，鼻咽腔閉鎖機能だけでなく，その子どもの言語発達や対人関係能力あるいは集中力・注意力などを考慮したうえで，構音訓練が本人の負担にならないかどうかなどを積極的に検討していく必要がある。

表10-1　知的障害の合併率

裂型	症例数	知的障害を伴った症例数（％）
両側口唇口蓋裂	302	35（11.6％）
片側口唇口蓋裂	643	42（6.5％）
口蓋裂単独	398	74（18.6％）
粘膜下口蓋裂	192	34（17.7％）
先天性鼻咽腔閉鎖不全症	93	14（15.1％）
合計	1,628	199（12.2％）

昭和大学病院言語室と昭和大学藤が丘リハビリテーション病院言語室の症例（1981-2002）

> **症例**　15歳・女児。両側口唇口蓋裂
>
> 　他院で4か月時に左口唇裂形成術，9か月時に右口唇裂と口蓋の手術を受け，言語訓練を目的として紹介されてきた。初診時（4歳2か月）に軽度の開鼻声が認められ，口腔視診では軟口蓋の挙上が不良であった。ソフトブローイングは1～2秒可能であったが，鼻息鏡検査は拒否し，呼気鼻漏出の確認ができなかった。

すべての検査は実施できなかったが，鼻咽腔閉鎖機能軽度不全が認められると判定した。発話は，軽度の開鼻声と呼気鼻漏出による子音の歪み，およびkからtへの置換が認められ，発話明瞭度は「3」と低く，内容をあらかじめ知っていればわかる程度であった。鼻息鏡検査の拒否や自由会話での応対の様子などから知的障害が疑われた。しかし構音の改善によってコミュニケーション能力の向上とそれによる言語発達の促進が期待されると思われたので構音訓練を予定した。これに当たり，本人の発達特性を知るためにWPPSI知能検査を実施した。発話明瞭度が低かったため動作性検査のみを実施し，PIQは57であった。動作性知能は低かったが，課題に取り組む姿勢などは良好であった。

2年6か月，45回の訓練でほぼ正常構音を獲得した。機器による鼻咽腔閉鎖機能の評価では，検査目的が納得できず恐怖心のほうが強いため実施できなかった。何度も試みながら，頭部X線規格写真は初診より4年後に行うことができ，軟口蓋と咽頭後壁との距離はa発声時に5mmであった。また鼻咽腔ファイバースコープ検査は9年半後にようやく可能となり，咽頭後壁の動きは良好であったが，閉鎖時に軟口蓋中央部には間隙が認められた。これらの結果および日常会話での開鼻声の程度から鼻咽腔閉鎖機能軽度不全と判定した。しかしながら，日常のコミュニケーションに支障はなかったので口蓋の再手術は行われなかった。この間，訓練や検査を行うだけではなく母親と連絡をとり合い，家庭での関わり方の指導や就学に対する家族の不安なども相談にのって家族を支援した。小学校は普通学級であったが中学校は個別支援学級を選択し，現在は特別支援学校の高等部に在籍している。卒業するまでは，学校生活や学習面について必要に応じて担任教師と連絡をとり合い，また，口蓋裂に起因する歯科矯正や容貌などへの不安についても母親への心理的サポートを継続していく予定である。

C 知的障害を合併する口蓋裂児に対する治療方針

母親がわが子の口唇裂・口蓋裂を知らされるのは出産直後であることが多い。その際，症候群症例のように他にも先天的な異常がある場合の精神的なショックは大きい。また，外表的な形態異常の有無以外に，知的障害の存在が判明してくることによる母親の心理変化に対して，言語臨床家は真摯に耳を傾け，親の不安や焦燥を受け止め，障害の理解と受容を促すよう時間をかけて働きかけることが重要である（峪 1999）。「早くから障害がわかってよかった」という母親がいる一方，「どうして私にこんな子が生まれてきたんだろう」と何度も述懐する母親もいる。知的障害の存在や程度を告知するタイミングを計りながら，必要に応じて臨床心理の専門家へ紹介していくことも有効であると考える。

また，上記の症例のように，知的障害をもつ子どもは，構音訓練や評価が長期化する可能性が高い。したがって子どもの成長を長期的にみる大切さを伝え，家庭学習などの家族の協力が必要であることを説明する必要がある。そして子どものもつ問題に応じて適切な療育機関や施設などを紹介し，担当の言語臨床家や学校の担任教師など他職種とも連携を保ちながら，子どもの発達の経過を家族とともに追い，成長を見届けていくことが大切である。ライフステージに即した一貫した個別的な支援を繋げる役割の一翼を担うべきである（佐竹ら 2005）。そして，学校卒業後の進路が決定し成人としての生活が具体化して，家族の心理的負担が軽減するころまで長期に関わっていくことが望ましい。

• 文献

1) 加納欣徳，杉浦正幸，山本忠，他（1998）：口蓋形成術を行ったCornelia de Lange症候群の2例. 日口蓋誌 23；105-109.
2) 北村龍二，峪道代，川本眞奈美，他（1993）：合併異常をもつ唇裂口蓋裂児の治療方針―特に心奇形，精神発達遅滞患者を中心に. 日口蓋誌 18；

117-122.
3) 北野市子, 朴修三, 加藤光剛, 他 (1991)：当院における精神運動発達遅滞を伴った口蓋裂児の治療方針. 日口蓋誌 16；31-36.
4) 西尾順太郎, 北村龍二, 峪道代, 他 (1993)：大阪府立母子保健総合医療センター口腔外科開設後5年間における口唇裂口蓋裂患者の臨床統計的検討. 日口蓋誌 18；123-132.
5) 小野和宏, 大橋靖, 中野久, 他 (1992)：合併奇形を有する口唇裂口蓋裂児の臨床統計的観察—最近6年間の症例について. 日口蓋誌 17；340-355.
6) 大原鐘敏, 吉川厚重, 宇佐美泰徳, 他 (1992)：当院での口唇裂口蓋裂患者の合併奇形について (過去11年間における統計). 日口蓋誌 17；148-154.
7) 佐竹恒夫, 飯塚直美, 内山千鶴子, 他 (2005)：言語発達障害・言語発達障害児者の現状と課題.「言語発達障害・言語発達障害児者に関するアンケート」調査報告. 言語聴覚研究 2；105-113.
8) 峪道代, 古澤栄之, 西村邦子, 他 (1989)：重い精神発達遅滞を伴う口蓋裂術後患者の問題点—言語治療の立場から. 日口蓋誌 14；258-259.

2. 発達障害

A 広汎性発達障害 (PDD)

　広汎性発達障害〔pervasive developmental disorders；PDD〕(以下，PDD) とは，自閉的特徴を有し，社会性，コミュニケーション，認知面などの領域に障害を認める疾患の総称 (石田ら 2008) である。口唇裂・口蓋裂児に対する言語臨床家の役割は，鼻咽腔閉鎖機能および構音の評価，全般的な発達の評価であるが，PDD が認められる子どもの場合には支援の方向性について注意が必要である。

　PDD をもつ口唇裂・口蓋裂児の臨床を行ううえで重要なことは，認知や対人関係などの発達的偏りを見逃さないことである。PDD が軽度で，なおかつ鼻咽腔閉鎖機能不全や構音障害が認められる子どもの場合，言語臨床家が「口蓋裂児」であることに注意を向けすぎると，PDD を見逃してしまう可能性がある。それによって，対人面の問題を口蓋裂の問題にすり替えてしまい，なかなか解決に至らなくなってしまうこともある。その子どもの「コミュニケーションのとりにくさ」「言っていることばがよくわからない」ということが，「PDD」のためなのか「口蓋裂」のためなのか，その双方であるのか問題点を見極めていかないと，解決したいと思っている問題点，どうすれば他者とコミュニケーションがとりやすくなるのかという点について解決していくことは難しい。

1. 口蓋裂との合併率

　口唇裂・口蓋裂との合併率を記した報告は少ないが，Christensen ら (2002) は，デンマークのデータとして口唇裂・口蓋裂と PDD の合併率を 6,462 例中の 3 例 (0.05％) としている。1995 年から 2002 年までの間に昭和大学病院と昭和大学藤が丘リハビリテーション病院とで初診として扱った症例のうち就学まで経過観察が可能であった計 745 例中，PDD の診断を受けたのは 11 例 (1.5％) であった。

2. PDD を伴う口蓋裂児に対する評価と臨床

　PDD の症例では 70〜80％ に知的障害が合併するといわれているが (野村ら 1993)，知能，社会性の発達は症例により個体差が大きい。すなわち知的発達に遅れを認めない高機能自閉症やアスペルガー障害は主に対人面，社会性の偏りなどが問題となる。口蓋裂合併 PDD 例の場合，知的・発達障害が重度であるか，知的障害を伴わないかによってその対応は異なってくる。

　知的発達が良好で言語を獲得している PDD の場合は，従命可能であるため，鼻咽腔閉鎖機能および構音の評価は可能である。通常の構音検査に興味を示さない場合でも，日常会話やその子どもの得意な分野での会話から構音を評価することができる。もし構音障害が認められ自然治癒が望めないときには，訓練が長期化することを両親と確

認し合った上で，コミュニケーション障害を少しでも軽減させるためにも，構音訓練を行うことが必要である。訓練の際には以下のことに留意する。

・指示語を使わず具体的な指示を出すようにすること。

　例えば「今の『か』をもう一回やりましょう」ではなく，「今読んでくれた『か』のことばをもう一回読んで下さい」のように，わかりやすく言う。

・音の修正時には言語臨床家の表情や身振りなどの非言語的な反応を察知することが難しいので文字あるいは口頭で修正箇所をはっきり伝えること。

　例えば，修正すべき音が誤っていた場合に「え？」「ん？」といった聞き返しなどで本人に気づかせることが難しいので，「今の『○○○』をもう一回上手に言いましょう」というように伝える。

・改善点を明確に示すこと。

　例えば，どのことばのどの音が前に比べてどのくらいうまくなっていたかなど，上手にできたことをわかりやすく褒めていくことが重要である。

　知能および社会性の発達がともに重度に遅れているPDD児の場合には一般的な鼻咽腔閉鎖機能の評価および構音の評価は困難である。またそのような子どもたちの場合，より生活に直結したコミュニケーションを支援していくことがまず大切である。手術施設での高頻度の言語訓練が困難な場合には，地域の療育を行う施設への紹介が必要であり，担当言語臨床家や療育スタッフまた幼稚園・保育園スタッフとの定期的な連携を行っていくことが望ましい。また言語発達において構音訓練の効果があると判断されるレベルにはなくても，系統的構音訓練によって構音が改善し，同時におうむ返しが消失，自発話の出現により簡単な日常会話が成立するようになる症例もある（千本ら 2000）。

　PDD児の中には，声門破裂音を示す子どもがいるので，それが鼻咽腔閉鎖機能不全に起因するものなのか，あるいは語音認知などの言語学的な問題によるものなのかを確認することが必要である。

> **症例1** 硬軟口蓋裂児。8歳・女児

　生後11か月時に口蓋形成術を施行された。言語初診は1歳6か月である。初診日より2週間ほど前からつたい歩きが始まっていた。喃語様の発声は認められていたが，1歳前に表出していた「ママ」などの有意味語は消失したという情報が母親から寄せられた。すでに親から離れて遊び，絵本を自分ひとりで見るなどマイペースな行動が観察された。

　子どもの発達に関する母親の不安が非常に強かったため，2歳0か月より，形成外科医の定期診察の他に，3～4か月に一度の割合で筆者による評価・観察を開始した。目的は主に子どもの発達の評価および両親から子どもの様子を傾聴しつつ助言を行うことであり，可能であれば鼻咽腔閉鎖機能や構音の評価を行うことであった。この頃，子どもには自傷行為が認められ，いったん表出された単語も消失する傾向があったため，母親はこうした子どもの状態を受け入れがたい様子であった。そこで，日常生活での関わり方をアドバイスする一方，対人関係面での発達について精査するよう勧めた。さらに，生活を基盤とした療育の場で体験の積み重ねを行うことが現段階では必要であることを話し，地域の療育センターにて小児精神科医を受診するよう助言した。また言語室内での遊び場面から子どもの発声や発語を聴取し，表出されている音の種類や異常構音の有無，鼻咽腔閉鎖機能についての評価を継続して行っていった。

　2歳11か月で「広汎性発達障害」と診断されたが，既に療育や訓練会に通っており，日常生活上できることが少しずつ増えて母親の気持ちも落ち着いてきた様子であった。3歳4か月時の発達レベルは，1歳代後半レベルであった。

　4歳4か月時より感覚統合を中心とした作業療法を紹介し，月1回の頻度で開始された。幼稚園と療育施設との並行通園を開始すると母親への愛着行動も明確になってきた。しかし両親からは，予後に対する不安がたびたび訴えられたので，今後のコミュニケーションの可能性お

よび限界について筆者の経験から話をするようにした。また臨床観察により鼻咽腔閉鎖機能は良好と判断し，異常構音も認められていないので，話しことばについて現時点で大きな問題がないことも伝えた。

現在，小学生になっており特別支援学校に在籍している。発語は，ガガイ（「ばいばい」），アナ（「バナナ」），アリガトウ，ママなどであるが，1か月ほどの周期で出現と消失を繰り返している。療育手帳更新時には重症度が上がって等級が落ちてしまい，母親の不安は隠せない様子であった。しかし口蓋裂のことについて言及はなく，両親にとってはコミュニケーションや言語発達についてのほうが，より関心が高いものと思われる。したがって口蓋裂に対する定期診察が滞りがちではあるが，今後の鼻咽腔閉鎖機能の変化などを評価し，必要とされる医学的治療を継続させ，解消できる問題点は解消させていくためにも経過観察を続けていく予定である。

症例2 軟口蓋裂。8歳・女児

1歳2か月で他院にて軟口蓋裂形成術を施行された。3歳児健診後，「何度言い聞かせても言うことを聞かない」「落ち着きがない」を主訴に地域の療育センターを受診，ほぼ1年後に注意欠陥／多動性障害（attention deficit/hyperactivity disorder；ADHD）およびPDDの診断を受けている。

当院へは4歳5か月時に会話明瞭度が低いということで療育センターの言語聴覚士から紹介された。既に療育センターと幼稚園の並行通園が行われていた。4歳1か月時の田中ビネー式知能検査では，精神年齢（MA）3歳8か月，IQ90であった。言語検査の結果，開鼻声はごく軽度にあり，ハードブローイング検査のラッパでは呼気鼻漏出がごく軽度に認められた。構音はt, kは声門破裂音，pは声門破裂音と口唇音の二重構音であった。4歳7か月時の頭部X線規格写真では，aで軟口蓋と咽頭後壁との間が1mmほど認められた。

鼻咽腔閉鎖機能は軽度不全であり，声門破裂音が会話明瞭度を低下させている原因と判断し，療育センターでの試行的構音訓練を依頼した。本児は集中持続時間が短く，また失敗に対する拒否感が強いようだったので，担当の言語聴覚士と相談し，訓練をするにあたり，課題の数や種類をその日の様子に合わせて増減させるなど，取り組みやすく，また見通しを立てやすいような指導法を依頼した。

訓練による声門破裂音の改善が困難という担当言語聴覚士からの報告があったので，5歳7か月で鼻咽腔ファイバースコープ検査を行ったが，軟口蓋中央部の閉鎖不全が認められた。鼻咽腔閉鎖機能について，形成外科医と筆者で再度検討した結果，口蓋の再手術が必要と判断し，その方針を担当言語聴覚士へ伝えた。母親は当初手術には消極的であったが，訓練や鼻咽腔閉鎖機能評価の経過を筆者や形成外科医と見直す中で少しずつ気持ちの変化が現れた。そこで，6歳0か月時に口蓋の二次手術として軟口蓋Z形成術施行した。術後の鼻咽腔閉鎖機能は良好である。就学を期に，構音訓練施設およびコミュニケーションやソーシャルスキルの訓練場所が変わることになったが，声門破裂音は消失傾向にあり，会話でたまに認められる程度になった。

構音訓練は小学2年生の夏休みで終了し，現在は情緒障害学級に通級，当言語室での経過観察は年1回になっている。この母親面接において，母親からの訴えに傾聴しつつ，子どもには定期的な鼻咽腔閉鎖機能や構音の評価を行い，発達やコミュニケーション上の問題点と併せて対応していくようにしている。

• 文献

1) 石田宏代, 大石敬子（編）(2008)：言語聴覚士のための言語発達障害学, 医歯薬出版, p53, 229.
2) Christensen Kaare, Mortensen Preben Bo (2002)：Facial Clefting and Psychiatric Diseases：A Follow-Up of the Danish 1936-1987 Facial

Cleft Cohort. *Cleft Palate Craniofac J* 39：392-396.
3) 野村東助, 伊藤英夫, 伊藤良子 (1993)：自閉症の診断と基礎的問題 講座「自閉症児の診断と指導」第1巻, 学苑社, p68.
4) 千本恵子, 佐藤亜紀子, 加藤正子, 他 (2000)：自閉症状を伴う知的障害児にみられた構音の改善. 聴能言語学研究 17；150-153.

B 注意欠陥／多動性障害

　注意欠陥／多動性障害 (attention deficit with/without hyperactive disorder；ADHD) とは, 不注意, 多動性, 衝動性の3症状を基本症状とし, 症状のバランスにより, 不注意優勢型, 多動性-衝動性優勢型, および混合型の病型分類がなされる. 有病率 (発生率) は学童期の子どもの3〜7%ときわめて高く, 男女比は2〜9：1と男児に多く認められる (田中 2005). 知的障害はないか, あっても軽度であるが, 言語遅滞の合併, 学童期に学習障害を示す例も多く, 思春期以降に反社会的行動が目立つようになることもある (清野ら 1999).

　原因については近年さまざまな方面からの研究が進められている. 田中 (2005) によると, 画像診断では尾状核, 前頭前部, 脳梁, 小脳の異常が指摘され, 前頭前部-線条体神経回路の機能障害, 実行機能の障害が注目されている. さらに遺伝的要因や遺伝子の関与も示唆されている.

　治療としては行動療法, ソーシャルスキルトレーニング, 認知言語訓練, 心理療法などが行われ, 中枢神経刺激薬などによる薬物療法が有効なケースもある.

　近年, ADHDを含む「発達障害」への注目が高まり, 医療, 教育などさまざまな分野において理解や支援が進められてきている. 口唇裂・口蓋裂の臨床場面においても, 発達障害を併せもつ症例に出合うことは少なくないが, 口唇裂・口蓋裂とADHDの関連についての報告はまだ数少なく, 研究は始まったばかりといえよう.

　Feragenら (2009) は, ノルウェーにある2つの口蓋裂チーム (オスロとベルゲン) の患者で10歳児315名を対象に, 発達障害の合併について, 病歴検索および親からの聴取により調査した. その結果, 口唇口蓋裂／口唇顎裂児の2.9%, 口蓋裂／粘膜下口蓋裂児の4.1%で, ADHDを合併していたというデータを示している. またRichmanら (2004) は, ADHDと診断され薬物療法を受けていた口唇口蓋裂児32名のうち, DSM-IVの診断基準に合致するのは半数で, 残りは学習障害 (LD) であったと報告し, このような誤診を避けるには言語学習や記憶の評価が重要であると述べている.

　筆者が経験したADHD児も, 幼児期には知的に境界域で, 障害像が明確になりADHDの診断が下ったのは学童期であった. この事例の経過を以下に示す.

症例　12歳・男児。左口唇口蓋裂

　本症例は在胎週数32週, 出生体重1,960gで吸引分娩にて出生し, 先天性心疾患 (VSD, ASD) も有していた. 生後6か月時に口唇形成術, 1歳7か月時に口蓋形成術 (pushback法) を受けた. 始語1歳3か月, 独歩1歳5か月であったが, なかなかことばが増えなかった. 言語初回評価を行った2歳1か月時も, 有意語の表出は単語数語にとどまり, 行動面でも未熟さが感じられた. 3歳半の言語評価では, 鼻咽腔閉鎖機能は良好で, ことばの数は増加していたが, 口蓋化構音が確認された. 5歳4か月時のWPPSI知能検査では, VIQ 71, PIQ 75, FIQ 71で, 知的には境界域であるという結果であった.

　5歳10か月時の言語評価でも舌先音 t, d, s, ts, dz, n, r の口蓋化構音が認められたため, 月2回の頻度で, 舌の緊張を取り安静位を保持する練習や系統的な構音訓練を実施した. 初めは, 舌圧子で舌に触れるとむしろ過緊張になり, また, ふざけて指示に従えないことも多く, なかなか舌の安静位を保持できなかった. 舌先音は歯間音を誘導すると舌背の緊張を取り難かったため, 上唇部に構音位置をずらして練

習を行った。

単純な反復練習の遂行は可能で，概ね協力的に訓練に臨んだが，練習中も手や足をもぞもぞ動かす，椅子をガタガタさせるなど姿勢は崩れやすく，飽きてくるとふざける様子も見受けられた。そこで，20分程練習したら休憩を入れて気分転換を図る，本児の好きなクイズやゲーム形式にして練習を行うなど，本児の集中や興味・意欲が持続しやすい工夫を考えながら行うよう配慮した。

どの音も練習開始から数か月〜半年で，文の復唱時には正音が産生可能となったが，そこから自由会話への般化には非常に時間がかかり，練習場面とそれ以外の場面とで，構音の落差が激しかった。この時点ではまだ舌先音は上唇部での構音となっており，自然には本来の構音位置に戻っていなかった。これが素早い構音操作を必要とする自由会話への般化を難しくしている一因であると考え，本来の構音位置に戻す練習も取り入れた。加えて，自分の発音への意識や，自己音弁別力を高めるような働きかけも引き続き行った。

構音訓練自体は，般化まではいかないものの本児なりに順調に経過していったが，学区の通常学級に就学後，徐々に学習面で困難を示し，問題行動などが指摘されるようになってきた。

クラスに補助の教員がいた1年生の間は特に問題を指摘されることはなかった。しかし2年生になると補助の教員がつかず，学習内容も難しくなったためか，授業中に出歩く，寝転がるなどの行動が増え，特別支援学級への移籍の話も出るなど，学習面・行動面・友人関係などの問題が顕在化した。そこで2年生の夏休みを利用して，WISC-Rなどの検査を実施し，現状把握を行って今後の対応を検討することとした。8歳0か月時のWISC-Rでは，VIQ 89，PIQ 79，FIQ 82で，本人なりの着実な伸びは認められたものの「平均の下」レベルにとどまっていた。諸検査の結果や構音訓練場面での本児のあらわれを踏まえ，家族や担任，特別支援教育コーディネーターと協議の場を持った。そ

の結果，学校や家庭との協力関係が成立した。こういった経過のなかで，当院心療内科受診につながる機会があり，8歳5か月時に「注意欠陥／多動性障害」と診断され，リタリン®（現在はコンサータ®に変更）による薬物療法も功を奏した。

構音に関しては，本来の構音位置に戻す練習を行って半年ほどで自由会話でも正音の使用が増え，9歳半ごろには日常生活場面においても全音で口蓋化構音が消失し，訓練終了となった。

本症例は構音の改善に約3年という長期間を要し，特に自由会話への般化がなかなか進まず苦労した症例であった。

さらに診断に至るまでにも時間を要した。その理由として，訓練場面での様子や知能検査の結果から，幼児期には知的に境界域で，ADHDというよりは全体の遅れからくる幼さであると捉えていたことが挙げられる。また幼児期と1年生の間は大きな問題が表面化せず，本人なりに概ね適応して生活できていたため，診断・加療が必要であるという切迫感はなかった。軽度発達障害（第8章，135頁参照）は「加齢とともに症状が変わり，診断名も変わりうる」とされ（平谷 2005），幼少期における診断の難しさがうかがわれる。

ADHDを持つ口蓋裂児への構音訓練において，特に配慮が必要と感じた点について以下に述べる。

a) 環境設定

その障害特性ゆえに，気が散りやすく，単調な反復練習への集中は持続しにくいため，静かな個室を使用する，パーテーションを使って余計な刺激が入らないようにするなど，集中しやすい最低限の環境を整えておくことが必要である。

b) 訓練方法・内容における工夫

本人の集中できる時間を考慮しながら，練習1セッションの適切な長さを設定すること，意欲的に取り組めるように練習方法を工夫すること（ゲームやクイズ形式にするなど），本人なりの頑張

りをタイミングよくほめることなども効果的である。一方，単調な反復練習の積み重ねである構音訓練自体が子どもの集中力や欲求不満耐性力を育てる機会になるとも考えられ，そのような視点を持った上で，適切な練習時間の設定や内容などを検討する必要がある。

c）本人，家族との連携

構音障害のみの児に比べると，ADHDを併せ持つ場合，今回の症例のように，長期にわたる訓練が必要な症例が多いと思われる。本人にも家族にも諦めずに訓練に協力してもらうためには，訓練の必要性や進捗状況，今後の見通しをきちんと伝え，長期的な訓練となることへの理解を求めることが大切である。

また行動面，対人面，学習面などにおける心配，問題を抱えている症例も多い。そのため常に家族面接の時間を設けるよう心がけ，構音以外の問題についても把握し，共有していけるような関係を築いていく必要がある。

- 文献
1) 田中康雄（2005）：AD/HD 臨床からの課題. LD研究 14；261.
2) 清野佳紀，小林邦彦，原田研介，他（編）（1999）：小児科学，南江堂，pp583-584.
3) Feragen KB, Borge AIH, Rumsey N（2009）：Social Experience in 10-Year-Old Children Born With a Cleft：Exploring Psychosocial Resilience. Cleft Palate Craniofac J 46；65-74.
4) Richman LC, Ryan S, Wilgenbusch T, et al（2004）：Overdiagnosis and Medication for Attention-Deficit Hyperactivity Disorder in Children With Cleft：Diagnostic Examination and Follow-Up. Cleft Palate Craniofac J 41；351-354.
5) 平谷美智夫（2005）：AD/HD・HFPDD（高機能広汎性発達障害）・LD の関連性に関する臨床的研究. LD研究 14；259.

C　発達性読み書き障害

発達性読み書き障害は全般的な知的能力が定型発達範囲であり，かつ聴力や視覚，手指の運動などに問題が認められないのに，読字の学習に困難をきたし，その結果，書字の発達にも支障がみられる状態である。この症状の二大要因は音韻発達の障害と視知覚認知の障害であるが，ここでは音韻発達の障害について述べる。

音韻発達あるいは音韻意識の発達は幼児期後半から加速的に発達する能力で，文字学習へとつながる重要なプロセスである。音韻意識は話しことばを構成する個々の音を把握し，操作するメタ言語力であり，語の音韻分解，抽出，削除，同定，置換，合成，語の逆唱などの課題で評価される。文字と音との対応関係が不規則な欧米圏の言語では，発達性読み書き障害の発生率が9～10％と高い。一方，こうした対応関係が比較的規則的な日本語では3～4％の出現率であるといわれている。これらの子どもたちは純粋に読み書きの発達のみに障害を示す，すなわち就学前に文字学習のつまずきで気付かれる場合と，言語発達初期から初語が遅い，語彙が増えない，発語不明瞭である，といった症状を示し，話しことばが改善しても文字学習でつまずきを示す場合とある。後者の場合は音韻意識の障害の他に，短期記憶やワーキングメモリーの弱さ，単語の音韻的側面と意味的側面の恣意的対応関係を学習する際の弱さ，語音の聴覚弁別の弱さ，など多様な問題を示すことが多い。こうした子どもたちは話しことばの意味理解は良好であるが，語の想起に問題があるため，話し方は迂遠で要領を得ない話し方となりがちである。また，単語の呼称でも一貫性のない音の誤りや音形の似た単語への置き換えなどを示す場合がある。これらは視覚的記号（絵，文字など）から長期記憶に貯蔵されている音韻情報へのアクセス（音韻符号化 coding）に困難があり，さらにアクセスに要する速度にも問題があると想定されている。これらを明らかにする評価法として RAN（Rapid Automatized Naming—ランダムに数行列記載された数個の物品の絵・文字・数字・色などをできるだけ早く呼称する課題）がある。また非語（無意味語）の復唱能力（non-word repetition）も語彙発達との関連で重要視されている。

口蓋裂児が声門破裂音や口蓋化構音などの構音

障害を示す場合は、むしろ一貫性のある誤り方なので、逆に音韻発達の障害に気づきにくい場合がある。また口蓋裂児は一般に始語が遅れるなど、言語発達も健常児に比べて若干遅い傾向が認められる。したがって、発語の遅れが口蓋裂児特有のものであるのか、音韻発達の障害に起因するものであるのか、判断しにくい場合がある。そして訓練に着手してから音韻発達の障害に気付き、読み書きの指導まで含めた長期的な指導が必要となってくる。

症例1　19歳・男児。両側口唇口蓋裂

出生体重3,480 g、在胎週数40週で出生し、生後3か月で唇裂形成術を施行した。1歳6か月時に粘膜弁法による口蓋形成術を施行し、以後半年に1回の経過観察を実施した。始語は1歳10か月でママと言うようになったが、その後単語は増えず、2歳8か月時点でも単語は数語で、二語文が出現したのは3歳過ぎであった。鼻咽腔閉鎖機能不全と声門破裂音が確認され、4歳6か月時に咽頭弁形成術を施行して、鼻咽腔閉鎖機能は改善した。4歳7か月から約1年間、聴覚的な系統的構音訓練を実施したが、その過程で音韻発達の障害を疑い、5歳半から文字指導を導入した。以後、中学まで、読み書きを含めた構音指導を実施した。以下に指導経過を示す。

幼児期前半には聴覚刺激による系統的構音訓練を行った。5歳時点で、両唇音、歯茎音、軟口蓋音の単音およびタチツテトといった同一構音位置での系列語は産生可能となった。しかし、同一構音位置でも後続母音が系列語とは異なる音の組み合わせ（例；tate）や、構音位置の異なる音の連続産生は難しく、したがって単語、文章では依然として声門破裂音であった。

5歳4か月時のWPPSI知能検査では言語性IQ 58、動作性IQ 92と明らかな乖離を示した。5歳5か月時に実施したITPAのプロフィールでは視覚運動回路の発達が5歳6か月、聴覚-音声回路の発達2歳10か月と差を認めた。この時点で聴覚刺激提示だけでは、単語を構成する音を正しく認知できないことがわかってきたため、視覚刺激として文字を導入することにした。平仮名の学習では当初、一音一文字対応を習得することに時間を要したが、いったん、一音一文字対応が成立すると、その文字を見れば正しい構音で読むことが可能となった。

就学してからも文字を媒介とした構音訓練を継続したが、日常会話は声門破裂音であった。7歳3か月時に行った田研式言語発達診断検査では、表出語彙年齢が4歳7か月で、理解語彙に比較して表出語彙が少ないことが目立った。絵の呼称では、ナンダッケー、ナンダッケーと喚語困難を示すことが多く迂遠な表現がみられた。例えば鶴を「雪の時でてくる」、ヤカンを「お湯をいれるの」と表現した。また、アイロンを「ライオンじゃなくて」と言うなど、音として似た単語を言うこともみられた。

3年生になっても特殊表記には困難を示し、例えば促音「はいって」を「はいて」と表記した。また3～4音節の聞き取りは困難で、例えば「はしる」を「あしる」「あひる」などと混乱し、結局どれが正しいのかを同定することが困難であった。また「ほらあな」を「ほらがな」と誤ることもあった。さらにカタカナ学習に困難を示したので、その頃夢中になっていたJリーグのチーム名をキーワードにして指導し、一音一文字は習得した。しかしやはり音韻の抽出力が弱いため、例えば「ガソリンスタンド」を「ガスリンサンド、ガスリンランド」「トラクター」を「トラッカー」などと表記することがみられた。

学童期後半には、音読時は比較的流暢に正しい構音が可能になっていた。しかし依然として会話では声門破裂音であった。また母親から読み取り問題が全くできない、という訴えがあったため、簡単な書字命令に従う課題を導入した。すると、音読では意味把握が可能であったが、黙読では意味把握が困難であることがわかった。8歳1か月時に行ったK-ABCでは継次

	一文字		単語		意味理解		自発話 (声門破裂音の消失)
	平仮名	片仮名	平仮名	片仮名			
	読 | 書	読 | 書	読 | 書	読 | 書	音読	黙読	
幼児期	△ |	|	|	|			×
学童期前半	○ | ○	△ | ×	○ | ×	△ | ×	○	×	×
学童期後半	|	○ | ×	| ×	○ | ×		×	×
中学	|	|	| △	| △		△	△
高校	|	|	| ○	| ○		○	○

図 10-1　症例の読み書き学習経過

処理 105 ± 9，同時処理 99 ± 8，認知処理 101 ± 7，習得度 82 ± 5 で，認知能力はほぼ正常であった．10 歳 1 か月時に行った WISC-R 知能検査では言語性 IQ 63，動作性 IQ 84 で，依然として言語性 IQ と動作性 IQ の乖離が認められた．漢字は読み書きともに非常に困難で，例えば「女の子」を「お女んなの子」と書いたり，「海」をウミと読んで「海水」も「ウミ」と読むなどが観察された．学業成績は振るわなかったが，本人の興味の広がりもみられ，例えば 5 年生の地理で山脈の名前を全部覚えた，ということであったので，これを漢字学習に利用した．6 年生で漢和辞典の引き方を覚えた．しかし相変わらず「ぞ」と「じょ」，「ひ」と「し」，「わ」と「は」の混乱があり，「うつくしい」と書くのに「い」をつけるべきかという基本的なことで悩む，といったこともみられた．

その後，中学に入り，部活動などで忙しくなったため，集中的な言語指導はいったん終了とし，形成外科，歯科，言語による口蓋裂の定期健診のみを実施した．日常会話での構音は，学童期後半まで持続していた声門破裂音がほぼ消失した．同時に平仮名，片仮名表記の困難も軽減したが，今度は英語の学習が困難で，アルファベットは習得したものの，英単語の綴りが覚えられない，とのことであった．

高校に入学したが，やはり英語の学習が非常に困難であったため，母親からの要請で学校側に対して本児の読み書き障害の特性について説明する文書を送付した．高校卒業後，コンピュータ関連の専門学校に在籍した．本人の話では，キーボードはアルファベット入力で何ら問題はなく，漢字も文脈に沿った漢字の選択が可能であるが，英単語の読み書きには苦労しているとのことであった．専門学校卒業後は介護福祉士として就業している．

本症例における構音の改善経過と読み書きの学習過程を図 10-1 に示した．

口蓋裂の構音訓練は幼児期から開始されるが，言語発達そのものが軽度に遅れたという発達歴を示す児の場合は「発達性の読み書き障害」など，speech のみならず language の障害を想定する必要がある．こうした場合，以下の点に留意するこ

とが必要ではないかと思われた。

①聴覚刺激提示による音の復唱力を把握すること

幼児期の音の復唱能力は，語彙や構音の発達に重要であると言われている。本症例のように幼児期後半になっても2音節の復唱に困難を示す場合には，音韻発達に弱さをもつ可能性がある。こうした見極めをした上で，構音訓練の進め方を検討し，必要があれば以下のような工夫を取り入れる必要がある，

②音韻発達を促す課題を導入すること

単語がいくつの音から成り立っているかといった音韻分解や，音韻削除課題など，音韻発達を促す課題を導入することが音韻意識の向上につながる。

③構音訓練に際しては文字などの視覚刺激を利用すること

系統的構音訓練は基本的には聴覚刺激による音声提示の反復練習であるが，①で述べたように復唱能力が弱い場合には，文字などの視覚刺激を併せて用いることが有効である。

• 文献

1) 原恵子(2001)：健常児における音韻意識の発達. 聴能言語学研究 18；10-18.
2) 小林マヤ，加藤醇子，チャールズ・ヘインズほか(2003)：幼児の読み能力に関わる認知言語的能力. LD研究-研究と実践 12；259-267.
3) Lyon GR (2003)：Defining dyslexia, comorbidity, teachers' knowledge of language and reading—a definition of dyslexia. *Annals of Dyslexia* 53；1-14.
4) National Institute of Child Health and Human Development, NIH, DHHS (2000)：*Report of the National Reading Panel—Teaching Children to Read-Reports of the Subgroups* (00-4754), US Government Printing Office, Washington DC.
5) 大石敬子(2001)：日本に見られる読字障害の特性. 国際シンポジウム報告・LDとADHD—21世紀の教育，社団法人神奈川学習障害教育研究協会，pp9-11.
6) 大石敬子，斉藤佐和子(1999)：言語発達障害における音韻の問題—読み書き障害の場合. 音声言語医学 40；378-387.
7) Richman LC, Eliason MJ, Lindgren SD (1988)：Reading disability in children with clefts. *Cleft Palate Craniofac J* 25；21-25.
8) Richman LC, Ryan SM (2003)：Do the reading disabilities of children with cleft fit into current models of developmental dyslexia. *Cleft Palate Craniofac J* 40；154-157.
9) Torneus M (1984)：Phonological awareness and reading—a chicken and egg problem？ *J Educ Psychol* 76；1346-1358.
10) Wagner RK, Torgesen JK (1987)：The nature of phonological processing and its causal role in the acquisition of reading skills. *Psychological Bulletin* 101；192-212.
11) Wagner RK, Torgesen JK, Rashotte CA (1999)：*Comprehensive Test of Phonological Processing for Ages 7 through 24*, Pro-ed, Austin.

3. 難聴

口蓋裂に合併する難聴の代表例は，滲出性中耳炎である。口蓋裂や粘膜下口蓋裂などの場合，咽頭口蓋周囲筋の機能的・解剖学的異常が存在するため，耳管咽頭筋にも異常が認められることが少なくなく，そのため滲出性中耳炎となりやすい(Sheahanら 2003, Tuncbilekら 2003)。滲出性中耳炎が言語発達に及ぼす影響については諸説(McCormickら 2001, Robertsら 1995)あるが，滲出性中耳炎は伝音性難聴であるので，適切な処置と対応によっては言語発達に支障をきたさないことが多い。しかしながら，言語習得の盛んな幼児期に滲出性中耳炎を反復する場合には，言語発達に影響することがある。したがって定期的な聴力検査を行って管理する必要がある。また両側耳の聴力レベルによっては一時的に補聴器を必要とすることもあるが，補聴効果は高く有効である(Maheshwarら 2002)。この場合は聴力レベルから考えて補聴器に対する公的補助を受けられないことが一般的である一方，補聴器そのものが高価なので，家族とその必要性について十分に検討することが大切である。

感音難聴が合併している場合は，聴力障害の程度が重度になればなるほど，鼻咽腔閉鎖機能の改善や構音障害への対応に苦慮することが少なくない。高度感音難聴児の中には，鼻咽腔閉鎖機能不全が認められないにもかかわらず開鼻声を生ずる場合が報告されている（Antonioら 1993）。したがって患児の開鼻声が鼻咽腔閉鎖機能不全から派生しているのか，難聴があるので自己の音声を聴覚的フィードバックによってコントロールすることができないために開鼻声が生じているのかを判別することが困難な場合がある。

症例1 7歳8か月・男児。反復する滲出性中耳炎を伴う

症例は左側口唇口蓋裂の7歳8か月男児で，生後3か月時に口唇形成術，1歳3か月時に口蓋形成術を粘膜骨膜弁法で行った。発達は順調で，術後の鼻咽腔閉鎖機能も良好であったが，舌先音のすべてに口蓋化構音を認め，5歳7か月より構音訓練を実施した。耳鼻科の定期検診は乳児期より受けていたが，滲出性中耳炎を反復するようになり，3歳時に両耳鼓膜にチューブの挿入を行った。しかし，数か月後に左耳のチューブが脱落したため，4歳7か月時に再度，左耳に鼓膜チューブ留置術を施行した。

就学前の6歳時に右耳滲出性中耳炎と右耳茸，左癒着性中耳炎と左外耳道の異物を認めた。この異物は，左鼓膜に挿入していたチューブが脱落して外耳道に残存していたものであった。そこで，右耳チューブを除去して耳茸の摘出を行い，左外耳道の異物除去を行った。

そして，3か月後に両耳滲出性中耳炎に対してチューブ再留置術を施行した。聴力レベルは両耳とも20～30 dbを推移したが，時には片側が40 dbに悪化することもあった。現在，聴力はほぼ正常範囲を保っているが，引き続き耳鼻科で経過観察中である。

構音訓練は，単語レベルまでは習得したが，耳鼻科の治療や家庭の事情などで訓練が中断していた。その後，小学校に入学し，耳の状態も落ち着いたので，現在は小学校のことばの教室へ通級して訓練を受けている。

症例2 10歳・女児。高度感音難聴を合併

症例は両側口唇口蓋裂および高度感音難聴（図10-2）を伴う女児である。

唇裂形成術を生後3か月，粘骨膜弁法による口蓋形成術を生後1歳6か月時に行った。難聴に関しては0歳台から家族によって気づかれており，1歳時のABRにて高度感音難聴が確認され，聴覚特別支援学校幼稚部での教育がすでに開始されていた。

口蓋形成術後の言語評価では，ブローイングをさせると口腔内の空気を押し出すパッフィングとなってしまい，ブローイングの要領を習得するのに時間がかかった。また，ブローイング時に呼気鼻漏出が認められたが，鼻咽腔閉鎖機能の問題なのか，呼気圧が弱いためなのか判別することが困難であった。ブローイング力が安定しても，発語は吸破音が多く不明瞭で，母音発声も弱々しく安定しなかった。母親は本児のコミュニケーション手段について，高度難聴ということもあって，聴覚特別支援学校小学部3年生の時点で音声言語を断念し，手話言語を中心にした言語力を付けていくことを選択した。筆者らスタッフもこの方針を支持し，その後の

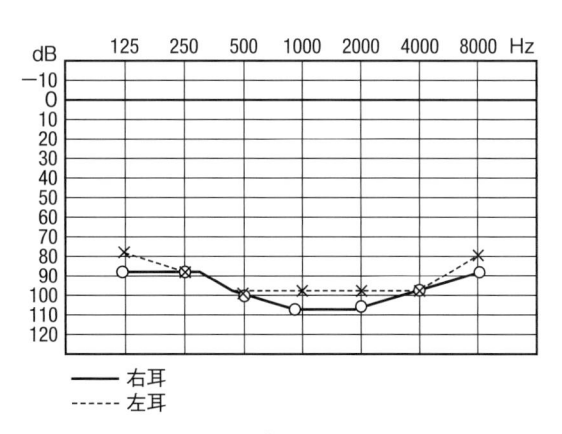

図10-2 症例2のオージオグラム（5歳時）

口蓋裂診療に関しては，鼻咽腔閉鎖機能の問題はあえて追求せず，口唇鼻の変形などの外見的な問題を中心に経過観察する方針に切り替えた。

- 文献

1) Antonio Y, Maria CV (1993)：Velopharyngeal sphincter physiology in deaf individuals. *Cleft Palate Craniofac J* 30；141-143.
2) McCormick DP, Baldwin CD, Klecan-Aker JS, *et al*(2001)：Association of early bilateral middle ear effusion with language at age 5 years. *Ambul Pediatr* 1；87-90.
3) Maheshwar AA, Milling MA, Kumar M, *et al* (2002)：Use of hearing aids in the management of children with cleft palate. *J Pediatr Otorhinolaryngol* 21；66；55-62.
4) Roberts JE, Burchinal MR, Clarke-Klein SM (1995)：Otitis media in early childhood and cognitive academic and behavior outcomes at 12 years of age. *J Pediatr Psychol* 20；645-660.
5) Sheahan P, Miller I, Sheahan JN, *et al*(2003)：Incidence and outcome of middle ear disease in cleft lip and/or cleft palate. *J Pediatr Otorhinolaryngol* 67；785-793.
6) Tuncbilek G, Ozgur F, Belgin E(2003)：Audiologic and tympanometric findings in children with cleft lip and palate. *Cleft Palate Craniofac J* 40；304-309.

A. 正常な会話の流暢さと時間的構成の困難（その人の年齢に不相応な）で以下の1つまたはそれ以上のことがしばしば起こることにより特徴づけられる。
(1) 音と音節の繰り返し
(2) 音の延長
(3) 間投詞
(4) 単語が途切れること（例：1つの単語の中の休止）
(5) 聴きとれる，または無言の停止（音を伴ったあるいは伴わない会話の休止）
(6) 遠回しの言い方（問題の言葉を避けて他の単語を使う）
(7) 過剰な身体的緊張とともに発せられる言葉
(8) 単音節の単語の反復（例：「て-て-て-てがいたい」）
B. 流暢さの障害が学業的または職業的成績，または対人的コミュニケーションを妨害している。
C. 言語-運動または感覚器の欠陥が存在する場合，会話の困難がこれらの問題に通常伴うものより過剰である。

(DSM-IV-TR 精神疾患の分類と診断の手引き 新訂版，2003)

4. 吃音

吃音とは，発話の非流暢性障害であり，有病率は人口の約1％と言語臨床の現場では比較的接する機会の多い言語障害である。DSM-IV では以下のとおり定義されている。

1920年代から，吃音と音韻の関係について研究が始められ，吃音児に機能性構音障害や音韻障害の合併頻度が高いことが知られ始めた（Yairi 2005）。Blood らは2,628名の吃音児について，合併する言語障害を調査し，62.8％に何らかの言語障害を認め，うち33.5％に構音障害を，12.7％に音韻障害を認めたと報告している（Blood 2003）。こうした吃音児に積極的に構音訓練をすべきかどうかは議論され続けているが，依然として統一見解は得られていない。また口蓋裂と吃音の合併に関する報告はほとんどない。そこで口蓋裂に特有の構音障害と吃音を合併した症例について，構音訓練の経過と注意点などについて述べる。

症例1 女児・7歳。左側口唇口蓋裂

在胎40週，2,944gで出生。周産期には特記すべき問題を認めなかった。生後3か月で口唇鼻形成術，11か月でpushback法による口蓋形成術を施行した。発達全般は標準的で，言語発達は始語1歳4か月，二語文2歳2か月とほぼ標準的であった。術後の鼻咽腔閉鎖機能はほぼ良好であったが，3歳前から舌先音の後方化が出現した。3歳3か月で母親から吃症状（語頭音の繰り返し）について相談があった。しかし，この時点では吃音は固定化しておらず，一過性の吃症状である可能性を説明し，経過を見るように助言した。その後，吃症状は改善し，日常会話では全く出現しないようになった。構音障害は，s, dz, ts, t, dの口蓋化構音が固定化し，さらにイ列音とエ列音の一部に側音化構音も認めたため，4歳11か月に系統的構音訓練を開始した。訓練開始時にどのようなコミュニケーション場面でも吃症状はまったくみられず，吃音は軽快したかのように思われた。訓練はd→t→s→dz→ts→ki→giの順番で進めた。構音訓練には非常に意欲的に取り組み，順調に課題を進めることができた。しかし5歳半ごろから吃症状が再度発現し，繰り返しと引き伸ばしを中心に，時にはブロック，挿入が出現し，体を揺らす随伴症状も認めた。中でもiの繰り返しが非常に特徴的であった。

母親によると，遊戯場面では吃症状は発現しにくく，対成人との会話で自分の考えを主張する場面や，何かを伝達しようと焦るとより吃頻度が高くなる，とのことであった。吃音の悪化の契機になるような出来事は特に思い当たらないとのことであったが，この1年間は弟が生まれ，母親の本児への関わりが減り，さまざまな場面で自発的な行動が期待されるなど，児にとって大きな環境の変化があったと推測できた。児には2歳年上の姉がおり，母親は常に姉と児を比較し，片付けや着替えなどの日常動作においても児へ指示的な対応をすることが多かった。これらのことから，周囲が感じる以上に児が環境の変化への不安，焦りなどを感じているのではないかと考え，母親には児への要求水準を下げ，焦らせずに行動を待つように助言した。家庭での発話速度のコントロールの重要性についても説明した。しかし，幼稚園での音楽会を機に急激に吃頻度が高くなり，吃症状もブロックが主体となった。首を後屈する，過度に開口するといった随伴症状が定着し始めた。ブロックのため，言いたいことが言えず，泣き出す場面もあった。そのためか発話を避ける様子も認めた。

この時点で構音訓練は一時中断し，絵本の斉読や歌の斉唱を通して，児の発話への緊張を緩和し，自己肯定感を損なわないように留意した。母親には吃症状が重い場合には発話を強制せず，質問の仕方も児が頷きや首振りで答えられるものに変える，吃症状があっても発話内容に注目するなど，家庭でコミュニケーション環境を調整するようにさらに具体的にアドバイスした。すると3か月ほどで吃頻度や吃症状は改善したため，構音訓練を再開した。この頃には口蓋化構音はほぼ改善し，イ列の側音化構音の訓練を開始したが，イ列音（特にイ，ヒ）の繰り返しが頻回に見られ，挺舌させてiを産生させようとすると，繰り返しが出現するため，訓練に難渋した。そこで，新しい課題は避け，口蓋化構音に対する般化訓練を中心に行い，吃音の経過を観察した。その後，幼稚園でのクリスマス発表会でも吃らずに発表することができ，本人も自信が付いた様子であった。

就学に伴い，当方への頻回な通院が困難になったため，就学後は地域の言語通級指導教室（以下ことばの教室）で通級指導を受けながら，当科で長期休みごとの経過観察を行った。就学にあたり，筆者とことばの教室の担当者が連携を取り，就学前からことばの教室に訓練を移行することができた。その結果，心配されていた就学に当たっての吃音の悪化はみられなかった。また，吃音が悪化した際の対応や，後述のような訓練の留意点をことばの教室の担当者と共有し，1年生の終了時にほぼ正常構音を獲得

し，吃音は波があるものの，日常生活に支障をきたすほど悪化することはなく，元気に学校生活を楽しんでいる。

本症例は構音訓練開始時には吃症状がほとんど認められなかったが，訓練を進めていく中で，吃症状に変化がみられた．本症例では，構音訓練を開始してからすでに6か月以上経過していた5歳半ごろの吃症状の急激な悪化が，構音訓練によって引き起こされたとは考え難い．また，家庭での環境調整や言語臨床家との流暢性の体験学習，話速度のコントロールなど，通常の吃音児と同様の対応で吃症状が軽快したことを考慮すると，構音訓練のみが吃音を惹起した原因とは考え難い．しかし，その時期の児を取り巻く環境の変化に加え，構音訓練が児の生来の気質や特性に何らかの影響や負荷を与え，吃症状の悪化に繋がった可能性は否定できない．発話明瞭度の改善を目的とする構音訓練と，発話内容や伝達意欲を重視する吃音へのアプローチはしばしば二律背反であるため，吃音児への構音訓練は構音訓練が吃音に及ぼす影響を考慮し，慎重に進める必要があると考える．

本症例の訓練経過から，吃音児への構音訓練に際し，

①吃音の状態を観察しながら，訓練対象の音を選択する（吃症状の出現しやすい音を最初に訓練しないなど）．
②言語臨床家の発話速度を通常より遅くするよう心がける．
③吃症状が重篤な時期には，吃音への対応方法や，環境調整を優先する．
④児に過度な負担がかからないように課題の量や，難易度を設定する（吃症状のために誤り音となっても，誤反応としないなど）．

といった点に留意し，児のコミュニケーション意欲や自己肯定感を損なわずに構音訓練を行うことが望ましいと考える．上記のような配慮と家庭での環境調整などの協力が得られるのであれば，本症例のように構音障害を改善することが可能なケースもあると考える．繰り返しになるが，構音訓練が吃音に影響を及ぼす可能性は否定できないので，児の発達レベルや養育環境などの諸事情を考慮して，訓練の適応を判断する必要がある．

・文献

1) Blood GW, Ridenour VJ, Qualls CD et al (2003)：Co-occurring disorders in children who stutter. J Commun Disord 36；427-428.
2) Nippold MA (2004)：Phonological and language disorders in children who stutter：impact on treatment recommendations. Clin Linguist Phon 18；145-159.
3) Yairi E, Ambrose N：Early childhood stuttering for clinicians by clinicians, Pro-ed. Inc, Texas, 2005.
4) 小澤恵美：吃音治療の終了時期の実際．聴能言語学研究，14；203-205，1997.
5) 原由紀：幼児の吃音．音声言語医学，46；190-195，2005．

5. 症候群症例

A ロバン・シークエンス
Robin sequence

胎生7～11週の下顎の低形成に続発した小顎症，舌根沈下，気道閉塞を主徴とする疾患であり，口蓋裂は65～90％に合併する．小顎症により舌が後方転位した結果，一般の口蓋裂とは異なるU字型の幅広い口蓋裂になると考えられている（木口1989，土佐2003，古谷2009）．

フランスの口腔病専門医であったピエール・ロバンの報告（1923，1934）が有名なのでピエール・ロバン症候群と呼称されていたが，1980年代以降はロバン・シークエンスの名称が普及してきた．その理由は一次的発生異常である小顎症によって他の症状が連鎖的に惹起されるためと，スティックラー症候群，22q11.2欠失症候群，トリーチャー・コリンズ症候群などにもこれらの症状が発現するためである．

発生頻度は文献によりばらつきが大きく2,000

人に1人（古谷 2009），8,500〜30,000人に1人（中山 2001）などと言われており，比較的まれな疾患である。常染色体劣性遺伝とX連鎖性遺伝が示唆されているが，遺伝性は低いとする報告もある（竹内ら 2001，小長谷 2001）。

1. ロバン・シークエンスの障害

新生児期から乳児期に，舌根沈下による吸気性上気道閉塞が高頻度に見られ，死亡例もあることから適切な呼吸管理が重要である。下顎骨の成長により呼吸が改善する例が多いが，それまでの保存的処置として，側臥位や腹臥位による呼吸管理，鼻咽頭エアウェイの挿入，舌を下前方へ誘導するための人工口蓋床の装着（Hotzら 1982）がある。重症例では，舌下口唇縫合固定術や舌前方牽引固定術（LeBlancら 1992），気管内挿管，気管切開，下顎骨延長（Monasterioら 2002）が行われる。口蓋形成術は呼吸状態が良好であれば通常の口蓋裂と同様かやや遅い時期に実施される。

呼吸障害に伴って，哺乳・摂食障害を示す症例も多い。哺乳障害に対しては口蓋裂用の哺乳瓶と乳首を使用する（第6章参照）。授乳の際は，呼吸しやすいようにできるだけ垂直に抱いて首を後ろに傾けないようにして飲ませる。重症の場合は経鼻経管栄養の併用が必要になる（土佐 2005）。経鼻経管栄養の長期化によって経口からの摂食を拒否するようになるなど，経口栄養への移行に難渋する場合は，摂食嚥下リハビリテーションが必要になる（向井 2007）。

また，小顎症による下顎の歯列不正や過蓋咬合に対して，歯科矯正治療や下顎骨延長を要する症例もある。

ロバン・シークエンスが，スティックラー症候群，22q11.2欠失症候群，トリーチャー・コリンズ症候群，両側性または片側性小顔面症（facial and hemifacial microsomia）などに合併している症例では，症候群のない症例よりも発達障害の発現率が高い（Evansら 2006）。さらに，合併する症候群の種類によって小顎症の程度は多様であり，症候群のない症例よりも重症で，学齢期に至

っても下顎の発育は不良である（Rogersら 2009）。症候性のロバン・シークエンス症例では，良好な鼻咽腔閉鎖機能と正常構音の獲得が困難であるか経過が長期化する可能性が高いため，訓練方針の決定のためには合併症の診断が重要である。

また，ロバン・シークエンス症例では，一般の口蓋裂症例よりも滲出性中耳炎による伝音難聴の発症率が高く，気導聴力レベルの低下が大きいという報告があり，早期発見と治療が重要である（Handzicら 1995）。

2. ロバン・シークエンスの言語

呼吸障害や哺乳・摂食障害の重症度と継続期間，治療内容，他の合併症や症候群の診断について確認する。乳児期の呼吸障害や哺乳障害を乗り越えて口蓋形成術を行い，順調に発達している場合は，合併症のない一般の口蓋裂単独症例と同様の言語管理を行う。発達障害を有する症例で，スピーチの獲得が不良である場合は全般的な発達の経過を追いながら適切な時期に治療を行う。

昭和大学形成外科で初回口蓋形成術を施行したロバン・シークエンス症例で，難聴や言語発達遅滞のない50例のうち，4歳時の評価で初回手術後の鼻咽腔閉鎖機能が良好だったのは82％，正常構音を獲得したのは73％であった。非症候群の口蓋裂単独例191例の成績はそれぞれ87％と79％であり，これらと比較するとロバン・シークエンス症例の言語成績はやや低下する傾向であったが大きな差は見られなかった。構音障害の中で最も多かったのは鼻咽腔構音であった。

症例 8歳・女児。口蓋裂単独

乳児期に舌根沈下による呼吸障害と哺乳障害を認めた。幼児期に鼻咽腔構音に対する構音訓練を行い学童期に正常構音となった。

妊娠中の異常はなく38週4日で出生，生下時体重は2,935 gであった。日齢0〜1には啼泣時に数回の無呼吸を認めたがその後は呼吸の問題はなかった。哺乳はメデラ社のスペシャル

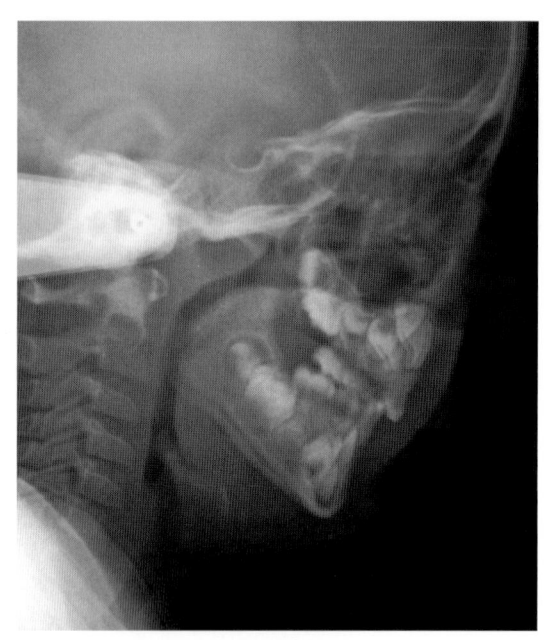

図10-3　閉口位のセファログラム
ロバン・シークエンスの症例（5歳）

図10-4　/i/ 発声時のセファログラム

ニーズフィーダーを使用して良好であり，日齢8に退院した。

日齢14に昭和大学形成外科を受診した。口蓋裂と小顎症以外の異常は認められず，搾乳した母乳をスペシャルニーズフィーダーで1日に300 mL摂取し，1回の授乳時間は20分以内であったので，哺乳は良好と考えられた。

日齢30に昭和大学小児科を受診し，陥没呼吸と体重増加不良を認めたため入院となった。気管・喉頭軟化症や狭窄は認められず，舌根沈下による呼吸障害と診断され，マーゲンチューブ挿入により呼吸が改善した。入院時の体重は生下時からわずか29 gの増加しかなく，体重増加不良は呼吸障害による哺乳量不足と陥没呼吸によるエネルギー消費の増大によるものと考えられた。マーゲンチューブからのミルク注入と経口哺乳を併用して体重は順調に増加し，日齢68に退院した。

日齢85に小児科外来にてマーゲンチューブを抜去し，全量経口哺乳となった。離乳は月齢5か月から開始し，1歳1か月で完了した。

定頸3か月，独歩開始11か月で運動発達は正常であった。1歳0か月に形成外科にてWardill変法による口蓋形成術を施行した。言語表出は初語が11か月，二語文が1歳9か月に初出し，言語発達は正常と考えられた。

2歳時の言語評価では開鼻声とブローイング時の呼気鼻漏出がなく，手術後の鼻咽腔閉鎖機能は良好と判定したが，ウ列のs, ts, dz, dʒとkiに鼻咽腔構音を認め，ウ列以外のsとt, d, n, tsがk, gに置換していた。

4歳1か月時の評価ではt, d, nの置換は自然改善していたが，s, ts, dzの鼻咽腔構音がウ列以外にも習慣化しており構音訓練が必要と判断した。しかし課題態度の形成や，紹介した訓練機関の受け入れを待つ間に1年以上が経過したため，5歳9か月時に昭和大学言語室にて訓練を開始した。

5歳7か月から軽度の開鼻声が出現していたため，訓練開始前にセファログラムにて鼻咽腔閉鎖機能を評価したところ，軟口蓋の動きがやや不良で，発声時の軟口蓋と咽頭後壁の間にaで4 mm, iで2 mmの間隙を認めた（図10-3, 4）。口腔内の評価で，発声時に咽頭側壁の動

きが確認されたことから，再手術の検討は保留し，構音訓練を先行することにした。

週1回の構音訓練を行い，6歳5か月の構音検査にて鼻咽腔構音は単語レベルまで消失し，6歳7か月には短文レベルまで消失した。就学のため7歳2か月で週1回の構音訓練は終了したが，文章音読時に鼻咽腔構音が時々出現していたため，自宅での音読練習を継続するよう家族に依頼した。8歳2か月の評価では会話時の構音が正常になったが，ごく軽度の開鼻声と鼻雑音が聴取された。今後，アデノイドの退縮や歯科矯正による上顎の拡大などが鼻咽腔閉鎖機能の低下につながる可能性があることから，10歳以降も数年に一度の経過観察を行う予定である。

• 文献
1) Evans AK, Rahbar R, Rogers GF, et al(2006)：Robin sequence：a retrospective review of 115 patients. *Int J pediatr Otorhinolaryngol* 70；973-980.
2) 古谷憲孝(2009)：Robin sequence. 小児科診療 72 増刊号；81.
3) Handzic J, Bagatin M, Subotic R, *et al* (1995)：Hearing levels in Pierre Robin syndrome. *Cleft Palate Craniofac J* 32；30-36.
4) Hotz M, Gnoinski W (1982)：Clefts of the secondary palate associated with the "Pierre Robin syndrome". *Swed Dent J* (Suppl) 15；89-98.
5) 木口チヨ(1989)：ピエールロバン症候群患者の看護について．小児保健研究 48；330-333.
6) 小長谷九一郎(2001)：ピエルロバン症候群．呼吸 20；356-361.
7) LeBlanc SM, Golding-Kushner KJ (1992)：Glossopexy on speech production in Robin sequence. *Cleft Palate Craniofac J* 29；239-245.
8) Monasterio FO, Drucker M, Molina F, *et al* (2002)：Distraction osteogenesis in Pierre Robin sequence and related respiratory problems in children. *J Craniofac Surg* 13；79-83.
9) 向井美惠(2007)：小児 NST における摂食・嚥下リハビリテーション．小児外科 39；846-849.
10) 中山英樹(2001)：Pierre Robin syndrome(Robin sequence)．別冊日本臨牀-領域別症候群シリーズ 33・先天異常症候群辞典(上巻)，日本臨牀社，pp459-460.
11) Rogers GF, Lim AA, Mulliken JB, et al(2009)：Effect of a syndromic diagnosis on mandibular size and sagittal position in Robin sequence. *J Oral Maxillofac Surg* 67；2323-2331.
12) 竹内英二, 北野博也, 北嶋和智(2001)：Pierre Robin sequence の2例．耳鼻臨床 94；431-435.
13) 土佐泰祥(2003)：Ⅲ 頭頸部の疾患 15. Robin シークエンス．形成外科 46 増刊号；S100-101.
14) 土佐泰祥, 保阪善昭(2005)：口唇口蓋裂を持った児に対する栄養管理．周産期医学 35 増刊号；567-570.

B 第一第二鰓弓症候群 (first and second branchial arch syndrome, hemifacial microsomia)

発生学的に，上顎骨，頬骨，下顎骨，上下唇，耳輪，耳珠，ツチ骨，キヌタ骨は第一鰓弓から発生し，第二鰓弓からは耳輪後部，アブミ骨，耳筋などが発生する。本症候群は第一第二鰓弓発生時の異常により起こる先天性の奇形症候群である。発生頻度は3,000～5,000人に1人で，片側性に起こることが多く，顔面の非対称が特徴的であり，咬合や整容の改善のため，外科的な顎矯正術を行うことがある。また，顔面神経麻痺を伴うことがある。75～95%に下顎の形成不全，耳介，中耳外耳の形態異常を認め，将来的に耳介の形成術などが必要となる症例もある。下顎の形態や顔面神経麻痺によって，乳児期には哺乳障害，その後，摂食・嚥下障害を呈することもあり，早期から多職種の介入が求められることもある。口蓋裂は約10%に発現するとされている（梶井ら 2001）。また，口蓋に明らかな異常を認めない症例でも，軟口蓋不全麻痺を認めるとの報告もある（大守ら 2002, 醍醐ら 2003）。知的障害は伴わないことが多いとされている（梶井ら 2001）が，言語発達は難聴に影響されることがある。外見的な改善も治療の大きな柱となる。特に就学後の友人関係の中で，いじめや偏見にさらされないよう，配慮することが必要である。

症例 7歳・女児

周産期に異常を認めなかったが，生後3日目に産科で新生児聴覚スクリーニング検査を受

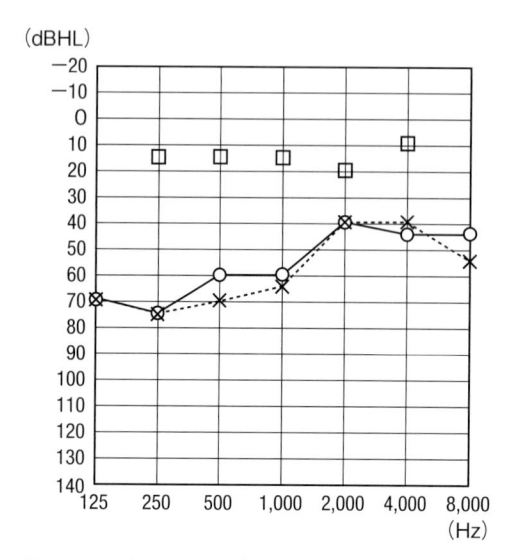

図10-5 症例のオージオグラム　6歳時

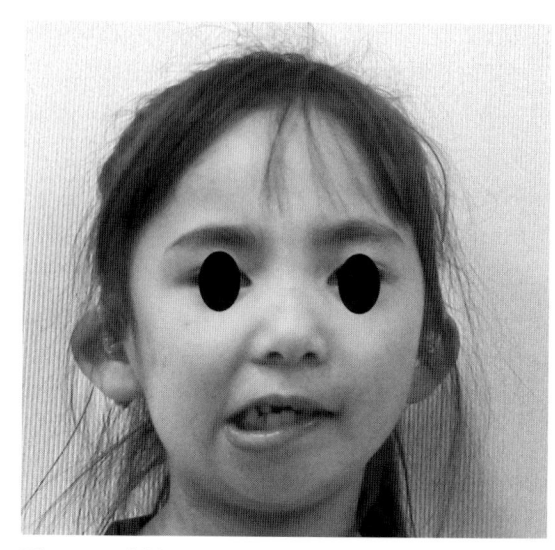

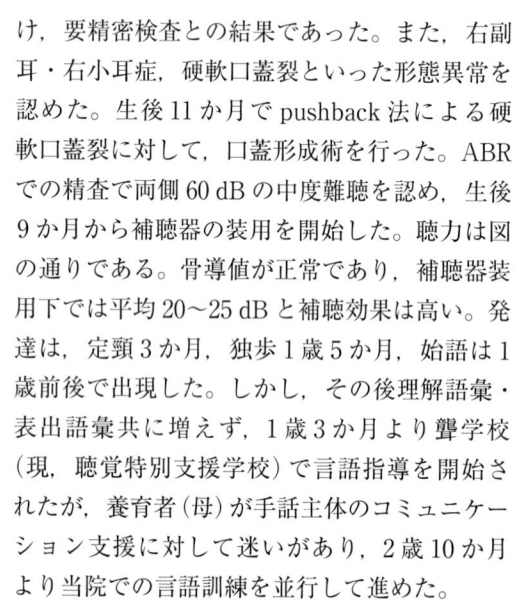

図10-6　症例
右側の小耳症，開口時の口角偏位を認める。

け，要精密検査との結果であった。また，右副耳・右小耳症，硬軟口蓋裂といった形態異常を認めた。生後11か月でpushback法による硬軟口蓋裂に対して，口蓋形成術を行った。ABRでの精査で両側60dBの中度難聴を認め，生後9か月から補聴器の装用を開始した。聴力は図の通りである。骨導値が正常であり，補聴器装用下では平均20～25dBと補聴効果は高い。発達は，定頸3か月，独歩1歳5か月，始語は1歳前後で出現した。しかし，その後理解語彙・表出語彙共に増えず，1歳3か月より聾学校（現，聴覚特別支援学校）で言語指導を開始されたが，養育者（母）が手話主体のコミュニケーション支援に対して迷いがあり，2歳10か月より当院での言語訓練を並行して進めた。

訓練開始時，発語は単語レベルで理解語彙も13語と著しく言語発達が遅れていた。言語発達促進のため，週1回の言語訓練を開始した。母親の強い希望により年少で幼稚園に入り，ろう学校には通わず当院での言語訓練を継続することとなった。4歳時の構音評価では，開鼻声は中等度であり，構音障害はイ列・エ列音の鼻咽腔構音とk, g, t, d, hに子音の省略，s, dz, ts, rに発達途上にみられる誤り，ほぼすべての子音で呼気鼻漏出による歪みがみられた。ソフトブローイングは1秒で，呼気鼻漏出は20mmであった。軟口蓋は運動性がやや不良，長さはやや短かった。4歳8か月の新版K式発達検査では，認知・適応91に対し，言語・社会55であり，難聴による言語発達遅滞が顕著であった。構音訓練は言語発達の伸びを待って，5歳1か月より言語発達の促進と並行して行った。

構音訓練は鼻咽腔構音からアプローチし，i, eの呼気の口腔誘導を行った。しかし，指示理解が困難であったり，音韻発達も遅れていたことから，訓練は難渋した。さらに言語発達が進み，自発話が増加するに従い，発話不明瞭が顕著となってきた。開鼻声と呼気鼻漏出による弱音化が発話明瞭度低下の大きな原因であった。試行的に鼻孔を閉鎖してtを練習すると，正音が産出可能であった。そこで5歳10か月時に鼻咽腔ファイバースコープ検査とセファログラムで鼻咽腔閉鎖機能の精査を行った。鼻咽腔ファイバースコープ検査では，左側の軟口蓋と側壁の動きはみられるが，右側は軟口蓋，側壁ともにほとんど動きがみられなかった。セファログラムでは，a, i発声時の咽頭口蓋間距離が5mm，ʃːで1～2mmであった。軟口蓋の

長さは20 mmとやや短かった。以上の結果と構音検査，鼻咽腔閉鎖機能検査より，鼻咽腔閉鎖機能は軽度不全と考えられ，再手術を検討した。

　形成外科医とのケースカンファレンスにおいて，術前の鼻咽腔ファイバースコープ検査で判明した，左側優位の閉鎖動態を考慮し，咽頭弁を右側に寄せる方法が提案された。6歳2か月で手術を実施した。術後1か月評価で，鼻咽腔閉鎖機能は著しく改善し，開鼻声はごく軽度，ソフトブローイングは術前2秒から，術後7秒と大きく改善し，呼気鼻漏出も術前に20 mmあったものが，術後は消失した。構音にも変化がみられ，鼻咽腔構音は自然に改善し，k, gがt, dに置換，s, dz, tsに未熟構音，tに浮動的に省略を認めた。呼気鼻漏出による子音の弱音化は単音節では消失し，単語レベル以上で出現したが，発話明瞭度には影響のない程度に改善した。その後も構音訓練を継続している。母親からは日常会話でも全体的に発話が明瞭になり，聞き取りやすくなったとの感想が聞かれた。

　大守ら(2002)は，小耳症症例の鼻咽腔閉鎖機能について，明らかな鼻咽腔閉鎖機能不全がない症例の中に，片側に軟口蓋麻痺を認めたと報告している。醍醐ら(2003)も先天性小耳症兼外耳道閉鎖症症例の81.3％に発声時に軟口蓋の偏位を認めたと報告している。本症候群では，小耳症の患側に軟口蓋麻痺を認める可能性があると考えられる。本症例も右小耳症および，右軟口蓋麻痺を認めた。鼻咽腔閉鎖機能の動態を精査したことが，鼻咽腔閉鎖機能の改善に大きく貢献したと考えられる。

　本症例では難聴による言語発達遅滞が顕著であり，構音障害の改善より言語発達の促進が優先された。このように，本症候群では他の合併症へのアプローチが構音障害や鼻咽腔閉鎖機能へのアプローチより優先されるべき場合がある。このような状況では，患児の全体発達やQOLにおいて，言語臨床家がどのような時期に，どのようにアプローチするのかを見極める必要がある。

• 文献

1) 大守誠，朴修三，時岡一幸(2002)：小耳症と軟口蓋麻痺の関係について．日形会誌 22；741-744.
2) 醍醐佳代，前川二郎，萩野洋一(2003)：先天性小耳症兼外耳道閉鎖症に見られる軟口蓋不全麻痺による鼻咽喉閉鎖機能不全の検討．形成外科 46；1159-1164.
3) 梶井正，黒木良和，新川詔夫，他(編)(2001)：新先天奇形症候群アトラス，南江堂．pp370-371.

C　トリーチャー・コリンズ症候群
Treacher Collins syndrome, Fraceschetti (-Zwallen-Klein) syndrome, mandibulofacial dystosis

　トリーチャー・コリンズ症候群は，胎生期における第一・第二鰓弓に由来する組織の発育障害に起因した症状を呈する。発生頻度は25,000〜50,000人に1人，性比は1：1といわれるが，軽度の患者は診断されていない可能性がある(Gorlinら 2001)。遺伝様式は常染色体優性遺伝である。新生突然変異によって生じる確率は60〜85％といわれており，疾患遺伝子TCOF1は5q32-q33.1染色体に位置しているとされるが，こうした病理が見いだされない家系もある(OMIM 2006, Treacher Collins Syndrome Collaborative Group 1996)。本症候群の報告は1889年のBerryが最初といわれているが，1900年にTreacher Collinsが2例を報告し，1949年にFranceschettiとKleinが報告例をまとめて症候群とした(Huntら 2002)。

　症状は多様であるが頭蓋頸顔面部分に集中しており，両側・対称性の形態異常が特徴である。徴候がほぼすべて発現している典型例と，いくつかの組み合わせを呈する非典型例がある(Posnickら 2000)。主な臨床症状は，眼瞼裂斜下・下眼瞼の部分欠損・下(まれに上)睫毛の欠損，顔面中央部の形成不全(特に頬骨・下顎骨)，側頬部にみられる舌状の毛髪，巨口症，口蓋裂・高位口蓋・不正咬合(開咬)・歯列不正，外耳の形成不全(時に中耳・内耳の奇形)，難聴(多くは伝音性)などである。知的能力は正常範囲にある場合が多い(Huntら 2002, 泉川 2001)。症状によって発現率が異なり，口蓋裂の合併は28％，軟口蓋機

能不全は32%，伝音性難聴は40%という報告がある(Jones 1997)．

多様な症状から呼吸，哺乳・摂食，聴力，言語，歯科矯正，頭蓋顎顔面の形成，心理・社会的な適応など多くの問題が派生する．そのため，治療はいくつもの専門分野にまたがり，治療期間は長期にわたる．

呼吸障害については，23〜25%の患者に気管切開が行われたという報告がある(Perkins, Sherら1992, Vallino-Napoli 2002)．さらにPerkinsら(1997)によれば，本症に多く認められた気道閉塞の様式から，舌の位置補正や経鼻チューブといった保存的治療法や舌固定術は有効でなく，気管切開が長期にわたり必要になる患者が多かった．

口蓋裂については，呼吸障害との関連で口蓋形成手術の時期が遅れたり，口蓋形成術後も筋肉の形成不全のため軟口蓋の運動が不良であったり，咽頭腔が狭小であるため咽頭弁形成手術が困難な場合がある(Posnickら2000)．さらに，呼吸障害を改善するための骨切りや仮骨延長術による下顎骨の延長手術(Distraction Osteogenesis；DOG)など，顎顔面の外科的治療により，鼻咽腔閉鎖機能が悪化し，構音障害が増悪あるいは新たに出現する危険性があるため，注意が必要である．

聴覚障害については骨導補聴器の装用が有効であることが多いが，骨導端子の圧迫や審美的な問題に対して実用的な工夫が必要となる．1970年代から，従来の骨導補聴器にかわり，埋め込み型の骨導補聴器の使用(Bone Anchored Hearing Aid；BAHA)が試みられているが，その効果は患者個人の受容性が関与している可能性が示唆されている(Jahrsdoerferら1995)．

スピーチについては，開鼻声や閉鼻声など共鳴の異常，鼻咽腔構音，両唇音と歯茎音に歪みなどの構音障害が出現することが報告されている．その原因としては，鼻咽腔閉鎖機能不全症の他，小下顎症や不正咬合・咽頭腔の狭窄などの形態が影響を与えている可能性が示唆されている(伊藤ら1988, 河合ら1996, Vallino-Napoliら2006)．また言語発達の初期には，聴覚障害の影響が推測されている(Gorlinら2001)．一方，気管切開が構音障害や言語発達の遅れの原因となるか否かについては議論がある(Jiang 2003, Kraemer 2005)．

これらの言語に関連する問題のため，早期から言語臨床家の果たす役割が大きい．主となる治療の内容は年齢によって変化するが，特徴的な顔貌がもたらす心理・社会的な問題は常に存在することに留意し，家族あるいは子ども同士のコミュニケーションが円滑に行えるように，援助や助言などを行っていくことが必要である．

症例 16歳・男児　口蓋裂

口蓋裂，両側外耳道閉鎖など本症候群の特徴がほぼすべて発現している．知能は正常範囲．眼瞼裂斜下，下眼瞼のノッチ状欠損，下睫毛の欠損，頬骨形成不全，両側小耳症，外耳道閉鎖，耳小骨の欠損，難聴，口蓋裂，小下顎症，巨口症，開咬，歯列不正などが認められた(図10-7)．

呼吸障害のため生後1週間目に気管切開術を施行し14歳まで気管孔が開存していたが，3歳からTチューブの孔を手指で閉鎖することにより音声言語によるコミュニケーションが可能であった．聴覚は1歳時から骨導補聴器を装用し，補聴器装用時の聴力は日常生活に支障のない程度である．

口蓋裂に対し，1歳時に口蓋形成術を行った．鼻咽腔閉鎖機能は，16歳の現在，軟口蓋の挙上運動がやや不良であり，軽度不全であるが実用的なコミュニケーションには問題がない．7歳から段階的に耳介と外耳道の陥没部を形成，9歳から上顎歯列弓の側方拡大と下顎の骨切り・前方移動を行った．

言語発達については，始語は2歳であったが，運動面や日常生活動作の発達に比べて言語や対人関係の発達に遅れが認められた．対人関係の発達が遅れた原因としては，難聴による言語発達遅滞や口蓋形成術など，治療のための頻回な入院による社会経験の不足などが考えられた．しかし幼稚園へ入園後は，友達もできて園での生活に適応していたことから，主に経験の

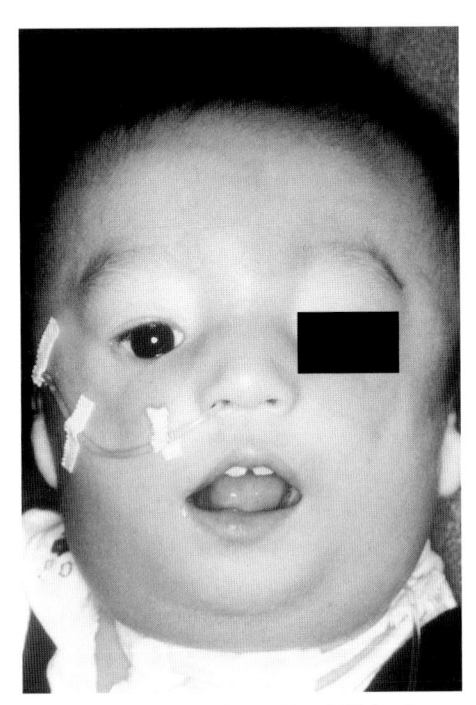

図10-7 症例の9か月時の正面の顔貌（平井ら1999）
経鼻チューブにて栄養摂取を行っている。眼瞼裂斜下、下眼瞼のノッチ状欠損、下睫毛の欠損などが認められる。

不足によると推測された。10歳時のWISC-Rの結果，言語性IQ 107，動作性IQ 123，全IQ 116で，知的発達レベルは年齢相応であったが，動作性に比べ言語性IQが低いことが認められた。構音は4歳10か月時に鼻咽腔構音と口蓋化構音が認められたため訓練を開始した。頻回の通院が困難であったため，月1回，1時間程度の構音訓練を7歳10か月まで行った。鼻咽腔構音は言語訓練後の7歳時には消失し，16歳の現在は，会話時に浮動的に口蓋化構音が認められ，発話明瞭度は「時々わからないことがある」程度である。

心理・社会面では，小学校低学年時はクラス替えなどの際に新しく友達を作ることに不安が強かったが，16歳の現時点では，将来の職業についての夢を持って高校に通学している。しかしながら，14歳年下の弟の出産を決めるために家族で話し合った中で，本人が「（次子が）僕と同じだったらかわいそう」と述べたことは，本症候群の臨床における心理・社会的な問題の深さを示唆しているといえよう。

● 文献

1) Gorlin RJ, Cohen MM Jr, Hennekam RCM (2001)：Mandibulofacial Dysostosis. Syndromes of the Head and Neck, 4th ed. New York：Oxford University Press, pp799-802.
2) 平井沢子，加藤正子(1999)：事例12 トリーチャーコリンズ症候群．岡崎恵子，他（編）：シリーズ言語臨床事例集 第1巻 口蓋裂．学苑社，pp239-253.
3) Hunt JA, Hobar PC (2002)：Common Craniofacial Anomalies：The Facial Dysostoses. Plast Reconstr Surg 110；1714-1728.
4) 伊東節子，空閑祥浩，町田澄利，他(1988)：Treacher Collins症候群の1例における言語障害およびその成因に関する考察．日口外誌 37；294-301.
5) 泉川良範(2001)：Mandibulofacial dysostosis. 別冊日本臨牀．領域別症候群34．先天異常症候群辞典．日本臨牀社．133-134.
6) Jahrsdoerfer RA, Jacobson JT (1995)：Treacher Collins syndrome：Otologic and auditory management. J Am Acad Audiol 6；93-102.
7) Jiang D, Morrison GA (2003)：The influence of long-term tracheostomy on speech and language development in children. Int J Pediatr Otorhinolaryngol 67 (Suppl 1)；S217-220.
8) Kraemer R, Plante E, Green GE (2005)：Changes in speech and language development of a young child after decannulation. J Commun Disord 38；349-358.
9) Jones KL (1997)：Treacher Collins syndrome. Smith's Recognizable Patterns of Human Malformation, 5th ed, WB, Saunders Co, Philadelphia, pp250-251.
10) 河合桐子，北野市子(1996)：Treacher-Collins症候群児における構音障害の特徴とその成因に関する考察．聴能言語 13；38-42.
11) The Online Mendelian Inheritance in Man (OMIM™) (2006)：TCOF1 gene；TCOF1.
12) Perkins JA, Sie KCY, Milczuk H, et al (1997)：Airway management in children with craniofacial anomalies. Cleft Palate Craniofac J；34, 135-140.
13) Posnick JC, Ruiz RL (2000)：State of the art. Treacher Collins syndrome：current evaluation, treatment, and future directions. Cleft Palate Craniofac J 37；483-1-483-22.
14) Sher AE (1992)：Mechanisms of airway obstruction in Robin sequence：Implications for

treatment. *Cleft Palate Craniofac J*；29，224-231.
15) Treacher Collins Syndrome Collaborative Group (1996)：Positional cloning of a gene involved in the pathogenesis of Treacher Collins syndrome. *Nature geneticsics* 12；130-136.
16) Vallino-Napoli LD (2002)：A profile of the features and speech in patients with mandibulofacial dysostosis. *Cleft Palate Craniofac J*；39，623-634.
17) Vallino LD, Peterson-Falzone SJ, Napoli JA (2006)：The Syndromes of Treacher Collins and Nager. Special issue：Communication and swallowing disorders associated with congenital syndromes. *Adv Speech Lang Pathol* 8；34-44.

D　22q11.2 欠失症候群
22q11.2 deletion syndrome

　心疾患，口蓋裂，特徴的な顔貌，免疫の異常などを示す一群の患児について，過去には velo-cardio-facial 症候群（VCFS）（Goldberg ら 1993），Digeorge sequence（DGS）（Stevens ら 1990），conotruncal anomaly face（円錐動脈幹異常顔貌）症候群（CTAF）（木内 1980）など，多様な診断名が提唱されてきた。しかし，近年の FISH（fluorescence *in situ* hybridization）染色体分析法の開発により，いずれの症候群にも 22 番染色体長腕の部分欠失が確認されるに至って，これらは22q11.2 欠失症候群（以下，22 欠失症候群）という診断に集約されてきた。またかつては主徴候の頭文字を取って CATCH22（cardiac anomaly, abnormal face, thymic hypoplasia, cleft palate, hypoparathyroidism）と呼ぶこともあったが，この呼称は蔑称につながるということで望ましくないとされている（森岡ら 2004）。発現率は4,000～5,000 人に一人と言われているが（Yamagishi 2002），他の染色体異常疾患と異なり，救命率も高くて成人期の生殖機能に問題がなく，一般社会生活を行う患者が少なくないことから，今後発現率が上がる可能性が予測される。本症候群が咽頭口蓋の異常を合併する確率は約 70％で，主なものは口蓋裂，粘膜下口蓋裂，深咽頭，軟口蓋咽頭麻痺など多様である。さらに心疾患，知的障害，低身長などを合併する確率も同じく約 70％である（北野ら 2004）。

　本症候群の鑑別上の手がかりは，何といっても顔貌の特徴である（**図 10-8**）。鼻根部の平坦化，厚い眼瞼と傾斜した眼裂，口唇の低緊張などであり，経験を積んだ臨床家ならば一瞥して同定可能である。

　本症の臨床症状は既に 180 以上の報告があり（Yamagishi 2002），循環器科，内分泌代謝科，神経内科など多くの診療科との密接な情報交換が必要であるが，加えて近年，統合失調症などの精神病患者の中に 22q11.2 近辺の染色体異常を持つ症例が報告されてきた（Doron Gothelf 2007, Sugama 1999）。前述のとおり本症は多くは一般社会で自立的生活を送るが，一方で知的能力などに弱さをもつため，ストレスを抱えている患者も少なくない。そうした環境要因および病理学的な要因が絡んで精神病を発病する症例もおり，幼少時期からの養育環境の調整などが求められる。さらに，本人が自身の染色体異常をどのように知るか，という告知の問題が今後の課題となる。筆者

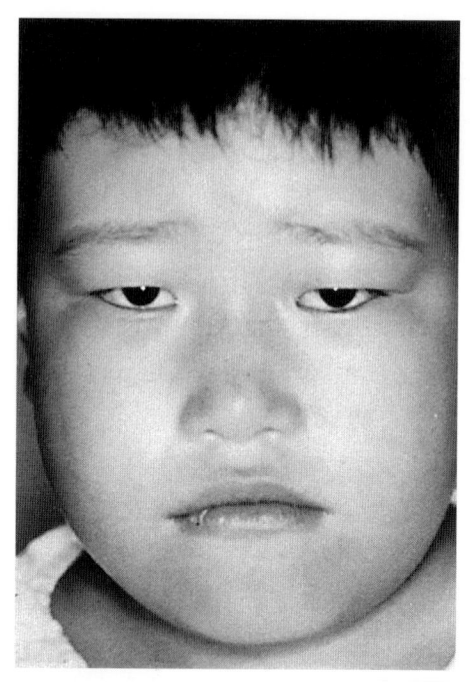

図 10-8　22q11.2 欠失症候群
（掲載にあたってはご家族の了解を得ています。）

は母子例を2例経験しているが，いずれの母親も出産前には自身の染色体異常について情報をもっておらず，わが子の精査を契機に，自身の異常を知ることになった．

本症の言語症状の多くは鼻咽腔閉鎖機能不全によるものであるが，近年の脳科学研究からは発達性発語失行（Ann W. Kummer 2007）や脳構造の変異（Tracy Deboer 2007），認知機能の障害（Tony J. Simon 2005）などのエビデンスが提出され，研究の広がりがみられる．

症例1 8歳・男児．粘膜下口蓋裂．

粘膜下口蓋裂に深咽頭を伴っていたため，治療には咽頭弁形成術が検討された．しかし内頚動脈の走行異常があり，咽頭後壁正中部に拍動が認められたため，咽頭弁形成術は危険であると判断した．スピーチエイドなどの補装具は齲歯が多く，適応とならなかった．結局この症例は親戚の勧めで他院にて咽頭弁形成術を受けた．しかし，弁は拍動部をよけたため，正中部に作成されておらず，そのため鼻咽腔閉鎖機能不全が持続し，声門破裂音は改善せずに現在に至っている．

症例2 12歳・男児．深咽頭

言語発達の経過を見る目的で2歳から言語面接を開始し，言語発達は順調で，正常構音であった．ところが5歳時に行われたファロー四徴症の根治術後に強い開鼻声が出現した．セファログラム上，アデノイドの退縮が認められ，多量の抗生剤や利尿薬などの薬物が，リンパ組織であるアデノイドに影響したのではないか，と推測された．そこで咽頭弁形成術を予定したが，半年後の評価で開鼻声は消失していた．再度セファログラムで確認したところ，アデノイドが肥大していた．その後しばらく経過観察を行っていたが，11歳時にアデノイドの自然退縮が認められ，開鼻声が顕著となったため，咽頭弁形成術を施行し，経過は良好で正常構音となった．

• 文献

1) Goldberg R, Motzkin B, Marion R, et al (1993)：Velo-cardio-facial syndrome—a review of 120 patients. Am J Med Genet 45；313-319.
2) 北野市子，朴修三，加藤光剛（2004）：22q11.2欠失症候群に関する検討．日口蓋誌 29；64-70.
3) 木内晶子（1980）：円錐動脈幹奇形に伴う特有顔貌に関する研究．東女医大誌 50；396-409.
4) 森岡大地，大久保文雄，保坂善昭（2004）：「CATCH22」表現に関する一提言．日形会誌 24；124-125.
5) Stevens CA, Carey JC, Shigeoka AO (1990)：Digeorge anomaly and velocardiofacial syndrome. Pediatrics 85；526-530.

E プラダー-ウィリー症候群
Prader-Willi syndrome

1956年にPraderらによって報告された疾患で，視床下部の異常から生じる多様な徴候をその症状とする．本症候群には15番染色体の異常が見出され，発生率は5,000～25,000人に一人と言われている（Holmら 1993，永井 2001）．その主な徴候を以下に示す．

①特徴的な顔貌（アーモンド様の眼裂，小さい口，薄い上唇，狭い額など）（図10-9）
②幼少期からの肥満傾向
③乳幼児期の低筋緊張
④性腺機能低下
⑤知能・言語発達を含む成長発達の遅延，など

本症候群児の多くは知的障害を伴い，言語発達も遅れる傾向があるが，加えて高い声や嗄声，開鼻声といった声の異常を伴うことがある．高い声や嗄声については，筋の低緊張および内分泌ホルモンの異常による喉頭の成長障害がその原因として挙げられている（Defloorら 2001）．開鼻声については，咽頭構造の偏位，筋の低緊張による鼻咽腔閉鎖機能不全などが原因であると推測されている（Defloorら 2001）．

以上のように本症候群児の発話の障害には，知的障害，共鳴の異常を含む音声障害，構音障害な

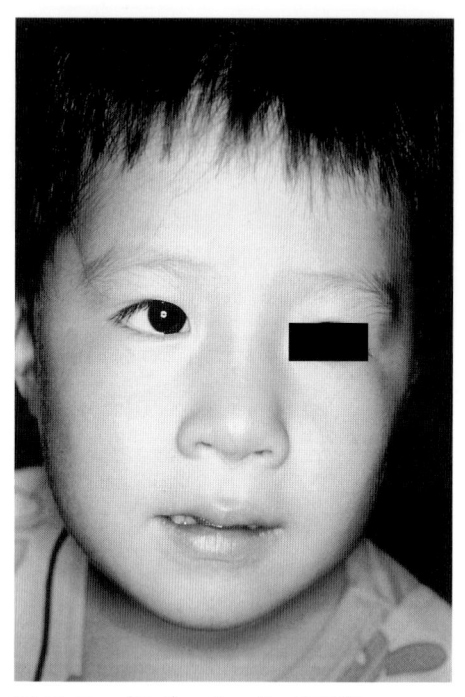

図10-9 プラダー-ウィリー症候群

どが複雑に絡んでいるため，その対応には苦慮することが多い．井上ら（2000）も本症候群児の発声発語器官機能訓練の経験を報告しているが，集中訓練を実施直後は良好な状態に到達しても，訓練間隔を空けると元の状態に戻ってしまう，といった経過が示されている．

症例 10歳・男児．主訴は発話不明瞭

知的発達はWISC-IIIでIQ 55と軽度知的障害を示した．構音障害は認められなかったが，自信のなさそうな小声で話し，開鼻声が顕著であった．鼻咽腔閉鎖機能検査では，ソフトブローイング時に呼気鼻漏出が認められたが，ハードブローイング時には認められなかった．子音産生時の呼気鼻漏出は浮動的であり，破裂音単音では呼気鼻漏出が認められないが，連続して発話させると徐々に呼気鼻漏出が出現した．母音産生時も同様に，発声直後は呼気鼻漏出が認められないものの，発声持続下では徐々に出現した．セファログラム，鼻咽腔内視鏡検査については本人の協力が得られず，実施不可能であった．

以上のことから，本児の開鼻声は鼻咽腔閉鎖機能の易疲労性によるものと推測した．また，面接中の遊びの場面では大声で話すことができ，明瞭度は良好であった．したがって発話不明瞭は自信がなく小声で話すといった心理的状態とも関係があるのではないか，と考えられた．そこで方針としては発声発語器官の筋力強化といった基礎的訓練を行いながら，本児の自信のなさといった側面については母親とともに考えていく，ということとした．

発声発語器官の訓練としては，発声持続時間の延長を目的として，本人が励みとなり，また楽しめるように，メガホンを用いて大きな声で母音発声を促した．筆者と患児が5m以上の距離を取り，「遠くの人に話しかける感じ」で声を出すよう促した．同様の設定で子音の破裂音連続ドリルやパタカの反復構音運動を導入した．患児は机に着席しない，動きを伴った訓練を楽しみ，積極的に取り組んだ．一方，母親面接では，本児が通常学級の中で居場所がないこと，学習面でついていけないこと，などが確認され，こうした状況が本人の自信喪失につながっている可能性について，母親自身が認識していった．こうして3年生から特別支援学級に移籍した．患児は学級内でリーダーシップを取るようになり，積極的な生活態度を示すようになったため，母親からの発話不明瞭の訴えも消失し，指導は終了となった．

本症例では，本人に適した環境において十分な明瞭度を示す発話が行われ，指導効果も持続した．しかし，こうした発話能力が今後も持続し得るかどうかについては，長期的なフォローを行う必要があると思われた．

• 文献

1) Defloor T, Borsel JV, Curfs L, et al (2001): Aerodynamic and acoustic characteristics of voice in Prader-Willi syndrome. *J Voice* 15: 284-290.

2) Holm VA, Cassidy SB, Butler MG, *et al*(1993)：Prader-Willi syndrome—consensus diagnostic criteria. *Pediatrics* 91；398-402.
3) 井上直子, 峪道代(2000)：Prader-Willi症候群児における発声発語器官機能訓練の経験. 聴能言語学研究 17；178.
4) 永井敏郎(2001)：Prader-Willi症候群. 別冊日本臨牀-領域別症候群34・先天異常症候群辞典（下巻）, 日本臨牀社, pp527-531.

F カブキ症候群 *kabuki syndrome*

本症は1981年に新川らと黒木らによって確立され, 新川・黒木症候群ともいう（黒木 1998）。その顔貌は歌舞伎役者の隈取りに類似した切れ長の眼瞼裂と下眼瞼外反を有するので, 歌舞伎メーキャップ症候群ともいわれる（図10-10）。その他に知的障害, 低身長, 骨格異常, 特徴的な皮膚紋理, 易感染性などを特徴とする常染色体優性遺伝の奇形症候群である。世界各地から症例報告がされているが, make-upという言葉に問題があるとして, 欧米ではkabuki syndromeといわれることもあるという（松本 2001）。

口唇・口蓋裂の合併率は35％と報告されており（Matsumoto 2003）, 口蓋裂を合併する症候群として言語臨床家が遭遇することも決してまれではない。また言語発達遅滞, 言語不明瞭などを主訴に言語指導を希望する場合もあり, その特徴について理解を深めることが必要である（Uptonら 2003, Burkeら 1995, Wesselsら 2002）。

症例 11歳・男児。軟口蓋裂

在胎週数39週, 出生体重2,660ｇで帝王切開にて出生し, 軟口蓋裂を有していた。定頸4か月, 始歩1歳8か月, 始語（ママ）は1歳10か月であった。

1歳6か月時にpushback法による口蓋形成術を施行した。術後の1歳7か月時に言語評価面接で実施した遠城寺式乳幼児分析的発達検査では,

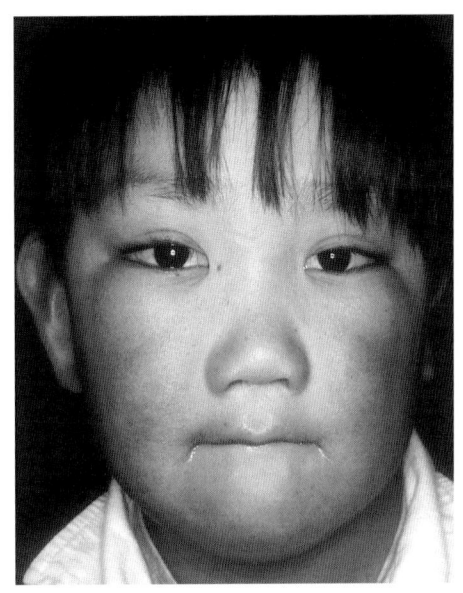

図10-10 カブキ症候群
（掲載にあたりご家族の了解を得ています。）

移動運動0：10～0：11, 手の運動0：8～0：9, 基本的習慣0：9～0：10, 対人関係0：9～0：10, 発語0：7～0：8, 理解1：4～1：6であった。この時点ではブローイング動作が身についておらず, 家庭で吹く遊びを行うよう助言した。以後, 半年に1回の評価面接を行い, 徐々に単語が増加し, 音声模倣も出現したが, 全体に開鼻声で鼻咽腔構音も目立ってきた。

3歳5か月時に二語文が出現したが, 依然として吹く動作ができないため, ブローイング時の呼気鼻漏出が確認できなかった。したがって, 鼻咽腔閉鎖機能不全による開鼻声であるのか, 全体の筋力が弱いため発話時の口腔内圧が上がらないのかが把握しきれなかった。

4歳5か月時にストローによる泡立てが可能となり, 初めてブローイング時の呼気鼻漏出が確認された。この時のセファログラムでは軟口蓋の長さは十分であるが, 発声時の挙上運動が弱いことが観察された。そこでパラタルリフトの適応を検討したが, 嘔吐反射が強いことと口腔内衛生が不良であることから, 実施を見送った。

鼻咽腔閉鎖機能不全に対しては訓練によって

口腔内圧を高めることが可能かどうかを見極めた上で，咽頭弁形成術の適応を検討するということで，術前訓練を実施した．さらに構音運動についても，特に狭母音は鼻咽腔構音となり，子音の構音運動も弱かったことから，術前の構音訓練は有用であろうと判断した．

術前訓練後，5歳時のセファログラムで発声時のわずかな軟口蓋挙上が確認されたが，鼻咽腔閉鎖機能不全は改善されず，6歳1か月時に咽頭弁形成術を施行した．術後2か月でブローイングおよび母音発声時の呼気鼻漏出は認められず，破裂音の産生も可能となり，鼻咽腔閉鎖機能は改善した．

以後，母音および子音の分化が順調で，nがŋに置換している以外は，ほぼ日常会話には支障がない明瞭度となっている．ちなみに11歳時に実施したWISC-IIIではVIQ 60，PIQ 40，全IQ 44以下で，現在，特別支援学校に在籍している．

- 文献
1) Burke LW, Jones MC (1995)：Kabuki syndrome—underdiagnosed recognizable pattern of cleft palate patients. *Cleft Palate Craniofac J* 32；77-84.
2) 黒木良和 (1998)：Kabuki make-up syndrome—奇形症候群の成立過程を中心に．小児科診療 61；1484-1487.
3) 松本尚通，新川詔夫 (2001)：Kabuki make-up症候群．小児内科 33；145-146.
4) Matsumoto N, Niikawa N (2003)：Kabuki make-up syndrome—a review. *Am J Med Genet* 117C；57-65.
5) Upton S, Stadter CS, Landis P *et al* (2003)：Speech characteristics in the kabuki syndrome. *Am Med Genet* 116A；338-341.
6) Wessels MW, Brooks AS, Hoogeboom J, *et al* (2002)：Kabuki syndrome—a review study of three hundred patients. *Clinical Dysmorphology* 11；95-102.

G CHARGE症候群（チャージ症候群） *CHARGE syndrome*

主な症状であるC：coloboma of the iris or retina（コロボーマ：眼球の欠損），H：heart defects（心奇形），A：atresia of the choanae（後鼻孔閉鎖），R：retardation of growth and/or development（成長障害・発達遅滞），G：genital anomalies（外陰部低形成），E：ear abnormalities（耳の奇形・難聴）の頭文字から命名されている．1979年にHallらにより初めて報告され，1981年にPagonらにより疾患概念が確立された．8番染色体8q12.1に存在するCHD7が本症候群の原因遺伝子であることが明らかにされ，「CHARGE連合」から「症候群」となった．遺伝子の異常は6～7割に認められる．発症頻度は10,000～20,000人に1人とされている．

診断基準はBlakeら（1998）のものに修正が加えられ（Amielら2001，Verloes 2005，Lalaniら2012），用いられている．主な症状は眼球の欠損・小眼球症，後鼻孔閉鎖・狭窄，耳の奇形，中枢神経（I，VII，IX，X脳神経）障害の4症状であり，付随する症状は口唇口蓋裂，外陰部低形成，発達遅滞，心血管奇形，成長障害，気管食道瘻，特徴的な顔貌の7症状である．これらの症状が一定数以上である場合に本症候群と診断される．

小崎（2009）によれば成長障害や精神遅滞はほぼ必発であり，前庭機能の異常のために粗大運動の発達も遅れる．また，咽頭，喉頭の協調運動の低下により嚥下障害を生じる場合がある．上気道閉塞を生じる場合には気管切開が行われる．Aramakiら（2006）は，遺伝子異常がみられた17例のうちABRを施行し得た15例全例に難聴が認められ，そのうち14例が高度難聴であったとしている．また，17例中9例に口蓋裂または口唇口蓋裂がみられたとしている．視覚障害，嗅覚障害を呈する症例もある（西 2009）．

本症候群は発達障害，難聴，嚥下障害，気管切開孔の開存を伴うことが多く，口蓋裂以外にもこれらの障害に対応するべく複数の言語臨床家が治療に当たる場合がある．通常の口蓋裂の言語治

療，すなわち構音と鼻咽腔閉鎖機能へのアプローチが可能な症例には，他疾患の治療との兼ね合いを考慮し，他領域の言語臨床家と連携を取りながら関わっていく．また，口蓋裂への直接的な言語治療が行えない重症例でも，発達支援など多面的な関わりを検討するべきであろう．

以下に，筆者が関わった本症候群の重症例を提示する．

> **症例** 9歳・男児．両側唇顎口蓋裂．

発達障害，高度難聴，呼吸障害（気管切開孔開存），嚥下障害などを伴う（図10-11）．

在胎41週で出生．生下時体重3,056 g．両側唇顎口蓋裂，高度難聴，嚥下障害，発達障害，外陰部低形成，先天性心疾患，呼吸障害，甲状腺機能低下症などを認めた．

0歳11か月時に気管切開術および口唇形成術が施行された．以後現在まで気管カニューレを挿入している．口蓋形成術は5歳11か月時に行われ，同時に滲出性中耳炎に対し両耳鼓膜チューブ留置術が施行された．

嚥下障害のため生下時より全栄養を経鼻チューブで摂取しているが，現在は摂食嚥下訓練を受けている．補聴器は0歳台で装用を開始したが，その後継続的にフォローされておらず，1歳台で使用しなくなった．5歳時より再び装用を開始したが，6歳時に重症心身障害児病棟へ転院し，再び装用しなくなった．気管カニューレにスピーチバルブを装着できる状態ではなく，現在に至るまで発声は認められない．コミュニケーション手段として入院中にベビーサインおよび手話が導入され，4歳時より自主的に使用するようになった．6歳1か月時に新版K式発達検査の「認知・適応」について一部の下位検査を施行した結果，おおよそ2歳前半レベルの発達であった．3歳時につかまり立ち，7歳時に独歩が可能となった．

本症例は，生下時より現在まで総合病院，大学病院，重症心身障害児病棟への長期入院を継続しながら治療，およびリハビリテーションを

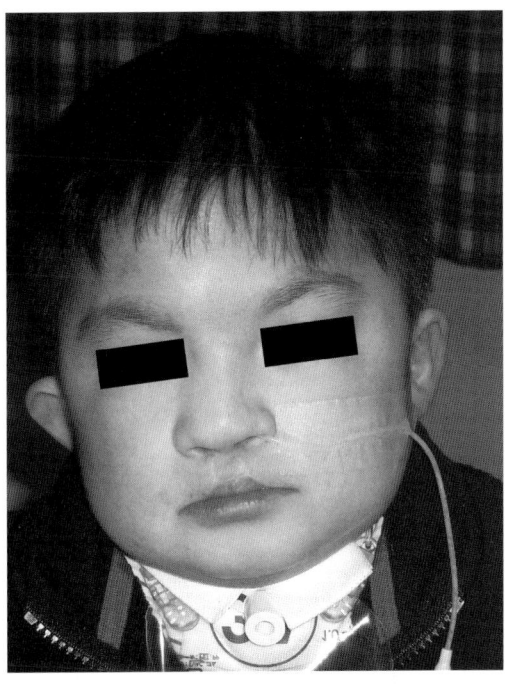

図10-11 CHARGE症候群

続けている重症例である．発声はないが，口蓋形成術が行われ，言語臨床家が関わった．口蓋形成術の意義は，主に摂食嚥下訓練が行いやすくなったという点にあると思われる．また，言語臨床家がかかわることで，多岐にわたる本症例の問題の一部が改善されたと考えられる．筆者は，口蓋形成術直前の5歳11か月時に初めて本児および両親と面談したが，その後もほとんどの期間は他院に長期入院していたため，頻回に来院することは不可能であった．しかし，両親と相談し，入院していた病院近くの聴覚障害者センターへ補聴器フィッティングの依頼をすることや，身体障害者手帳の更新手続き時の相談を受けるなどして，関わりをもった．口蓋裂の言語治療として行うことができる内容は現在までのところほとんどなかったが，今後も継続的に関わり，サポートする方針である．

・文献
1) Amiel J, Attié-Bitach T, Marianowski R, et al

(2001)：Temporal Bone Anomaly Proposed as a Major Criteria for CHARGE Syndrome. *Am J Med Genet* 99：124-127.
2) Aramaki M, Udaka T, Kosaki R, *et al* (2006)：Phenotypic spectrum of CHARGE syndrome with CHD7 mutations. *J Pediatr* 148；410-414.
3) Blake KD, Davenport SL, Hall BD *et al* (1998)：CHARGE association：an update and review for the primary pediatrician. *Clin Pediatr* (Phila) 37；159-173.
4) Hall B (1979)：Choanal atresia and associated multiple anomalies. *J Pediatr* 95；395-398.
5) 小崎健次郎 (2009)：CHARGE 症候群. 小児疾患診療のための病態生理. 染色体異常, 先天異常. 小児内科 41 増刊；330-331.
6) Lalani SR, Hefner MA, Belmont JW, et al (2012)：CHARGE Syndrome. GeneReviews 2012
https://www.ncbi.nlm.nih.gov/books/NBK1117/
7) 西恵理子, 川目裕 (2009)：CHARGE 症候群. 小児の症候群. 染色体異常・先天奇形症候群. 小児科診療 72 増刊；33.
8) Pagon RA, Graham JMJ, Zonana J, *et al* (1981)：Coloboma, congenital heart disease, and choanal atresia with multiple anomalies. *J Pediatr* 99；223-227.
9) Verloes A (2005)：Updated Diagnostic Criteria for CHARGE Syndrome：A Proposal. *Am J Med Genet* 133A：306-308.

第11章 口蓋裂の言語臨床における今後の課題

　口唇裂・口蓋裂の医学的治療技術は日進月歩であるが，特に口唇裂に関してはまったく跡形なく治癒することは現段階では困難であり，この疾患にまつわる心理・社会的問題（広瀬　1999）を考慮すると，決して「完治」するとは言えない。口蓋裂単独例であっても，次世代への影響までも懸念する患者・家族は少なくない。そうしたデリケートな問題を抱えつつ長期にわたって治療に励む患者・家族を支える言語臨床家には，次のような今後の課題が提示されている。

1. チームアプローチの充実

A チームアプローチの形態と課題

　第1章でみてきたように，チームアプローチの構成メンバーは非常に多様であるが，これらを一施設で満たせるセンター的施設はそれほど多くはなく，地域的にも偏在しているのが現状である。したがって患者は居住地の地理的条件により不利益を被ることがあるという現実がある。さらに近年は転勤を要する家族も多く，いくつかの医療機関で一貫性のない治療を受けた結果，困難な状態になる場合も少なくない。
　これらの問題を最小限に食い止める努力を，口蓋裂診療に携わる専門家は行う必要がある。近藤ら（2005）はチームアプローチの形態を3つに分けている。

- 総合診療方式（同日，同場所で同一患者を複数科が診察する）
- 一施設複数外来診療方式（同一施設内の複数科が個々に診療を行い，情報を共有する）
- 複数施設外来診療方式（複数の施設が個々に診療を行い，情報を共有する）

　今後，さらに出生率が減少し，都市部以外の地域では，一施設で総合診療ないし一施設複数外来診療方式を維持することが困難になることが予想され，必然的に複数施設外来診療が現実的な選択とされる可能性が高い。松野ら（2008），北ら（2008），國中ら（2007）の報告にもあるように，かなり遠距離から通院してくる患者・家族が地方には多数いる状況で，こうしたセンター的医療機関を包含する地域の複数施設外来としてのネットワークができることが望まれる。もちろん，この複数施設外来に所属する言語臨床家（地域の福祉施設やことばの教室での言語臨床担当者）は，口蓋裂の言語臨床に精通していることが求められる。したがってセンター的医療機関に所属し，口蓋裂言語臨床を専門とする言語聴覚士は地域のスタッフの資質向上に資する研修の実施や情報の伝達などに貢献する必要がある。こうした貢献は，研修会の企画ばかりでなく，紹介する患者を通じて，その病態，今後の方向性などの情報を丁寧に伝えることを通じて図られる。第8章にも述べたように，書面での伝達に限界がある場合には，ビデオレターなども有効であろう。

B 患者・家族の参加

　効果的なチームアプローチのためには専門家の

資質向上のみならず，患者・家族のチームへの積極的参加といった側面が欠かせない。筆者は十数年前にアメリカのハーバード大学医学部附属病院で口蓋裂診療を見学する機会を得た。そのときに出会った患児の母親から「うちの子はセファログラムをとったところ鼻咽腔閉鎖機能が悪く，開鼻声と構音障害がある」という発言を聞き，母親が専門用語を当然のごとく使用していることに驚かされた。こうした患者・家族の意識の高さは，効果的なチームアプローチを行うにあたって欠かせないのではないかと考える。治療の過程で専門用語や現状分析の結果を繰り返し説明して，今後の予測と患者・家族の希望を明確化させることには時間と労力を要するので，医師・歯科医師などが短い診察時間に行うことは難しい場合が多い。現実に，医療側からのインフォームド・コンセントに対して不満をもつ患者・家族は少なくないのが現状である。このような地道な作業は，子どもの発達に深く関わる言語臨床家が，子どもとともに家族へも教育的アプローチを行える立場にいる。患者・家族の意識を高めることが効果的なチームアプローチの重要な要素であると考える。

閉鎖床を装着することが困難であるなど，言語臨床上，他の治療部門との調整が必要になることが少なくない。さらに，成長発達期にいる小児に適応された新しい手術手技や，矯正治療の結果が最終的に判明するのは成人期であり，長期的な視野に立って経過を追いながら治療に関する資料の集積を行う必要がある。現在も手術や歯科矯正の手技を改善するためのさまざまな工夫がされ続けているが，これは少しでも言語領域との葛藤を解消し，より良い結果を得ようという努力の表れである。治療技術を改善するために，言語臨床家は適切な評価を行って正確な情報と見通しを術者や矯正歯科医などに伝達する必要がある。場合によっては短期的には言語に不利益になることでも，長期的に見てより良い結果が得られると予測される場合には，現状を受け入れつつ治療の展開を注意深く評価し，その結果や見通しを術者や患者・家族に伝え続けていくことが大切である。先にも述べたように，口蓋裂治療の成果は長期的な経過をたどって明らかになるので，言語臨床家もこうした視点に立って患者・家族と向き合うことが必要である。

2. 医学的技術の展開と言語臨床との整合性

　口唇裂・口蓋裂の治療は，正常構音の獲得と顎顔面の機能および整容的問題の改善を目的とするが，採用される方法や治療時期によっては，これらの目的間で齟齬をきたす場合がある。例えば，チューリッヒシステムに代表される二段階法では硬口蓋の外科的治療が構音発達の後期にまで持ち越されるため，構音障害の発生率が高いとされる（今井ら）。あるいはpushback法（粘膜骨膜弁法）はその手技が比較的平易で，鼻咽腔閉鎖機能の獲得について確かな結果が得られやすいため，広く一般的に採用されているが，上顎の狭小化や瘢痕形成をきたしやすく，口蓋化構音を引き起こす可能性が高い。また一般的には，上顎拡大時に瘻孔

3. 医学的分野での新たな責務

　近年，出生前診断によって口唇裂・口蓋裂児の誕生が予測されるようになり，これらが母親に与える影響についての知見も集積されつつある（中新ら 2002, 2006）。第1章で述べているように出生前から母親や家族への対応を行う言語臨床家が増えている。この家族との出会いは，その後の長期にわたる治療過程の開始として非常に重要な意味をもつ。第1章にあるように，言語臨床家はチームのコーディネーター的役割を担っているので，家族の心理的状態をきちんと把握して，各専門家が齟齬のない対応ができるように取り計らわなければならない。そのためにも家族が言語臨床家に対して胸襟を開いてさまざまな思いを吐露で

きるよう，穏やかな姿勢と傾聴態度といったカウンセリングマインドをもって接することが求められる。中には言語臨床家だけでは抱えきれない深刻な問題をもった家族との出会いを経験するかもしれない。こうした場合にどう関わり，対処するかという点について，言語臨床家自身が臨床心理学的関心と素養をもち，臨床心理士との連携，相談といった機会をもつことが大切である。

出生前診断と同様，医療技術の新たな展開として再生医療があげられる。現段階ではまだ実験・研究分野での進展であるが，今後は臨床分野にも応用されていくであろう。これらの技術革新には往々にして問題点を伴うことが予測される。われわれ言語臨床家はこうした影の部分に対する感受性を磨き，きめ細かい観察眼をもって対応することが課せられるのではないだろうか。

4. 言語評価

A 鼻咽腔閉鎖機能の判定

前述のとおり，患者の治療効果を上げるという点はもちろんのこと，新たな治療技術の開発のためにも，患者の言語症状に関する正しい評価は欠かせない。しかし言語症状は患者の側の条件によって変動しうるし，評価者によってもその主観の影響を受けやすい。例えば患者が言語臨床家に慣れておらず，小声で力なく発話すると軽度の開鼻声が感じられることもあり，また経験を積んだ言語臨床家であっても，軽度開鼻声の程度を判断することには迷いを生ずることが少なくない。そもそも言語評価は検者の聴覚判定に基づくものであるから，主観的要素を完全に払拭することは困難であるが，検者間によるバラつきを最小限に留め，言語評価の信頼性を保証する努力を怠ってはならない。そのために評価基準を統一し，言語臨床家はこの基準に精通して，複数検者間一致度や検者内一致度を高めることが求められる。第4章に述べたように，鼻咽腔閉鎖機能に関しては，従来から使用されてきた日本音声言語医学会口蓋裂委員会作成の3段階評価基準をもとに，日本コミュニケーション障害学会が作成した4段階評価の検査がある。これには各段階の音声サンプルが提示されているので，言語臨床家の耳を育てるのに役立つ。

B 軽度不全例の判定

鼻咽腔閉鎖機能の軽度不全については言語臨床家の間でも意見の一致をみていない。日本コミュニケーション障害学会口蓋裂検査法委員会作成の基準でいうと，『ごく軽度不全』は，聴覚判定による開鼻声の程度および呼気鼻漏出による子音の歪みが4段階評価で【なし】か【軽度あり】で，ブローイング時の呼気鼻漏出が【-】または【+】の状態をいう。また『軽度不全』は，聴覚判定による開鼻声の程度および呼気鼻漏出による子音の歪みが4段階評価で【軽度あり】か【中等度あり】で，ブローイング時の呼気鼻漏出が【-】または【+】の場合をいう。しかし，これらの聴覚判定は当然ながら評定者の主観が入るため，熟練度や経験年数などに左右される可能性が否定できない。特に軽度であればあるほど，熟練者であっても判定に苦慮することがあるので，評価の安定性について今後も追及していく必要がある。筆者は軽度不全例の判定を行う一助として，voiced blowing（VB）時の呼気鼻漏出を確認している（北野ら 2003）。これは通常のblowing時にu:と音声を伴わせながらコップ内の水を泡立たせるもので，母音産生を伴うことから，軽度不全例ではblowing時には呼気鼻漏出がみられなくても，VB時に観察されることがある。

C 手術の適否判定

粘膜下口蓋裂や明らかな裂のない，いわゆる先

天性鼻咽腔閉鎖不全症（CVPI），そして口蓋裂術後に残存する軽度不全やアデノイド退縮などの経年的変化に伴う鼻咽腔閉鎖機能不全などに対して，手術を適用するか否かの判断は簡単ではない。明らかな開鼻声があっても必ずしも家族に手術希望があるとは限らないし，ごく軽度の開鼻声であっても手術を希望する家族もいる。前者の場合は家族が患者の話しことばに耳慣れており，問題を客観的に捉えられない場合や患者本人が恐怖心を抱いて手術を拒否する例がある。後者の場合は例えば患者の問題を取り違えていて，構音の誤りや発達障害からくる話しことばの不明瞭さを，手術さえすれば治るのではないかという希望をもつ例がある。そのうえ軽度の鼻咽腔閉鎖機能不全を伴う場合，言語臨床家も判断に迷うことがある。このような場合は性急に結論を出さずに，ある程度，経過観察や試行的訓練を行い，鼻咽腔閉鎖機能の程度と開鼻声の程度との乖離や変動性の有無といったことを見極めつつ，複数の検者によって協議し判定する。

また，手術の適否判定に際して，鼻咽腔内視鏡検査などの機器を用いて得られた情報は重要である。こうした検査の目的や方法を患児が理解できる場合には比較的容易に実施可能であるが，幼小児や知的障害児の場合は検査に臨むことが難しく，なかなか客観的な情報を得られないことが多い。この場合，言語聴覚士は子どもとのラポール形成がされているので，セファログラムのイヤーロットを事前に子どもに装着させ，発声時セファログラムを撮影する練習を行ったり，内視鏡検査時に励まして検査に臨ませることができる立場にいる。検査データを正しく読めることが必要なのは言うまでもないが，できるだけ正確なデータが得られるよう，子どもとともに検査への構えを作っていく作業も重要な役割であろう。アメリカでは言語聴覚士が内視鏡検査などを必要に応じて実施できるシステムになっている。わが国では医師法などとの関係でまだ解禁されていないが，喀痰などの吸引は2010年4月に実施可能となった。今後このような医療行為が言語聴覚業務の範疇に入ってくるとすれば，チーム医療や手術適否の判断における言語聴覚士の役割がますます重くなってくる可能性がある。

手術をするか否かの判断は，最終的には患者・家族の希望に依拠するところが大きいが，チーム医療の結果を十分に伝え，患者・家族が参加するチームアプローチの本領を発揮すべきである。

5. 言語治療

A 構音訓練の開始と終了

口唇裂・口蓋裂児者への言語治療はこれまで各章で述べられてきたように，発達支援から構音訓練まで幅広い。ここでは構音訓練の目標について述べる。構音訓練の目標は会話で正常構音となること，すなわち完治である。しかし，構音訓練の成績には訓練回数，本人の能力，家族の協力，歯列や口腔形態などなど，さまざまな要素が影響することが考えられ，必ずしも完治する場合ばかりではない。極端な場合は本人が意識すれば正しい構音が可能であっても，普段の会話では全く汎化されない場合もある。この理由として見落とされがちなのが患者を取り巻く社会的環境である。患者の構音障害が許容される，すなわち患者が自身の構音によって社会生活上の不利益を被っていない場合には，改善度が低い可能性がある。こうした場合は往々にして構音訓練開始時にも，患者・家族が言語に困っていないので訓練への切迫感がないことがある。言語評価の結果としての構音障害を指摘しても深刻に受け止められない場合には，訓練への動機づけが弱い場合が多い。したがって，よりよい治療結果を目指すには，訓練開始時の本人家族の動機づけが重要となる。もちろん子どもの場合，家族の希望と本人の意思とに乖離がある場合もあり，こうした場合もなかなか成果を上げられないことがある。言語臨床家としては客観的な評価としての構音検査結果を家族や本人

に提示することは重要である一方，構音障害があるから即訓練，というのではなく訓練の開始と継続に必要な条件を見極めることが大切である。

こうした判断材料を得るため，筆者は試行的訓練（トライアルセラピー）を実施している。これはある程度，短期集中的に訓練を試行し，その成果を見極める，というものである。筆者は週1回50分間の訓練を3か月または10回という期限つきで家族に提案している。これにより患者・家族の訓練志向が高まって引き続き行えるのか，やはり動機づけが弱く長期的な取り組みは難しいのかを訓練者と家族の双方が見極めることが可能となる。これは鼻咽腔閉鎖機能軽度不全例や発達障害合併症例にも適応することができ，終了の判断に苦慮することが避けられる利点がある。

B 明らかな裂を伴わない症例への対応

地域のことばの教室などから，先天性鼻咽腔閉鎖不全症例のような明らかな裂を伴わない開鼻声症例に対する対応に難渋している，といった相談を受けることがある。家族は目に見える病態がないために病院への受診に消極的で，訓練すれば治るのではないかと期待する。また医療機関を受診しても，一般の耳鼻科や小児科では粘膜下口蓋裂が確認されなければ，問題ないと判断されることもある。訓練者の側も知識がない場合には，ひたすらブローイング訓練を行って成果が上がらない，という状況に陥っていると聞く。これらの症例の中には発達障害や先天性鼻咽腔閉鎖不全症，22q11.2欠失症候群症例などが含まれている可能性があり，専門的な医療的対応を行う必要がある場合が多い。このためには地域の言語臨床家のみならず小児科医，耳鼻科医に対して明らかな裂が認められなくても開鼻声が生ずる可能性があることを啓発し，早い医療的対応を促すことが課題である。

C 知的障害，発達障害を伴う症例への対応

口唇裂・口蓋裂児が知的障害や発達障害（以下発達遅滞とする）を伴う確率について，K. Christensenらがデンマークで調査した結果によると，2,057名の患者のうち，知的障害は非口蓋裂児の9.96倍，自閉症は5.87倍であったという報告をしている。このように一般人口集団に比して口唇裂・口蓋裂児が発達遅滞を合併する確率は高い。発達遅滞児には，話しことばを使用できるレベルから，発語に至らないレベルの症例までさまざまなタイプが存在する。後者に対する口蓋裂治療は，鼻咽腔閉鎖機能の改善をはじめ，そもそも口蓋形成術を行うか否かという時点で選択を迫られることが少なくない。特に心疾患や呼吸の問題など，重篤な合併症を有している場合は，口蓋形成術によるリスクを避ける必要も生じてくる。一方では発語の発達が見込めない重度の発達遅滞児であっても，摂食嚥下機能の改善を目指して口蓋形成術を行う場合がある。話しことばを有する発達遅滞児で開鼻声とそれに伴う構音障害が認められる場合，それが鼻咽腔閉鎖機能の問題なのか，語音認知の問題なのかを判別することは難しい。ブローイング検査や単音または破裂音の同音反復レベルでは呼気鼻漏出が認められず，鼻咽腔閉鎖は良好と思われるのに単語や会話で正音が使用できない場合には，語音認知の問題である可能性が高い。したがって，発達遅滞を伴う口唇裂・口蓋裂児の言語指導には構音のみならず認知・発達全般への対応が求められるため，言語臨床家は多面的な視点をもつ必要がある。

6. 国際化への対応

昨今のグローバル化の中で外国へ転居するといった家族も増えてきている。こうした患者へのその後の対応をどうするか，といった問題も今後の

課題である．転居先の情報収集をはじめ，たとえ言語体系が異なっていても，口蓋裂臨床を専門とする言語臨床家につなげる努力は必要であろう．こうした活動が円滑にできるような国際的なネットワークや情報集約が実現されることが望まれる．

ヨーロッパでは1980年代から本疾患に関する国を超えた共同研究が行われてきた（Grunwell 1995）．その背景にはEU加盟国間での治療成績を比較するために，言語間での比較検討を行う必要に迫られたことがあったようである．各言語の特異性を超えた口蓋裂言語の共通性を明確にし，口蓋裂患者へのより良い治療を模索する，という活動である．こうした動向はわが国でも求められており，施設間を超えた評価基準や方法を検討する目的でJapancleft委員会が2009年に日本口蓋裂学会内に発足した．詳細は藤原らが報告しているが（藤原ら2015），まずは国内的に整備しつつ，個々の言語臨床家が国際的な視野を持って臨床に当たることが求められる時代となっている．

7. 言語臨床分野での研究および長期データの集積と後継者の育成

これまでにも述べてきたように，口蓋裂の言語臨床の中核はセンター的な役割を果たす限られた機関であるため，言語聴覚障害の臨床全般からみると限定された領域である．そのため口蓋裂言語を専門とする言語臨床家の数も少なく，なかなか裾野が広がらないのが現状である．一方でわれわれには長期的データの集積と他部門へのフィードバックという重要な責務があるため（北野ら2014，鈴木ら2014，2015），日々の臨床に従事するのみならず，学会発表や学術誌への論文発表などを通じた情報発信を怠りなく行う必要がある．口蓋裂の言語臨床に関する高い専門性の維持向上とともに，こうした研究活動を担う人材の育成は大きな課題である．

後継者を育成するために，口蓋裂センター的な立場である病院，機関に所属する言語臨床家の役割は大きい．口蓋裂の言語臨床は先にも述べたように，失語症や摂食嚥下障害などといった他の言語臨床分野に比べて限定された領域である．しかしそのチーム医療の中で果たす役割は非常に大きく，医師・歯科医師と並んで責務も重い．例えば手術の必要性や手術法の選択，時期などについて少なからぬ発言権をもつ．こうした職務のもつ専門性を後進に伝え，広めていくことは重要である．そして口蓋裂の言語臨床に関心のある後進に対して，臨床的にも研究的にもスーパービジョンを行って，学会活動などを後押しすることも必要であろう．

今後，病院や機関を超えて言語臨床家同士が結束し，口蓋裂の言語臨床をどのように発展させるかという方向性を明確にすることによって，わが国の口蓋裂言語臨床が社会的に認知されることが，ひいては後進の目指す分野となるであろう．そのためにわれわれは弛まぬ努力をしなければならない．

- 文献

1) Christensen K, Mortensen PB (2002)：Facial Clefting and Psychiatric Diseases：A Follow-Up of the Danish 1936-1987 Facial Cleft Cohort. J Cleft Palate Craniofacial 39：392-396.
2) 藤原百合，相野田紀子 (2003)：口蓋裂言語の評価に関する一考察―国際的な流れの中で―．日口蓋誌 28：277-279.
3) 藤原百合 (2004)：口蓋裂言語の国際的評価基準に関するNIDCD (NIH) ワークショップに参加して．日口蓋誌 29：325-327.
4) 藤原百合，鈴木恵子，齋藤功，他 (2015)：口蓋裂言語評価セミナー―日本口蓋裂学会Japancleft委員会活動報告―．日口蓋誌 40：248-252.
5) Grunwell P (1995)：The Eurocleft speech project：an outline of the results. Int J Lang Commun Disord 30：254-268.
6) 広瀬たい子 (1999)：口唇口蓋裂児の心理・社会的問題に関する文献検討．日口蓋誌．24：348-357.
7) 今井智子，山下夕香里，鈴木規子，他 (2001)：二段階口蓋形成術における言語成績．音声言語医学 42：145-155.
8) 北浩樹，三谷英稔，中條哲，他 (2008)：東北大学

病院附属歯科医療センター顎口腔機能治療部における口唇裂・口蓋裂患者の統計調査. 日口蓋誌 33：322-329.
9) 北野市子, 鈴木藍, 朴修三, 他 (2003)：鼻咽腔閉鎖機能判定における有声 blowing (voiced blowing) の有用性について. 日口蓋誌 38：90-96.
10) 北野市子, 鈴木藍, 朴修三, 他：口蓋裂術後言語成績の経年的変化について (2015). 日口蓋誌 40：197-206.
11) 近藤昭二, 杠俊介, 栗原三郎, 他 (2005)：非都市部における口唇口蓋裂チームアプローチの体制作り. 日口蓋誌 30：29-34.
12) 厚生労働省第 10 回　チーム医療の推進に関する検討会議事録：各医療スタッフ等の役割の拡大について (素案).
13) 國中梨香, 新垣敬一, 天願俊泉, 他 (2007)：琉球大学医学部附属病院歯科口腔外科における口唇口蓋裂患者の臨床統計的観察. 日口蓋誌 32：299-306.
14) 松野美乃, 梶井貴史, 角野晃大, 他 (2008)：地理的観点から分析した北海道大学病院矯正歯科における口唇裂・口蓋裂患者の統計学的特徴. 日口蓋誌 33：315-321.
15) 中新美保子, 篠原ひとみ, 津島ひろ江, 他 (2002)：口唇裂口蓋裂児をもつ母親の産科入院中の状況. 日口蓋誌 27：269-278.
16) 中新美保子, 森口隆彦, 岡博昭, 他 (2006)：口唇裂口蓋裂を出生前診断された妊婦に対する治療側からの支援. 日口蓋誌 31：285-292.
17) 須佐美隆史 (2005)：頭蓋顔面異常についての国際共同研究児関する WHO 会議に参加して. 日口蓋誌 30：275-285.
18) 鈴木藍, 北野市子, 朴修三, 他 (2014)：幼児期に手術治療を行わなかった粘膜下口蓋裂患者の長期経過について. 日口蓋誌 39：17-20.
19) 鈴木藍, 北野市子, 朴修三, 他：咽頭弁術後患者における長期経過の検討 (2015). 日口蓋誌 40：38-40.
20) Training Guidelines for Laryngeal Videoendoscopy/Stroboscopy (1998)：American Speech-Language-Hearing Association.
21) 吉田和加, 夏目長門, 新見照幸, 他 (1999)：口唇・口蓋裂患者に関する実態調査. 日口蓋誌 24：80-87.

付録1　日本語の音

1　母音

日本語の母音は，①口唇の開き方と②舌の挙上部位と③挙上の程度で，[a]，[i]，[ɯ]，[e]，[o] の5つに分けられる．

> [a]：非円唇低母音
> [i]：非円唇前舌高母音
> [ɯ]：非円唇奥舌高母音
> [e]：非円唇前舌中母音
> [o]：円唇奥舌中母音

2　子音

日本語の子音は半母音を含め26種類の音があり，以下のように分類される（**表[付]-1**）．

(1) 有声音と無声音

声帯振動の有無で分けられる．有声音は声帯振動を伴い，無声音は伴わない．

> 有声音— b, d, g, z, ʒ, dz, dʒ, ɾ, m, n, ɲ, ŋ, w, j
> 無声音— p, t, k, ʔ, Φ, s, ʃ, ç, h, ts, tʃ

(2) 鼻音と口音

呼気の流出方向で分けられる．軟口蓋が挙上して呼気が口腔から出る口音（非鼻音）と，軟口蓋が下がり呼気が鼻腔から出る鼻音がある．

> 鼻音— m, n, ɲ, ŋ, N

(3) 構音様式

狭めや閉鎖など共鳴腔の形を変える方法で音を分類する．

> 破裂音— p, b, t, d, k, g, ʔ

表[付]-1　日本語の子音

調音位置 調音方法		両唇	歯茎	後部歯茎（歯茎硬口蓋），歯茎硬口蓋	硬口蓋	両唇軟口蓋	軟口蓋	口蓋垂	声門
破裂音	無声	p　パ行	t　タテト				k　カ行		ʔ
	有声	b　バ行	d　ダデド				g　ガ行		
摩擦音	無声	Φ　フ	s　サスセソ	ʃ(ɕ)　シ, シャ行	ç　ヒ, ヒャ行				h　ハヘホ
	有声		z　ザズゼゾ	ʒ(ʑ)					
破擦音	無声		ts　ツ	tʃ(tɕ)　チ, チャ行					
	有声		dz	dʒ(dʑ)　ジ, ジャ行					
弾き音	有声		ɾ　ラ行						
鼻音	有声	m　マ行	n　ナ行	ɲ　ニ, ニャ行			ŋ　鼻音ガ行	N　ン	
半母音	有声				j　ヤ行	w　ワ			

（国際交流基金日本語国際センター：日本語教育ハンドブック6　発音，1989　改変）

口腔（ʔのみ声門）で気流の通路を閉鎖し，呼気圧を高めて呼気を解放する時に生じる音である．

> 摩擦音— Φ, s, z, ʃ, ʒ, ç, h

口腔で狭めを作り，呼気を持続して流出させた時に生じる音である．

> 破擦音— ts, dz, tʃ, dʒ

破裂音と同様に閉鎖して呼気を解放した直後，同じ位置で狭めを作り摩擦音を出す．

> はじき音— ɾ

舌先で歯茎を軽く弾く時に生じる音である．

(4) 構音位置

閉鎖や狭めを作る位置で音を分類する．位置は構音器官（口唇・舌）とそれが接触（接近）する場所で決まる．

> 両唇音— p, b, m, Φ, w

上下の口唇で作られる．

> 歯茎音— t, d, n, s, z, ts, dz, ɾ

歯・歯茎と舌先で作られる．

> 歯茎硬口蓋音— ʃ, ʒ, tʃ, dʒ, ɲ

歯茎硬口蓋と前舌で作られる．

> 硬口蓋音— ç, j

硬口蓋と中舌で作られる．

> 軟口蓋音— k, g, ŋ

軟口蓋と奥舌で作られる．

> 声門音— ʔ, h

声帯で作られる．

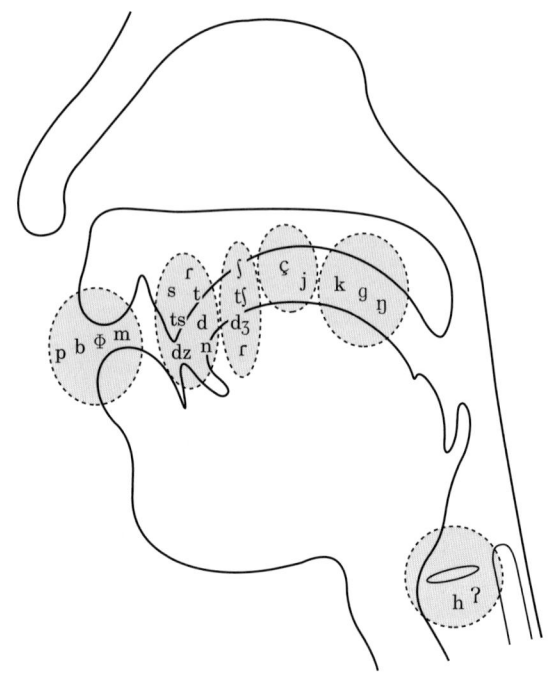

図[付]-1　音が作られる場所

●参考文献

1) 国際交流基金日本語国際センター(1989)：発音, 凡人社.
2) 服部四郎(1984)：音声学, 岩波書店.

付録2　口蓋裂に関する書籍・雑誌

口蓋裂に関する教科書

波利井清紀（監修），上石弘（編）：形成外科ADVANCEシリーズI-7口唇裂・口蓋裂の治療—最近の進歩．克誠堂，1995．

福迫陽子，相野田紀子，阿部雅子，他：口蓋裂の言語治療．医学書院，1983．

小林真司（編）：胎児診断から始まる口唇裂，口蓋裂集学的治療のアプローチ．メジカルビュー社，2010．

幸地省子（編）：口唇裂口蓋裂治療—顎裂骨移植術を併用した永久歯咬合形成．西村書店，2008．

宮崎正（編）：口蓋裂—その基礎と臨床．医歯薬出版，1982．

森口隆彦，中川皓文，森寿子：口唇裂口蓋裂の総合治療—成長に応じた諸問題の解決　改訂第2版．克誠堂，2003．

中島龍夫：口唇口蓋裂の早期総合治療．医歯薬出版，1994．

日本音声言語医学会（監修）：口蓋裂の構音障害　基礎編（スピーチサンプル）・応用編（聴き取り訓練）．インテルナ出版，1989．

日本聴能言語士協会講習会実行委員会（編）：アドバンスシリーズコミュニケーション障害の臨床6　口蓋裂・構音障害．協同医書出版社，2001．

日本コミュニケーション障害学会：口蓋裂言語検査（言語臨床用）．インテルナ出版，2007．

日本口蓋裂学会学術調査委員会（編）：口唇裂・口蓋裂の治療プラン　全国111診療チームにおける現況．日本口蓋裂学会事務局，2008．

岡崎恵子，福田登美子，加藤正子：言語臨床事例集—口蓋裂．学苑社，1999．

大久保文雄（編）：こどもの口唇裂・口蓋裂の治療とケア．MCメディカ出版，2011．

昭和大学口唇裂・口蓋裂診療班（編）：口唇裂・口蓋裂治療の手引き　改訂第3版．金原出版，2010．

高戸毅（監修），須佐美隆史，米原啓之（編）：口唇口蓋裂のチーム医療．金原出版，2005．

高橋庄二郎：口唇裂・口蓋裂の基礎と臨床．日本歯科評論社，1996．

Berkowitz S：Cleft Lip and Palate：Diagnosis and Management, Springer Science & Business Media, 2013.

Bzoch KR：Communicative Disorders Related to Cleft Lip and Palate, 5th ed, PRO-ED, Incorporated, 2004.

Fletcher SG：Diagnosing Speech Disorders from Cleft Palate, Grune & Stratton, 1978.

Golding-Kushner KJ：Therapy Techniques for Cleft Palate Speech and Related Disorders, Singular Pub Group, 2001.

Kummer AW：Cleft Palate and Craniofacial Anomalies — Effects on Speech and Resonance, 3rd edition. Cengage Learning, 2004.

Lynch JL, Brookshire Bl, Fox DR：A Parent-Child Cleft Palate Curriculum：Developing Speech and Language, CC Publishings, 1980.

Malek R：Cleft Lip and Palate—Lesions, Pathophysiology and Primary Treatment, Dunitz Martin, 2001.

McWilliams BJ, Morris HL, Shelton RC：Cleft Palate Speech, 2nd ed, BC Decker, 1990.〔和田健，舘村卓（訳）：口蓋裂—言語障害の病理・診断・治療．医歯薬出版，1995．〕

Millard DR：Cleft Craft — The Evolution of Its Surgery, vol. I-III, Little, Brown and Company, 1977.

Moller KT, Starr CD：Cleft Palate — Interdisciplinary Issues and Treatment；For Clinicians by Clinicians, Pro-ed, 1993.

Morley ME：Cleft Palate and Speech, 7th ed, Churchill Livingstone, 1973.

Peterson-Falzone SJ, Hardin-Jones MA, Karnell MP：Cleft Palate Speech, 3rd ed, Mosby, 2001.〔和田健（監訳）：口蓋裂　言語障害の病理・診断・治療　第2版．医歯薬出版，2005．〕

Peterson-Falzone SJ, Trost-Cardamone Karnell, Hardin-Jones：The Clinician's Guide to Treating Cleft Palate Speech. Mosby, 2006.

Pfeifer G：Craniofacial Abnormalities and Clefts of the Lip, Alveolus and Palate — Interdisciplinary Teamwork Principles of Treatment, Long Team

Results, Thieme Medical Pub, 1991.

Shprintzen RJ, Bardach J：Cleft Palate Speech Management, Mosby, 1995.

Skolnick ML, Cohn ER：Videofluoroscopic Studies of Speech in Patients with Cleft Palate, Springer-Verlag, 1989.

Stengelhofen J：Cleft Palate ― The Nature and Remediation of Communication Problems, Churchill Livingstone, 1989.〔森寿子，中川皓文，森口隆彦，他(訳)：チーム医療ですすめる口蓋裂の言語治療．医歯薬出版，1992.〕

Watson ACH：Management of Cleft Lip and Palate ― Studies in Disorders of Communication, Whurr Pub, 2001.

Wyszynski DF：Cleft Lip and Palate ― From Origin to Treatment, Oxford University Press, 2002.

Zajac DJ, Vallino LD：Evaluation and Management of Cleft Lip and Palate：A Development of Perspective. Plural Publishing, 2016.

参考図書

阿部雅子：構音障害の臨床―基礎知識と実践マニュアル― 改訂第2版．金原出版，2008.

本庄巌：滲出性中耳炎の正しい取り扱い 改訂第2版．金原出版，1999.

平林慎一，鈴木茂彦(編)：標準形成外科学 第6版．医学書院，2011.

飯高京子(編)：構音障害児の診断と指導．学苑社，1993.

石田宏代，大石敬子(編)：言語聴覚士のための言語発達障害学．医歯薬出版，2008.

伊藤元信，笹沼澄子(編)：新編言語治療マニュアル．医歯薬出版，2002.

一色泰成：唇顎口蓋裂の歯科矯正治療学．医歯薬出版，2003.

秦野悦子(編)：ことばの発達入門．大修館，2001.

平野哲雄，長谷川賢一，立石恒雄(編)：言語聴覚療法臨床マニュアル 改訂第3版．協同医書出版社，2014.

加我君孝，市村恵一，新美成二：新臨床耳鼻咽喉科学・第4巻-喉頭・気管・気管支・食道・音声言語．中外医学社，2002.

梶井正，黒木良和：新先天性奇形症候群アトラス．南江堂，1998.

中島龍夫(編)：よくわかる子どものための形成外科．永井書店，2005.

大山喬史：口唇裂口蓋裂の補綴治療．医歯薬出版，1997.

鬼塚卓彌：形成外科 手術書 改訂第4版．南江堂，2007.

斉藤裕恵(編)：言語聴覚療法シリーズ 器質性構音障害．建帛社，2002.

杉原平樹(編)：骨延長術―最近の進歩．克誠堂，2002.

笹沼澄子(監修)，大石敬子(編)：子どものコミュニケーション障害．大修館，1998.

波利井清紀(監修)，秦維郎(編)：形成外科ADVANCE SERIESシリーズI-6 骨移植―最近の進歩．克誠堂，1995.

窪薗晴夫：日本語の音声．岩波書店，1999.

西村辨作(編)：ことばの障害入門．大修館，2001.

道健一：言語聴覚士のための臨床歯科医学・口腔外科学．医歯薬出版，2000.

夏目長門(編)：言語聴覚士のための基礎知識 臨床歯科医学・口腔外科学．医学書院，2006.

今泉敏(編)：言語聴覚士のための基礎知識 音声学・言語学．医学書院，2009.

加藤正子，竹下圭子，大伴潔(編)：特別支援教育における構音障害のある子どもの理解と支援．学苑社，2012.

風間喜代三・上野善達ら(編)：言語学 第2版．東京大学出版会，2004.

熊倉勇美，他(編)：標準言語聴覚障害学 発声発語障害学．医学書院，2010.

小林春美・佐々木正人(編)：新子どもたちの言語獲得．大修館，2008.

小嶋知幸(編)：やさしくわかる言語聴覚障害．ナツメ社，2016.

宮尾益知(編)：言語聴覚士のための基礎知識 小児科学・発達障害学 第2版．医学書院，2009.

新美成二(編)：21世紀耳鼻咽喉科の臨床-音声・言語．中山書店，2001.

岡崎恵子・船山美奈子(編)(日本音声言語医学会-口蓋裂言語小委員会・機能性構音障害小委員会)：構音訓練のためのドリルブック 改訂第2版．協同医書出版社，2006.

岡崎恵子・船山美奈子(編)：構音訓練のためのドリルブック〔プリント作成ソフト〕改訂第2版準拠．協同医書出版社，2016.

大石敬子，田中裕美子(編)：言語聴覚士のための事例で学ぶことばの発達障害．医歯薬出版，2014.

日本音声言語医学会(編)：声の検査法 新編(第2版 基礎編，臨床編)．医歯薬出版，2009(1994).

斎藤純男：日本語音声学入門 改訂版．三省堂，

2006.

笹沼澄子(編)：発達期言語コミュニケーション障害の新しい視点と介入理論．医学書院，2007．

構音臨床研究会(編)：新版 構音検査．千葉テストセンター，2010．

日本矯正歯科医会：歯並びと咬み合わせのガイドブック 矯正歯科治療の正しい理解のために，2008．

山下敏夫(編)：新図説耳鼻咽喉科・頭頸部外科講座 第4巻 口腔・咽頭・喉頭・気管・食道．メジカルビュー社，2000．

日本耳科学会・日本小児耳鼻咽喉科学会(編)：小児滲出性中耳炎診療ガイドライン2015年版．金原出版，2015．

Adulthood；Clinical Competence Series, Singular Pub Group, 2003.

Bauman-Waengler JA：Articulatory and Phonological Impairment— A Clinical Focus, Allyn & Bacon, 1999.

Bernthal JE, Bankson NW：Articulation and Phonological Disorders 6th ed. Allyn & Bacon 2009.〔船山美奈子，岡崎恵子(監訳)：構音と音韻の障害．協同医書出版社，2001〕

Bleile KM：Manual of Articulation and Phonological Disorders— Infancy Through Adulthood；Clinical Competence Series, 2nded. Singlar, 2003

Borden GJ：Speech Science Primer, 4th ed, Lippincott Williams & Wilkins, 2003.〔廣瀬肇(訳)：新ことばの科学入門 第2版．医学書院，2008．〕

Ingram D：Phonological Disability in Children— Studies in Disorders of Communication, Whurr Pub, 1990.

McCarthy JG：Distraction of the Craniofacial Skeleton, Springer-Verlag, New York, 1999.

Speaks CE：Introduction to Sound, Acoustics for the Hearing and Speech Sciences, Singular Pub Group, 1999.〔荒井隆行，菅原勉(監訳)：音入門―聴覚音声科学のための音響学．海文堂，2002．〕

Titze IR：Principles of Voice Production, Prentice-Hall, 1994.〔新美成二(監訳)：音声生成の科学．西村書店，2003．〕

Winitz H(ed)：Treating Articulation Disorders— For Clinicians by Clinicians, University Park Press, 1984.〔船山美奈子，岡崎恵子(監訳)：臨床家による臨床家のための構音障害の治療．協同医書出版社，1994．〕

Yorkston KM：Management of Motor Speech Disorders in Children and Adult, Pro-ed, 1999.〔伊藤元信，西尾正輝(監訳)：運動性発話障害の臨床―小児から成人まで．インテルナ出版，2004．〕

雑誌

『日本口蓋裂学会雑誌』
『音声言語医学』
『コミュニケーション障害学』
『日本頭蓋顎顔面外科学会誌』
『日本形成外科学会会誌』
『形成外科』
『日本口腔外科学会雑誌』
『口腔病学会雑誌』
『日本矯正歯科学会雑誌』
『小児歯科学雑誌』
『耳鼻咽喉科臨床』
The Cleft Palate-Craniofacial Journal
Journal of Oral and Maxillofacial Surgery
Journal of Speech, Language and Hearing Research
American Journal of Speech-Language Pathology
Language, Speech and Hearing Services in Schools
Scandinavian Journal of Logopedics and Phoniatrics
Folia Phoniatrica et Logopaedica
Plastic and Reconstructive Surgery
Journal of Cranio-Maxillofacial Surgery
ASHA（American Speech-Language-Hearing Associationの月刊誌）

索引

[和文]

あ

アデノイド　11
アンチホルマント　33
明らかな裂を伴わない症例　185

い

いじめの問題　139
医学的技術の展開と言語臨床との
　整合性　182
異常構音の評価　70
育成医療　26
咽（喉）頭破裂音　35, 39
　── の評価　71
咽（喉）頭摩擦音・破擦音　35, 38
　── の評価　71
咽頭　11
咽頭弁形成術　79
咽頭扁桃　11

え・お

エレクトロパラトグラフ　70
折りたたみ咽頭弁　79
親の心理　107
音の産生訓練　87
音韻／構音発達　69
音韻意識　91
音韻発達の評価，幼児期の　124
音韻プロセス　32
音響学的検査　69
音声言語
　── による評価　122
　── の評価　57
音声波形・パワースペクトラム　69
音節省略　91

か

カブキ症候群　18, 177

下咽頭　11
下茎法　79
下鼻甲介　9
下鼻甲介肥大　23
下鼻道　9
家族への心理的支援，乳児期の
　　113
開鼻声　33, 57
開鼻声値／度　63
外側鼻突起　12
外鼻　9
学習障害　18
学童期の言語臨床　133
顎矯正術　82
顎の治療，思春期・成人期の
　　144
顎裂部骨移植　81, 136
家族への支援，出生時に診断され
　た　114
合併症　17
　── を伴う乳児の哺乳　110
合併する先天異常の発現頻度　17
患者・家族の参加　181
患者や家族との連携　6

き

キューピッド弓　9
気流雑音　35
機器による構音の評価　69
聴こえの管理　113
聴こえの評価，乳児の　105
吃音　164
巨舌症　53, 54
共鳴の障害　33
筋機能訓練（MFT），鼻咽腔閉鎖
　不全の　85

く・け

訓練音の選択　88
系統的構音訓練　88
言語管理　3

　──, 幼児期の　120
言語聴覚士　2
言語治療　184
言語の獲得　3
言語発達　31
言語発達の評価　66
　──, 幼児期の　123
　──, 唇顎口蓋裂児の　66
言語評価　183
　──, 思春期・成人期の　142
　──, 耳鼻科領域に関する　72
言語臨床
　──, 学童期の　133
　──, 思春期, 成人期の　141
　──, 乳児期の　101

こ

コーディネーターとしての役割
　　5
呼気鼻漏出による子音の歪み
　　35, 36, 57
鼓室チューブ留置　23
口蓋咽頭筋　10, 19
口蓋化構音　35, 40
　── の訓練　93
　── の評価　71
口蓋形成術　20
口蓋床　110
口蓋垂筋　10
口蓋帆挙筋　10, 19
口蓋帆張筋　10
口蓋扁桃　10, 55
口蓋扁桃肥大の程度　55
口蓋裂
　── の初回手術　77
　── の二次手術　78
　── の発生頻度　16
　── の分類　14
口蓋裂言語　31
　── と治療　75
　── の評価　51

口蓋裂乳児の滲出性中耳炎　105
口腔　9
口腔視診　121
口唇　9
口唇・口蓋の発生　11
口唇（顎）裂　13
　――の初回手術　76
口唇形成術　20
口唇口蓋児の言語発達　66
口唇裂・口蓋裂
　――の発生　12
　――の発生の成因　12
　――の発生頻度　16
口輪筋　9
広汎性発達障害　18, 154
　――との合併率　154
更生医療　23, 150
後口蓋弓（口蓋咽頭弓）　10
後鼻棘　10
後鼻孔　9
咬合の評価　57
喉頭　11
喉頭蓋　11
硬口蓋　10, 53
硬軟口蓋裂　13
構音完成順位　32
構音訓練　88
　――, 思春期・成人期の　146
　――, 鼻咽腔閉鎖不全の　85
　――, 幼児期の　128
　――の開始と終了　184
構音検査　67
構音検査事例シート　68
構音障害
　――, 学童期の　133
　――, 発達障害児と　135
　――, 鼻咽腔閉鎖機能不全と関連が大きい　36
　――, 鼻咽腔閉鎖機能不全と関連が小さい　40
　――の訓練法　87
　――の治療　86
　――の発現頻度　46
　――の分類　34
構音障害の評価　70
　――, 幼児期の　124
構音操作　89
構音の評価　67
　――, 機器による　69
　――, 幼児期の　123
構音発達　32

構音発達途上にみられる構音の誤り　35
声・プロソディの評価　66
声の評価, 幼児期の　123
声の問題　33
告知　139
国際化への対応　185
骨移植　81
　――, 顎裂部に対する　22
骨延長術　82, 146
骨切り術　82, 145
混合性鼻声　34

さ
サウンドスペクトログラム　69
嗄声　34

し
四肢異常　17
始語　31
思春期・成人期
　――, 鼻咽腔閉鎖機能の評価　142
　――, 鼻咽腔閉鎖機能不全の治療　144
　――における評価　141
　――の言語臨床　141
　――の心理面のケア　148
　――の顎の治療　144
歯科矯正と構音　136
歯槽突起　10
歯肉骨膜弁　77
歯列不正　56
耳音響放射　106
耳介異常　17
耳鼻科領域に関する評価, 言語の　72
自動聴性脳幹反応　106
舌の随意運動発達　121
社会資源の活用　26
　――, 思春期・成人期の　149
手術　20
　――の適否判定　183
出生前に診断された家族への支援　114
術前顎矯正　75
術前鼻歯槽矯正　24
初回手術後の言語成績　77
小顔面症　167
小舌症の口腔内所見　54
上咽頭収縮筋　19

上顎牽引装置　25
上顎骨骨切り術による開鼻声の変化　145
上顎前方移動術　145
上茎法　79
上鼻甲介　9
上鼻道　9
条件検索反応聴力検査　107
心疾患　17
心室中隔欠損症　18
心理・社会的問題　25
心理・社会面の評価　143
　――, 言語の　72
心理的問題, 学童期の　139
心理面のケア　4
　――, 思春期・成人期の　148
新生児・乳児の聴力検査　106
新生児聴覚スクリーニング検査　106
滲出性中耳炎　22, 162
　――, 口蓋裂乳児の　105

す
スティックラー症候群　167
スピーチ　2
睡眠時無呼吸症候群　80

せ
セファログラム　60, 69
正中唇裂　13
生育歴　101
声門破裂音　35, 36
　――の訓練　92
　――の評価　70
切歯孔　10
摂食, 幼児期の　127
舌運動　128
舌小帯　10
舌小帯短縮症　53, 54
先天性鼻咽腔閉鎖不全症　14, 137
前額鼻突起　11
前口蓋弓（口蓋舌弓）　10

そ
ソフトブローイング　86
ソフトブローイング検査　59
側音化構音　35, 42
　――の訓練　94
　――の指導経過, 学童期の　134
　――の評価　71

た

ダウン症候群　18
他施設との連携　5
他の問題を併せもつ症例　151
大口蓋孔　10
第一第二鰓弓症候群　18, 169
第1次口蓋　11
第2次口蓋　11

ち・と

チームアプローチ　1, 181
チームメンバーとの情報交換　4
チャージ症候群　178
地域の言語訓練機関との連携　134
治療の流れ　3
知的障害　31, 151, 152, 185
　── の合併率　152
中咽頭　11
中鼻甲介　9
中鼻道　9
注意欠陥/多動性障害　18, 157
重複障害児に対するケア　131
聴覚訓練法　87
聴覚刺激法　87
聴性行動反応聴力検査　107
聴性脳幹反応　107
聴力検査，新生児・乳児の　106
トリーチャー・コリンズ症候群　18, 167, 171

な

ナゾメーター　63
内視鏡検査　62
内側鼻突起　12
長引く構音障害　135
軟口蓋　10
軟口蓋挙上装置　83
軟口蓋裂　13
難聴　162

に

二語文発話　31
二段階法　20, 21
日本語の音　189
乳児
　── の聴こえの評価　105
　── の聴力検査　106
　── の発達検査　105
　── の哺乳，合併症を伴う　110

乳歯列　56
乳児期
　── の言語臨床　101
　── の治療　108
　── の家族への心理的支援　113
　── の言語管理　123
　── の言語発達　123
　── の発生発語　104
　── の閉鎖機能　127
人中　9

ね

粘膜下口蓋裂　14, 137
粘膜骨膜弁法　20
粘膜弁法　20, 21

は

ハードブローイング検査　60
ハロー型装置　146
バイオフィードバック法，鼻咽腔閉鎖不全の　85
バルブ型スピーチエイド　83
パッサーバン隆起　19, 20
パラタルリフト　83
発声行動の促進　112
発声発語器官　9
発声発語行動の発達，乳児期の　104
発達障害　151, 185
発達障害児と構音障害　135
発達性読み書き障害　18, 135, 159
話しことば　2

ひ

鼻咽腔　11
鼻咽腔構音　35, 44
　── の訓練　95
　── の評価　71
鼻咽腔ファイバースコープ　62, 70
鼻咽腔閉鎖機能　18
　──，学童期の　137
　──，幼児期の　127
　── の筋機能訓練　85
鼻咽腔閉鎖機能検査，言語臨床用　58
鼻咽腔閉鎖機能の判定　183
　──，年齢別　121
鼻咽腔閉鎖機能の評価　56, 65
　──，思春期・成人期の　142
鼻咽腔閉鎖機能不全　78

　── の治療，思春期・成人期の　144
　── の言語治療　84
鼻咽頭　11
鼻腔　9
鼻歯槽矯正装置　76
鼻渋面　59
鼻中隔　9
鼻中隔彎曲症　23

ふ・へ

ファロー四徴症　18
ブローイング検査　59, 122
プラダー-ウィリー症候群　175
閉鼻声　34
片側口唇口蓋裂　13

ほ

ホッツ床　24, 76
ホルマント　33
保存的治療　83
哺乳行動　102
哺乳指導　108
補綴的発音補助装置　83

ま

マッケージーによる3段階　55

ゆ・よ

誘発耳音響放射　106
読み書き障害　136
幼児期
　── の言語障害　119
　── の治療　127
養育態度　107

り

離乳指導　108
離乳食　103
　── の指導　111
両側口唇口蓋裂　14

れ・ろ

裂型の発現頻度　17
ロバン・シークエンス　17, 18, 166
瘻孔　53-55
瘻孔閉鎖術　81
瘻孔閉鎖床　84

わ

歪成分耳音響放射　106

[数字・欧文]

3DCT　81
22q11.2 deletion syndrome
　　　　　　　　　18, 174

A

alveolar bone graft　81
alveolar process　10
alveolus and palate　13, 14
antiformant　33
attention deficit with/without hyperactive disorder；ADHD
　　　　　　　　　157
auditory brain response；ABR
　　　　　　　　　107
automated auditory brainstem response；自動 ABR　106

B

Beckwith-Wiedmann syndrome
　　　　　　　　　54
behavioral observation auditory；BOA　107
bilateral cleft lip　14

C

Calnan の三徴候　13
cephalogram　60
CHARGE syndrome　178
cleft lip and/or alveolus　13
cleft of the hard and soft palate
　　　　　　　　　13
cleft of the soft palate　13
cleft palate speech　31, 34
compensatory articulation（代償構音）　35
conditioned orientation response audiometry；COR　107
congenital velopharyngeal incompetence or insufficiency；CVPI　14
Cupid's bow　9

D・E

distortion product otoacoustic emission；DPOAE　106
distraction　82
double opposing Z-plasty　20, 21

F・G

faucial tonsil　10
first and second branchial arch syndrome, hemifacial microsomia　169
fistulectomy　81
foramen palatinum majus　10
formant　33
Fraceschetti（-Zwallen-Klein） syndrome　171
Furlow 法　20, 21, 77
glottal stop　35

H

hard palate　10
hoarseness　34
Hotz plate　24, 76
hyper-hyponasality　34
hypernasal voice　33
hypernasality　33, 57
hyperrhinolalia　33
hyponasal voice　34
hyponasality　34
hyporhinolalia　34

I・K

incisive foramen　10
kabuki syndrome　177

L

laryngopharynx　11
lateral articulation (lateral lisp)
　　　　　　　　　35
levator veli palatini muscle　10

M

macroglossia　53
mandibulofacial dystosis　171
maxillary protraction appliance；MPA　25
microglossia　53
Millard 法　20
mucoperiosteal pushback 法　20
mucosal pushback 法　20, 21

N

nasal emission　35, 57
nasalance score　63
nasoalveolar molding plate；NAM
　　　　　　　　　76

nasometer　63
nasopharyngeal articulation　35
nasopharyngoscopy　62
nasopharynx　11
Non-Cleft VPI　15

O

orbicularis oris muscle　9
oropharynx　11
orthognathic surgery　82
osteotomy　82
otitis media with effusion；OME
　　　　　　　　　22
otoacoustic emission；OAE　106

P

palatal prosthesis；PLP　83
palatalized articulation　35
palatoglossal muscle　10
palatopharyngeal muscle　10
Passavant's ridge　19
pervasive developmental disorders；PDD　154
pharyngeal flap surgery　79
pharyngeal/laryngeal fricative
　　　　　　　　　35
pharyngeal/laryngeal stop　35
posterior nasal spine；PNS　10
Prader-Willi syndrome　175
presurgical nasoalveolar molding；PNAM　24
presurgical orthopedics　75
pushback 法　20, 21, 77

R

Rapid Automatized Naming；RAN　159
re-pushback 法　79
retropharyngeal augmentation
　　　　　　　　　80
rhinolalia aperta　33
rhinolaria clausa　34
Robin sequence　166

S

soft palate　10
speech appliance　83
speech bulb　83
Speech Language and Hearing Therapist　2
speech therapist；ST　2

submucous cleft palate ; SMCP　14

T

Tennison-Randall 法　20
tensor veli palatini muscle　10
tongue-tie　53

transient evoked otoacoustic emission ; TEOAE　106
Treacher Collins syndrome　171
two-stage palatoplasty　20, 21

U

unilateral cleft lip　13

uvular muscle　10

V・X

velopharyngeal or nasopharyngeal closure function　18
X 線検査　60, 69